中医心病临证求真

张　艳　卢秉久　主编

中国中医药出版社

图书在版编目（CIP）数据

中医心病临证求真 / 张艳，卢秉久主编 .—北京：
中国中医药出版社，2024.1
ISBN 978-7-5132-8418-9

Ⅰ.① 中… Ⅱ.① 张… ② 卢… Ⅲ.①心病（中医）—
中医临床—经验—中国—现代 Ⅳ.① R256.2

中国国家版本馆 CIP 数据核字 (2023) 第 177516 号

中国中医药出版社出版

北京经济技术开发区科创十三街 31 号院二区 8 号楼
邮政编码 100176
传真 010 - 64405721
保定市中画美凯印刷有限公司印刷
各地新华书店经销

开本 880×1230 1/32 印张 12.25 字数 243 千字
2024 年 1 月第 1 版 2024 年 1 月第 1 次印刷
书号 ISBN 978 - 7 - 5132 - 8418- 9

定价 68.00 元
网址 www.cptcm.com

服 务 热 线 010-64405510
购 书 热 线 010-89535836
维 权 打 假 010-64405753

微信服务号 zgzyycbs
微商城网址 https://kdt.im/LIdUGr
官方微博 http://e.weibo.com/cptcm
天猫旗舰店网址 https://zgzyycbs.tmall.com

如有印装质量问题请与本社出版部联系（010-64405510）
版权专有 侵权必究

《中医心病临证求真》
编委会

我的中医之路

我从事医学工作已经40余年了。自1978年考入辽宁中医学院，开始了5年的医学学习，我在学校每天刻苦努力，基本上三点一线，食堂、图书馆、寝室，最终以全年级前3名的成绩毕业。

我毕业后被分到丹东中医院工作，在急诊、心血管科病房工作。在那个年代，患者很多，每天工作到很晚，4天一个夜班，下班也回不了家，还要写病历、下医嘱等。

1986年，我再次考入辽宁中医学院，攻读伤寒硕士，《伤寒论》是中医四大经典之一，是中医医圣张仲景的经典著作。

1988年，我到辽宁中医学院附属医院工作，在消化科门诊出诊。

1989年我取得了硕士学位。

1990年，我被调到急诊科工作，每天写材料，看病历，我被任命为急诊科副主任。当时，谭毅是老主任，主要由我来处理日常事务。

1994年，我到心血管科病房工作，担任主治医师，负责查两个住院医师的病房，每天学习，查材料，治患者，抢救患者无数。

1996年，根据医院的需要，我调到心血管监控中心工作，当了主任，工作比较轻松，每天负责全院的心电监控工作，必要时会诊出治疗心血管病的方案。

1997年，我又回到心血管科病房工作，1998年开始在心血管科出门诊，每天比较忙，我很努力，完全靠自己学习，总结，拜师，请教等，门诊患者越来越多。在心血管科门诊，我感觉自己需要学习的东西太多了，我决定考博士。

2001年，我以优异的成绩考入北京中医药大学，攻读中医内科学博士。读博士期间，我不断学习，真正体会到了书到用时方恨少的真谛，把学习到的东西应用到实践中，也会把临床中遇到的问题寻求书本去解决。

2004年，我取得了北京中医药大学中医内科博士学位。博士毕业后，由于种种原因我还是回到了辽宁中医药大学附属医院工作。每天辛苦为患者服务，不断总结经验，升华中医理论，发表了许多文章，写了几本专著，被评为博士生导师，开始带博士生了。

2006年，我被调到医院科研处工作，任处长。我开始一边科研，一边临床，每周必须保证出诊两个半天，医院的科研工作也紧抓不放，经过6年的全方位努力，我个人在科研中取得了优异的成绩，在全国也有一定的声誉和地位。

2012年，由于年龄的原因，我开始到门诊工作，每周5天全天门诊，每天患者都很多，基本上平均每天诊疗患者50人次以上，周一、周二、周三患者相对比较多。我被聘为心肺康复科的顾问，每周还去病房查房，提出诊疗意见等。

2019年，我要求到专家门诊工作，每周出三个半天的门诊，其余的时间学习，讲课、评审等工作也有不少。每半个月我都会和学生交流学习，学生们每个人准备题目做小讲座，大家分析总结。我带硕士、博士、博士后等，学生们都很努力，不断地写论文，有科研型的，有做实验的，我的国家"十一五"科技支撑项目、省级课题五项及两个国家自然基金课题，还有国家专项及横向课题等，学生们都基本完成了任务，并且做得很好。

我们团队取得了优异成绩，也获得了多项奖励，培养了一批优秀的中西医结合人才。一个人的学术思想是多年临床和学习得出来的，诊疗疾病、给出治疗方案是需要多年的临床经验积累的，在近几年带学生期间，我萌生了把自己一生在行医实践中领悟出来的理性感悟总结出来并呈现给世人的想法。

"老骥伏枥，志在千里。"人生如白驹过隙，转眼间，我已经60多岁了。弥漫全世界的疫情，中国的中医药发挥了巨大的作用，中医的声望徒然升起，全世界都在重视中国的中医发展，我愿把我的热忱无私地奉献出来，尽一点微薄之力。

辽宁中医药大学附属医院

张　艳

2023年2月于沈阳

前　言

　　我行医已经40余年了，看了数以万计的患者。从一个小医生成了老教授，40余年的行医路上经过了苦难、磨炼，通过不断的学习，收获了辛勤劳作后的成果。

　　我在急诊科工作过，在消化科工作过，虽然我以治疗心脑血管病为主，但是因为在许多科室工作过，接触的患者很多，积累了丰富的临床治疗经验。患者的病情是复杂的，互相之间也是有联系的，许多心血管患者反映有胃肠紊乱、胃炎、贫血、心率快等症状，还有一些癌症患者表现有心血管的异常、肝硬化等。

　　大学毕业后我读的是中医伤寒的硕士，学习了张仲景的思想和辨证方法，在临床得以应用，疗效也是很好的。我在41岁时又去北京中医药大学攻读中医内科学博士，这使我大开眼界，既拓宽了思路，真正感受到了工作后带着问题去学习实践的过程，同时也把我学习的中西医理论升华运用到了临床实践中。

　　学中医是不容易的，需要学习好中医基础理论、中药、方剂、四大经典、临床各科等，还需要掌握西医学的诊断和治

1

疗。临证中还需要理论结合实践，患者是不断变化的，要根据具体情况配方用药，单靠死记硬背是不行的，医学是经验，医学也是灵活变化发展的。

本书分为两部分内容，上篇讲解了中医理论应用西医学的原理，对动脉粥样硬化、冠心病、心衰、心律失常、双心病、高血压等疾病做了总结。像中医的虚瘀痰毒和动脉粥样硬化的联系，脑心肾肠和心衰的发病及治疗等。

下篇为我的临床诊病辨证经验，我将自己在临床心脑血管病方面治疗的常见病做了系统整理归纳，展示了我临床看病过程及患者的治疗过程。我认为，对于中药的应用应以中医辨证为主，抓住主症，找出中医核心病机，应用中医药理论进行辨证治疗，随症加减。每一个患者我都认真的四诊合参，得出辨证结果，理法方药。临床中应用中医药治疗心脑血管疾病疗效明显，确实可以改善患者症状，提高患者生活质量，降低再住院率，有明显的防治心脑血管病的作用，可以预防发生心血管意外等。

我行医40余年，临床疗效可以说明许多问题。有些心衰的患者西医学认为他可以活5年，应用中药现在已经活了20年；有些患者血管狭窄90%，没有下支架，间断吃中药15年，现在狭窄60%了。虽然是个例，不能说明全部问题，但是有一定的指导意义。

对于西医学，我从来不反对应用西医学手段和药物治疗疾病，我认为应该相信科学，相信实践，相信临床，相信结果。对于一些患者，我也会按照指南要求应用阿司匹林肠溶片、他汀类的药物治疗，患者有明显心率快、血压高的症状，我也会应用西药治疗。我们应该以疗效为主，不要相信"中医、西医不可以同时发展"的错误观念。

最后，希望本书对医务工作者及爱好中医药的人士和广大的中医院校的学生们，起到启迪引导作用和临床指导作用。有不当的地方，敬请指正。

张　艳

2023年2月6日于沈阳

目 录

[上篇　证治心悟与临证经验]

下篇　临床验案

上篇

证治心悟与临证经验

第一章

从"虚－瘀－痰－毒"论治动脉粥样硬化

　　动脉粥样硬化（AS）是一种累及大中型动脉的退行性疾病，是多种心脑血管疾病的主要病因及病理基础，各个医家都致力于对AS的研究。我行医40余年，临床遇到这样的患者很多，在辨证治疗中取得了明显疗效。为此，在历代医家对AS的认识基础上，并结合我多年的临证经验和现代西医学的研究成果，总结提出了"虚－瘀－痰－毒"是AS的重要病机，并根据AS不同阶段的特点，提出"扶助正气""散瘀化痰""解毒通脉"的治法，为AS的防治提供了更多的治疗思路。

　　AS是指动脉发生非炎症性、退行性和增生性病变，导致动脉管壁增厚变硬、失去弹性和管腔缩小，动脉内膜上集聚的脂质在外观呈黄色粥样的斑块。AS的病理过程是长期缓慢且复杂的，目前公认的AS的发展过程分为四期，分别为脂纹期、纤维斑块期、粥样斑块期和继发性改变期，四个阶段可交替或同时出现。AS常累及大、中型动脉，病变从内膜开始，局部有脂质和复合糖类积聚、出血和血栓形成、纤维组织增生和钙质沉着，并有动脉中层的逐渐退变和钙化，一旦动脉管腔堵塞到一定程度，则会引起其供应的组织缺血缺氧或坏死，因此 AS 是心血管疾病、脑血管疾病及慢性肾脏病的重要病因。

中医没有 AS 的病名，主要包含在"头痛""眩晕""脉痹""心悸""胸痹"和"中风"等疾病中，临床以心脑血管病为主，也可见于一部分周围血管病。患者多表现为眩晕，头痛，肢麻，心悸，胸闷，气短，语言不利，半身活动障碍，颈部不适，心前区疼痛，下肢跛行，阵发性疼痛，舌质红，苔白腻边有瘀点，脉多沉细、细涩、弦紧等。对于 AS 的病机，中医古籍中有不同论述。《医学正传》云："津液稠黏，为痰为饮，积久渗入脉中，血为之浊。"《灵枢·百病始生》云："是故虚邪之中人也，始于皮肤……留著于脉，稽留而不去，息而成积。"《医林改错》云："无论何处，皆有气血……气无形不能结块，结块者，必有形之血也。"国医大师阮士怡教授从"脉中积"审视 AS，认为 AS 的病机为脾肾亏虚，痰浊凝聚[1]；王新陆教授认为 AS 的病因病机为"血浊"，并自拟化浊通络汤来防治 AS，稳定斑块[2]；姚淮芳教授认为肾虚血瘀是 AS 的基本病机，并强调补肾活血法在 AS 中的应用[3]。虽然各路医家对 AS 的病机有不同的认识，但都认为 AS 的病机为本虚标实，虚实夹杂。

我通过不断的学习和临床实践，认为 AS 以本虚为主，血瘀痰浊毒侵为标，标本同病。

第一节
"虚-瘀-痰-毒"理论与动脉粥样硬化

一、动脉粥样硬化与"虚"

"虚"是 AS 发病的重要病理基础，所谓"邪之所凑，其气必虚"，AS 的发病患者大多为中老年人，年事已高，脏器虚损，人体机能下降，邪气乘虚而入。AS"虚"的方面主要是气阴两虚，《素问·阴阳应象大论》云"年四十，而阴气自半也。"气虚，则运血无力，血行迟滞，脉道不利；阴虚则生内热，虚火灼津，津液更亏，脉道愈涩。现代研究表明，气虚状态下，血管内皮细胞自噬功能不足，各种炎性因子、过氧化物等病理产物蓄积于内皮，促进内皮斑块的形成[4]。阴虚患者的血浆中与血管内皮功能相关的标记物，如 ET、SOD、NO 等变化较为明显，血管内皮稳态失衡，可加速 AS 的进展[5]。临床研究显示，益气养阴类的中药材如西洋参、太子参、红景天、黄精等，以及益气养阴类的中药成方，如生脉散，能够通过调节血脂、改善患者血液流变学、降低血浆黏度值从而改善患者的血管弹性功能[6]。病理观察也显示，益气养阴中药能保护血管内皮细胞，抑制平滑肌细胞增殖、迁移，减少血管内膜弹力纤维和胶原纤维的形成，从而明显减小粥样斑块面积[7]。

二、动脉粥样硬化与"瘀"

"瘀"是 AS 最常见的病机。《医林改错》云:"元气既虚,必不能达于血管,血管无气,必停留而瘀。""瘀"是在"虚"的基础上而来的。气为血之帅,气行则血行,气足则血行通畅,气虚则血行迟缓,气虚日久,则血行不利,瘀血内生。瘀血与 AS 的形成关系密切,从血管壁内皮细胞受损开始,脂质浸入,血小板黏附聚集并释放生物活性物质,平滑肌细胞增殖,动脉壁弹性纤维破坏,最终引发动脉管腔狭窄[8],这些病理改变均可归属于中医"瘀血"范畴。有学者对近 5 年与 AS 相关的文献进行检索并分析得出 AS 涉及的证候要素共有 9 种,血瘀占比最高为 74.13%,其次为痰浊占比 62.92%[9]。在临证中发现,冠状动脉粥样硬化以气虚血瘀证和心血瘀阻证为主,临床表现为患者的一般体力活动轻度受限,胸部刺痛且位置固定,运用活血化瘀法往往能显著改善冠心病患者的预后。

三、动脉粥样硬化与"痰"

"痰"是 AS 的重要证素。一方面,现在的人们饮食失调,肥甘厚味摄入过多,久之酿生痰浊;另一方面,人体正气亏虚,精血津液代谢失常,不归正化,形成痰浊。《黄帝内经》(以下简称《内经》)称之为"脂人""膏人",临床上患者多表现为形体肥胖、肢体麻木、眩晕、痰涎壅盛、舌苔厚腻、脉弦滑。高脂血症是AS的危险因素之一，AS的初始阶段为脂质代谢失常。西医学中的总胆固醇、低密度脂蛋白、甘油三酯等脂质代谢物蓄积归属于中医"痰浊"的范畴。在AS脂纹期阶段，泡沫细胞堆积于动脉内膜处形成的黄色条纹是中医痰浊的表现。一项观察体检人群血脂水平与血管狭窄程度的试验研究显示[10]，血脂水平与颈动脉、冠状动脉粥样硬化程度成正相关，对血脂水平的控制可以延缓罹患AS的年龄。临床中应用化痰祛瘀中药治疗高脂血症、冠心病取得了明显的疗效。动物实验证明化痰祛瘀中药有降脂、调节细胞因子等抗AS的作用。

四、动脉粥样硬化与"毒"

"毒"是AS晚期及急性期的重要病因病机。毒邪可分为外毒和内毒。外毒主要指四时不正之气或气候环境骤然变化之异气；内毒泛指体内各种病理性产物蓄积日久、顽固不化而对人体造成危害的致病因素。毒邪具有暴戾、秽浊、深痼、缠绵易成遗患等特点，因此毒邪是AS稳定期向急性期转变的重要证素及关键诱因。毒邪胶结愈深，耗气伤血，损伤脉络，是AS病位深、病情重、病势缠绵难愈的原因所在，在不良的心脑血管事件中起到重要作用。现代研究多认为病原微生物感染、黏附分子表达、氧化应激损伤、不稳定斑块破裂等与中医的"毒"密切相关。西医学已通过血管内超声技术证实辨证为"瘀毒"证的AS患者冠状动脉血管内斑块较其他证型的AS患者更加不稳定，表现为冠状动脉斑块的面积、负荷以及脂质池面积明显高于其他证型[11]。部分研究也认为不稳定斑块的形成与体内长期慢性炎症的刺激有关，而体内炎症水平与毒邪存在关联。临床上，对于AS晚期稳定易损斑块，在西医基础的治疗上加用清热解毒的中药，往往能取到良好的效果。

第二节
"虚-瘀-痰-毒"贯穿整个动脉粥样硬化发生发展事件链

关于AS的中医病因病机研究较复杂，病理性质属于本虚标实，虚主要为气阴两虚，实主要体现在血瘀、痰湿、毒邪等方面，"虚""瘀""痰""毒"四者并不是孤立存在的，而是密切联系的。我通过40余年的临床经验和实验研究总结出，AS是气虚在前，气虚不能运血，血脉不通，血液瘀滞；血水同源，血脉不行，痰湿不能运化，痰凝气滞，痰郁化火，火热之极可成热毒；痰湿内蕴，湿热之邪长期不解也可成湿热毒。邪气长期蕴结不解亦可化为毒，痰瘀毒又可伤阴耗气，最终形成虚实夹杂，痰瘀毒互见等复杂证候。

AS的形成是一个比较复杂的动态变化的病理过程。在不同病理阶段，瘀血、痰浊、毒邪三者所表现的程度也不一样。在脂纹期，动脉内膜先有损伤，脂质代谢失调，脂质沉积于动脉内膜，为 AS 早期的病变，此时气虚不甚，主要辨证为痰浊内阻。在纤维斑块期，动脉内膜的脂质及炎性因子等刺激纤维组织增生并形成玻璃样变，凸出管腔形成纤维斑块，此时气虚渐显，瘀血阻滞，辨证为气虚瘀血内停。在粥样斑块期，纤维斑块发生破裂，与脂质成分混杂，形成稳定坚固的粥样斑块，这一过程就是中医所说的气虚血瘀，痰浊黏滞于血脉之内，留而不去，凝聚成块的过程，多辨证为气虚痰瘀交阻。在 AS 的急性期以及继发改变期，动脉斑块发生出血、变性、坏死、破裂、继发血栓形成变成不稳定的斑块，可引发相应并发症，痰瘀胶结日久，耗气伤阴，酿成伏毒，毒积日久，化热生风，走窜经络，此时辨为气阴两虚，热毒壅盛。

第三节
动脉粥样硬化虚瘀痰毒证治心法

一、扶助正气，固动脉粥样硬化之本

在正常人体中，动脉内皮环境处于损伤和修复相对平衡的状态。在病理状态下，人体的正气不足，修复能力下降，内皮细胞功能紊乱，导致内皮通透性增加，脂质沉积，纤维增生，斑块形成，最终发展为 AS。因此，我在临床治疗 AS 时注重培补人体正气，维持内环境稳态，倡导"以治虚贯穿始终"

的思想，在临证中根据五脏虚损的不同情况来进行治疗。由于痰瘀是AS形成的始动因素，中医认为脾主运化，心主血脉，因此，在治疗时尤其注重补益心脾之气，常用药物有黄芪、太子参、甘草等。黄芪色黄，入脾经，《本草纲目》认为黄芪有补诸虚不足、益元气、壮脾胃的功效，黄芪用量通常较大，因其为"补气之长"，气盛则血行脉通；太子参性平，味甘，有益气养阴生津之功，急补不如缓补，久病体虚之人不宜使用过于峻补之品，因太子参药性和缓，故临床上常以太子参代人参；甘草善补心气，《神农本草经》将其列为上品，此药与百药相合，可以壮筋骨，补体力，为调和阴阳之佳品。在AS后期，由于热毒伤阴，阴液亏耗，患者多表现为疲乏无力，口干咽燥，五心烦热而形成气阴两伤之势，此时应加入补阴之药，如白芍、当归、百合、麦冬等。

二、散瘀化痰，治动脉粥样硬化之标

《丹溪心法》云："痰夹瘀血，遂成窠囊。"动脉内皮增生、变厚、纤维化以及形成斑块的过程，就是中医痰瘀胶结，阻滞血脉的病理过程。在AS的初期，痰浊阻脉，瘀血渐积，此时应以化痰为主，散瘀为辅，我常以二陈汤为基础方，佐以丹参、三七等活血化瘀之药。当AS进一步发展，表现为管腔狭窄、血液流变学异常改变时，则辨证多以瘀血为主，痰瘀凝结，在治疗上以活血化瘀为主，辅以化痰，常用血府逐瘀汤为基础方，佐以半夏、瓜蒌，在此阶段，由于血为气之母，血能载气，血瘀时，必然会导致气滞，因此，在此阶段可稍稍加上理气之药以助血行。当AS发展形成稳定坚固的粥样斑块时，痰瘀胶结，凝聚成块，在治疗上强调涤痰散结，化瘀通络，常用基础方为涤痰汤加桂枝茯苓丸，此阶段有形实邪积聚时间较长，斑块坚硬难移，应用活血化痰之药必历时较长，因此可加软坚散结之药，往往能够事半功倍，缩短病程，常用药物有牡蛎、夏枯草、鳖甲、天花粉等。应当注意，上述为AS病机演变的一般规律，由于AS患者的体质、病程、病期、病情的不同，痰瘀的程度也不一，应注意根据患者临床表现、体征的不同进行辨证，分清痰瘀的主次和程度进行用药。

三、解毒通脉，防动脉粥样硬化之变

AS晚期，痰瘀化热，蕴久化毒，此时的毒邪，多为热毒。究其原因，或认为现代人心理压力过大，致肝气郁滞，气郁化火；或认为吸烟、饮酒、多食肥甘厚味等皆生痰，痰瘀交阻，瘀久化热，热极生毒；或认为痰瘀化热日久而蕴毒等。因而在治疗上应重视清热解毒药物的应用，可选用黄连、贯众、连翘、蒲公英、穿心莲等药物。AS后期，虽热毒表现较多，亦有寒、湿、浊、风等毒邪，应仔细辨证，分而论之。应当注意的是，虽然毒邪具有骤发性、善变性的特点，但是毒邪的存在不一定会发生不良的心脑血管事件。毒邪引发斑块的不稳定，

是一个从量变到质变的过程。毒邪形成之初，伏藏于脉络之中，伏而不发，是为伏毒。一方面，正衰邪长，毒积愈深；另一方面，在情志过激、酒食不节、劳逸失调等诱因下，毒邪走窜经络，则变证生焉。因此针对 AS 的晚期，一方面，要根据辨证尽早应用解毒通脉的药物；另一方面，要消除诱因，以防不良事件的发生。

第四节
冠状动脉粥样硬化经验效方 —— 冠心方

基于"虚-瘀-痰-毒"的理论基础，并结合我多年的临床经验，总结出了治疗冠状动脉粥样硬化经验效方——冠心方，药物组成为：三七15g，丹参30g，葛根25g，益母草20g，黄芪25g，茯苓20g，瓜蒌20g，白芍20g，黄连10g。其中黄芪用量较大，因其为"补气之长"，气盛则能行血通脉；茯苓健脾宁心，健脾化痰；白芍敛阴和营，养心血，通心脉，缓急止痛，且白芍味酸性收敛，可防止活血破瘀之力太过以伤正气；葛根生津解肌，养阴通脉，缓解脉道之干涩。上四味，气阴双补，扶助人体之正气。三七与丹参同为活血祛瘀之药，两药相配可增强其活血之力，三七活血与补血并重，具有补虚劳之功效；丹参专入心经，其除心脉之瘀血，功效甚强，故其用量独大。瓜蒌善清心中之痰结，善于理气宽胸开郁，能畅达胸中之气，且能润下排浊，通畅腑气。三七、丹参、瓜蒌三药，活血祛痰兼理气，重在祛除心中有形之实邪，使脉道通利。益母草、黄连，清热解毒，祛瘀止痛，解痰瘀胶结、沉积血府之毒。全方补虚、活血、化痰、理气、解毒，补泻并重，上下相通，扶正与祛邪并驱，在临床上取得了良好的效果。其能够大大减轻冠心病患者的临床症状，能显著地提高患者的生活质量，改善患者的预后。

中医药治疗AS具有独特的优势，"虚-瘀-痰-毒"学说的提出更是为动脉硬化的防治提供了有效的理论基础，临证经验也证实了"虚-瘀-痰-毒"学说防治AS的有效性和实用性，为临床对动脉硬化的诊治提供了更多的思路和方法。

第二章

从中医"脉胀"论治高血压

"脉胀"一词首见于《灵枢·胀论》，其云："黄帝曰：脉之应于寸口，如何而胀？岐伯曰：其脉大坚以涩者，胀也[12]。"所谓"脉"[13]，是为血脉，即脉管、血管。《素问·脉要精微论》云："夫脉者，血之府也。"《灵枢·决气》云："壅遏营气，令无所避，是谓脉。"故而"脉"有"血府"之称，为血液流行周身的通道，与动脉搏动相关。而"胀"者，有胀满之意。脉胀即指脉管内血流量增多。我通过40余年的临床观察和实践，结合相关文献研究，针对AS、冠心病及原发性高血压等心血管病的治疗提出了"脉胀"理论，以指导临床的应用。

"脉胀"的病位在脉，核心要义为"脉大而实"。脉道通利，则血液流注周身，阴阳交接，滋养一身内外，反之脉道不畅，脉压增大可发为原发性高血压；痰浊瘀毒积郁脉中可发为AS；脉道壅阻，血不能复归于心，则可发为冠心病。简而言之，此类病证，病在血脉，根于脏腑，皆可归类为"脉病"，当从脉论治，以"脉胀"理论为纲要总领其治疗之法。

第一节
"脉胀"之义

明代张介宾对《灵枢·胀论》中论述"脉胀"的语句注解为："脉大者，邪之盛也，脉坚者，邪之实也，涩因气血之虚而不能流利也。"此句指出了脉胀的基本病因：一为邪实，二为气血虚而不能流利运行，以致脉大而实，出现脉胀。

一、脉之大：脉位的变化

"脉大"在西医学中多提示主动脉瓣关闭不全、脉压增大，临床常见于高血压、冠心病等疾病。通过诊察寸口脉，可能发现血压的变化，这一观点可以从相关研究的结果中得到支持。按压尺脉，如寸、关两部脉变小，为血压正常；若寸、关两部脉不变，则可能为血压升高[14]。还有研究[15]通过寸口脉诊法，以浮、中、沉分为皮毛、血脉、肌肉、筋、骨五个层次加以总结，发现阳性脉者与测量血压结果升高相符合率为96%。"脉者，血之府也""大则病进"与高血压脉搏胀满相类似。

在冠心病患者动脉弹性的相关研究中发现，脉搏波的传导速度同动脉硬化程度密切相关，后者程度越高，前者的数值越大[16]。在脉象参数的对比中，冠心病患者外周血管弹性、顺应性及阻力均较健康者增高，此正符合"脉大"的形成条件。

二、脉之坚：寓弦脉之意

关于坚脉，《素问·病能论》曰："聚者坚也。"意为凡脉气聚而不散是坚脉，可知坚脉是指脉象坚实而有硬度。《诊家正眼》有言"坚者，实之别名也"，坚脉即为实脉。而实脉有广义和狭义之分，狭义的实脉单指实脉象，为三部脉充实有力；广义的实脉则是实脉类脉象的总称，包括实脉、滑脉、弦脉、紧脉和长脉五种脉象，其中弦脉端直以长，如按琴弦，合于"坚"之意，故而不难理解"脉之坚"是对弦脉更高层次的概括。

临床上，医者的临证经验亦能证实多数的高血压病患者具有弦脉这一特征[17-19]。通过试验[20-21]表明，高血压病脉弦者存在外周阻力高、血管弹性差、大动脉张力增高的现象，这一发现恰好印证了高血压病弦脉的形成机理，即由于心脏每搏输出血量减少、血管弹性降低、外周阻力增加而致。冠心病患者脉象的相关研究证实，弦脉及其相兼脉象所占比例最大[22-23]，以初期多见。冠心病的发病以 AS 为病理基础，而 AS 发生的始动因素虽是血脂异常，但血管内皮损伤才是其发病的关键。脉为心之体，血为心之用，冠心病多因脉道受损、心失血养所致。从中医学角度分析，脉胀病弦脉形成的原因有两点：其一，气血为脉象形成的物质基础，气血不足则血脉失于濡养，此从虚而论；其二，有形实邪聚于内，如寒邪、痰饮、瘀血、癥瘕积聚等病理产物在机体内形成时，气血运行受阻，气冲上逆，呈弦脉之象，此从实而论。因而当患者出现弦脉时，对其预后判断具有一定的参考价值。

三、脉之涩：脉道紧张度

《说文解字》对"涩"注释为"不滑"，滑者利也，涩脉即为不滑的脉，也就是不流利的脉，其特点是往来艰涩，一息不足四至，可反映血脉的流利度。由于 AS、冠心病患者脉道多不通利，易出现涩脉。再者因脉管紧张度增高，患者可以表现为血压的升高，"脉涩曰痹"，脉道壅塞不通，脉气紧张有余，此正符合高血压血管紧张度高、弹性下降的机制。血瘀患者由于血液运行不畅，使血液流动减慢，故呈现涩脉的脉象特点，在相应的客观指标上亦呈现"有余"之势，表现为各项血液流变学指标测定值升高、血液呈高黏状态，临床观察结果揭示了血瘀脉涩与血液流变之间呈一种"涩脉—高黏"的关系。现代病理分析研究亦证实了形成涩脉的主要原因是血液黏滞性和黏稠度的增大，常可测得涩脉者全血比黏度、血球压积值均增高，血沉值降低[24-26]，此亦解释了 AS 及冠心病患者多见涩脉的原因。而高血压易引起心脑血管病变，其中脑血栓、脑出血、心肌梗死是其主要并发症，高血压血黏度切度变动更易致血液流变学的变化[27]。

四、"脉胀"与血脉及脏腑病变

血脉自身的病变主要表现为：一者，血液不足，脉道空虚；二者，血液有余，脉道充盈过度而胀满，甚至出现脉管破裂出血；三者，血脉之中血液黏滞，运行不利。血脉的病变可直接累及相关脏腑[28]，如脉压过高，可致五脏胀满，其对心肺肝影响尤甚。"心胀者，烦心短气，卧不安。肺胀者，虚满而喘咳。肝胀者，胁下满而痛引小腹"，此阐述了高血压的临床表现及并发症的产生机理。高血压病患者多有心火亢盛、肝阳上亢、肝肾阴虚、阳亢化风等表现，是诱发脑血管病、肾动脉硬化、心血管硬化的重要原因。血细胞比容作为血液黏度的主要决定因素，对调节脑血流量起着重要作用。西医学研究证明，当高血压病患者的血细胞比容大于50%时，血黏度及外周阻力的增加会导致脑血流量的减少，扩大病灶范围；当血细胞比容低至30%以下时，脑血流量增加，葡萄糖及能量代谢严重受损，致使脑供氧不足或贫血性缺氧与缺血叠加，从而引发更严重的脑代谢损害[29-30]。血压水平也是影响终末期肾病发生率的重要因素，重度高血压患者并发终末期肾病的发病率超过正常血压者11倍，即使血压在正常高值水平也达到了1.9倍[31]，因高血压病所引起的靶器官损害情况不容忽视。

高脂血症可以引起血管壁脂质的沉积，从而损伤内皮细胞，诱导血管壁发生慢性炎症反应，从而引起AS。脉道不仅是 AS 的病位所在，脉道的损伤更是诱发本病的关键因素。中医学将脂质称为"膏脂"，张景岳曰："膏，脂膏也……下流阴股，得以交通也。"《类经》言："津液和合为膏，以填补骨空之中，则为脑为髓，为精为血。"由此可知，膏脂是由脾胃所运化之水谷精微而来。嗜食肥甘厚腻，损伤脾胃，水谷精微输布失常，炼津成脂，浊津液为膏，气机逆乱则凝结留聚，损于脉道，致 AS。以此为基础，外邪侵袭机体后，五脏聚散无主，气血津液逆乱，清浊不分，浊气入血脉与气血搏结，血浊逆乱，脉道更损。若 AS 发生在冠状动脉引发冠心病，冠状动脉结构或功能变化导致心肌供血不足，心肌细胞缺血缺氧等病理变化，即心脉受阻，一者血脉不通，二者瘀血影响新血生成，血脉不充，以致心脉失养，而出现胸痛、胸闷等临床症状。冠心病之本脏在心，无论何种证候，最终都会引起心之本脏的病变。可见，"脉胀"之变虽在血脉，与脏腑亦关系密切。

第二节
"脉胀"之病因病机

一、缘何"脉胀"

诱发"脉胀"的内在因素有遗传因素、饮食习惯、生活习惯、自然衰老、脉管老化、新陈代谢衰减、血液循环问题、心脏泵功能减退等，加速血脉病的病因有内伤七情、饮食不节、劳逸过度、外感六淫[32]。随着社会的快速发展，现代人生活节奏加快，压力过大，劳逸失衡，过食肥甘厚味，抑郁焦虑等情志因素均为加速血脉病变的重要诱因，也是促使其发病年龄提前的主要原因[33]。由此可见，"脉胀"的病因病机可以运用血脉理论来解释，其病因病机为血脉的气血异常以及脉位、脉体、脉管的异常。血脉之变既是病，亦是证，属中医学"脉胀"的范畴，其发病机制与血脉病异曲同工，既凌驾于脏腑之外，又与脏腑息息相关，属于"脉病"。"泛血管病"AS、高血压等便是"脉胀"的具体体现[34]。

二、"脉胀"之机

"脉胀"总的病机为气血运行失调，营卫气血阻滞不畅，相关脏腑功能失调，其病理过程是一个本虚标实的演变过程，本虚为气血之虚，标实为邪实壅阻，本虚在先，标实在后[35]。《灵枢·胀论》中论述"气之令人胀"，一在血脉，二在脏腑。"脉胀"，胀在血脉是基本病理；胀在脏腑，是其对脏腑的影响[36]。

1.邪实

痰浊为病之始。如若平素饮食不节，嗜食肥甘，过度饮酒，内伤脾胃，或忧思劳倦伤脾，以致脾失健运，聚湿生痰，蕴久化热，痰热内扰；或肝失疏泄，气郁湿滞，聚而生痰。元代朱丹溪主张"无痰不作眩"，痰浊上扰清窍，则引发头痛、脘闷、眩晕欲仆等表现。《医学正传》曰："津液稠黏，为痰为饮，积久渗入脉中，血为之浊。"阐述了痰浊入脉可令血浊，黏附脉道之上，既阻气机令胸阳不振，又碍血行而形成瘀血。痰浊瘀血积于脉中，脉道不通，不通则痛，故又可见胸闷、胸痛。

瘀血乃病之渐。一方面，脉中壅塞，使之失于濡养，致脉道受损，艰涩不利；另一方面，瘀血阻于脉道之中或是流连于组织之间压迫脉道，又令"瘀"更甚，形成恶性循环，则瘀血难去。明代虞抟提倡"血瘀致眩"，叶天士提出"初病在经，久病入络""经主气，络主血"，经中主要行营气，络中主要行血液。"初病在气，久病在血""气病则累血，血病则累气"，随着病情的迁延不愈，久病致瘀，血行不畅，瘀血内停。

瘀毒为病之变。正所谓"无邪不有毒，热从毒化，变从毒起，瘀从毒结"。可见瘀毒的化生，是因病邪克伐正气，气血亏虚，进而气滞血瘀，影响津液代谢，于是津凝为痰，血涩为瘀，痰瘀浊邪纠缠难解，日久化毒，壅阻血络，损伤络脉，上犯于脑而伤脑络，下注于肾而伤肾络。

2.正虚（气血虚）

五脏的异常皆可导致气血的亏损和运行异常，发为脉胀。首先，脾为气血生化之源，被称为"后天之本"。饮食不节、忧思过劳伤脾，脾失健运，气血生化乏源，不能充养五脏，脏腑的生理功能减退，以致气虚血瘀，清阳不升，水谷精微输布失常，影响气血的化生和运行，血阻气滞而发"脉胀"。脾居中焦，为调节水液运化之枢纽。《素问·至真要大论》云："诸湿肿满，皆属于脾。"痰饮水湿属于脾功能失常的病理产物，故有"脾为生痰之源"一说。痰饮内停，阻滞气机，气血紊乱，脉道损伤。

肝气升发，可启迪诸脏生长发育，使气血冲合，五脏安定。肝主疏泄，畅达气机，可协助脾胃之气的升降运动，若肝失疏泄，影响脾胃升清降浊，则可出现肝郁脾虚、肝气犯胃等证。于肝而言，疏泄不及，肝气郁结，日久化火，或疏泄太过，损及肝阴，阴不制阳，阳气亢逆，终成本虚标实之"脉胀"。

心为"君主之官"，有主血脉的生理功能。心主血脉分为主血和主脉两个部分，主血者，指心能总司一身之血的生成及运行；主脉者，指心气能推动和调控心脏的搏动，维持脉道通利。心主血脉，是心之阴阳气血协同作用的结果。心气充沛、心血充盈及脉道通利是血液正常运行的三要素。若心气、心阳不足，可见气虚血瘀或阳虚寒凝，脉道壅阻而伤脉。若心之阴血亏虚，则脉道不充，不能上荣清窍而发病。亦或是心阳偏亢，或肝火旺盛，母子相生，火热上扰或血热脉流薄疾。

肺为主气之脏，肺主宣发肃降，主宰一身之气的生成和运行。五脏之中，肺居最高位，有"华盖"之称，故肺气以清肃下降为主，与肝气升发相对，左升右降相反相成。若肺失宣肃，周身气机升降失衡，可致血压升高或不稳定。再者，肺又为水之上源，主通调水道，能疏通和调节体内水液的运行、输布及排泄。若肺的功能失常，则可加重水液潴留，进而累及脾肾而生痰浊、水肿等证。

肾为"先天之本"，藏精主水，肾阴肾阳是脏腑阴阳之根本，"五脏之阳气，非此不能发""五脏之阴气，非此不能滋"。由于肾的功能衰退、阴阳失调所引起的"脉胀"，其特点是多虚多瘀，以虚为主，包括肾阴虚、肾阳虚及肾阴阳两虚，兼夹痰瘀，且病程缠绵，呈渐进性发展，一般病情较重，易衍生诸多变证。

3.补虚泻实，调整阴阳，以治"脉胀"

针对AS、冠心病及高血压等心血管疾病的治疗，西医常用药物具有靶点明确、疗效迅速的优点，然而其副作用同样也不容忽视。随着中医药临床应用的深入开展，中医药在高血压治疗中的独特优势逐渐凸显，改善症状的同时也降低了西药的副作用，促进了中西医优势互补，从而提高治疗效果。我们团队总结数十年临床诊疗经验并结合大量文献研究，提出了"补虚泻实，调整阴阳"[37]的"脉胀"治疗原则。实者，平肝潜阳，清肝泻火，化痰行瘀；虚者，滋养肝肾，补益气血，填精生髓。

大多数"脉胀"的病理过程是一个本虚标实的演变过程，本虚在先，痰、瘀、火、毒等标实在后，病位责之肝、肾，严重者可累及心、脑，即西医学心、脑、肾等靶器官损害。故而，对于"脉胀"的辨证论治，不但应分清病邪性质、脏腑虚实，还要注意证候之间的兼夹转化，才能更好地指导临床辨证用药。

第三章

从"虚郁瘀毒"辨治冠心病

第一节
从虚实两端认识冠心病病机

冠心病是指冠状动脉粥样硬化使血管腔狭窄或阻塞，或（和）因冠状动脉功能性改变导致心肌缺血、缺氧或坏死而引起的心脏病，属中医学"胸痹""心痛"范畴。张仲景在《金匮要略》中常以"心中痛""心痛彻背，背痛彻心"等描述胸痹[38]。近年来其发病率和死亡率显著上升，严重威胁人类健康。

本人以40余年的临床经验为基础，提出胸痹总属本虚标实之证。本虚主要为气虚、阴虚，部分患者可兼阳虚，标实为血瘀、寒凝、气滞、痰浊、热毒、瘀毒、痰毒等。冠心病的基本病机以心气亏虚为主，心气亏虚是心脉痹阻的使动环节；郁阻气机，气机不通则心脉不畅，郁是心脉痹阻的关键环节；"心痹者，脉不通"，血液瘀滞不通，瘀血闭阻心脉是导致心痹的重要病机；血液瘀久化热，热极生毒，煎灼血脉，是胸痹发生发展变化的关键要素。

现代人压力较大，抑郁焦虑等情志因素抑制气血升发，不规律和不健康的生活饮食习惯使机体无以均衡补充营养物质，耗气伤阴，进而导致心气亏虚。心气亏虚，虚则运行无力，心气郁滞，脉管内缺乏推动血液顺利运行的动力，血运迟滞，蕴蓄成瘀，不通则痛。瘀血壅滞，败坏形体，日久生热，化而为毒，灼伤心脉，发为胸痹，西医学中冠状动脉粥样斑块、高血脂及血黏度增高等都可归为瘀毒的范畴。而毒蕴日久，郁而化热，热灼血脉，而成瘀血，瘀毒互结形成恶性循环，加速了冠心病的恶化。现就冠心病"虚""郁""瘀""毒"病机进行具体讨论[39-40]。

一、气虚是始动因素

与冠心病相关的本虚以心、脾、肾之气血阴阳亏虚为主[41]，其中以心气虚为主[42]，心气虚是冠心病发生发展的始动因素。"气为血之帅"，心气充沛是鼓动血液正常运行的原动力，若心气不足，不能正常运行血脉，致使血脉痹阻，引起冠心病。"气虚者，由阳气内虚，心下空虚，火气内动而为悸也"，气为血之帅，在心气充足的前提下，心脏搏动有力，血运通畅。心气衰微，无力鼓动心搏，胸中宗气运转无力，气机不畅，无力运血，则血运失常，心脉不充，脉道充盈不足，心神缺乏气血滋养而心脏失荣，不荣则痛。此外，气虚鼓动无力，血液不能正常运行，导致血瘀积滞在脉道，阻滞心脉，不通则痛，发为胸痛[43]。

中医学认为，心主血脉，推动血液运行的动力以心气为基本，心脏正常搏动需依靠心气的充沛，只有心气充盈才可推动血液流转不息，周养全身，正常地维持心脏功能[44-45]。若心气亏虚，心脏搏动乏力，血液运行迟缓，形成瘀血，瘀血停滞脉内，导致动脉硬化，血管管腔狭窄，阻滞不通，发展为冠心病。在冠心病的最初阶段和恢复阶段可见活动较多或稍有活动即感心悸、气短、倦怠乏力等心气虚的表现；在缓解期还可见背剧痛、倦怠乏力等虚实夹杂的表现，由此可见，心气虚是导致冠心病的常见致病因素和重要证候特征。

心气虚为冠心病发病的关键证素之一，其成因主要包括：一，年迈失养。人到中老年，心气开始衰退。《灵枢・天年》云："五十岁，肝气始衰……六十岁，心气始衰……百岁，五脏皆虚，神气皆去，形骸独居而终矣。"二，禀赋不足。后天失养、久病体虚等常可致心气虚。三，情志因素。七情六欲过度而致心气虚，因心主神志，七情内伤，必先扰动心神，引发心气虚弱。四，饮食不节。《素问・经脉别论》曰："食气入胃，浊气归心，淫精于脉。"提示饮食可生阴化浊而害于心，故饮食不节，致中焦气机不畅，心脉有碍不上奉养心，心气虚血脉不利，发为胸痹。

冠心病患者在活动或情绪激动时，无法维持心肌氧需和氧供之间的平衡，使心肌缺血进一步发展，引起心功能受损，首先是舒张功能不全，血液运行不畅，血脉不通，肺循环功能受损，表现为胸闷憋气，稍加活动即感呼吸困难，再进一步发展为心脏收缩功能不全时，出现以收缩功能不全为主的心力衰竭。患者心气亏虚日久，心脏泵血功能、心肌收缩力、心排血量、射血分数值、动脉充盈度等较之前会有大幅度下降，动脉血管硬化、血管弹性降低、左心室代偿性肥厚、室腔扩大，可表现出左心室肥厚的心电图图形。

心主血脉，气为血之帅，心气充沛才可鼓动血液运行，若心气亏虚，必会引起血行不利，心脏脉络受阻。反之，血瘀日久暗耗正气，亦可引起气虚血瘀，气虚、血瘀两者恶性循环。《读医随笔·承制生化论》曰："气虚不足以推血，则血必有瘀。"气虚血瘀所致此病，若以气虚为重者，治疗应以益气为主，佐以化瘀。气可生血载血，补气的目的在于促进生成血液，鼓动血液运行，促进化瘀生新，血液充盈流通顺畅，通则不痛。临床多选用黄芪、人参、党参等药物以补气益气，再加当归、丹参等药物以活血行滞。

二、气郁是中心环节

中医学的郁有广义、狭义之分，狭义的郁单指情绪上的情志不舒，广义的郁指一切因外邪侵袭、七情内伤等所致的脏腑气血瘀滞状态[46]。气机不畅之郁是引起冠心病的中心环节，冠心病发病与气机郁滞密切相关。心主血脉功能受损，心血失畅，子病及母；肝失疏泄，气机升降失常，肝气郁结，气血失和，母病及子。肝气郁滞，气血失和，痹阻心脉，不通则痛，故见胸痛[47]。人身诸病多因郁而生，朱丹溪云："气血冲和，万病不生，一有怫郁，诸病生焉。故人身诸病，多生于郁。"金代成无己在《伤寒明理论》中提出了"虚气留滞"的观点，其云："若腹满时减者，又为虚也，则不可下……盖虚气留滞，亦为之胀。"阐释了因虚无力疏通气机而致壅滞腹满，元气亏虚，虚气留滞，滞而不荣，气血流失，体内气血津液等需以气推动的流动性物质运行失常，壅阻脉道，心脉痹阻，发为冠心病[48]。

中医的气是人体的原动力，是人体精神及一切活动的基础。气是推动体内物质运行的动力，气虚不行，心脉阻滞，发为胸闷气短、心前区闷痛等症。在现代生活压力下，冠心病的发生与情志不舒、气血不畅、脉道不通、郁阻经络密切相关，此类患者中有极大部分患者因虚而滞。《医方集解》云："气与血犹水也，盛则流畅，虚则鲜有不滞者。"《景岳全书》云："凡人之气血犹源泉也。盛则流畅，少则壅滞，故气血不虚不滞，虚则无有不滞者。"气机结聚不得发越，怫郁不舒则心系不宁，气结在胸，郁而不散，故为胸痹。气滞日久则肝气逆乱，或郁滞不通，耗伤气血使心脉失畅、闭阻不通而发心痛[49]，表现为心悸、心绞痛等症状，重则血流停滞，引起心肌缺血坏死而产生心痛彻背的表现。

　　气郁在西医学中相当于冠状动脉痉挛，气滞则血行无力，无法如水流一样缓缓流淌，类似于血液流变学异常。在冠心病早期阶段，气郁结于内，影响气血运行，不仅是该病的诱发因素，若长期情志不畅，还会使冠心病患者并发抑郁、焦虑等情志疾病，使患者血清中的C反应蛋白、肿瘤坏死因子等明显升高，出现血管内皮功能障碍，血管内皮间信号传导及血管内皮细胞的生长受损，脂代谢紊乱，使病变程度进一步加重。

　　冠心病气机郁滞的治疗当以疏肝理气为主，常用四逆散、柴胡疏肝散加减，药有柴胡、枳壳、陈皮、川芎、木香、香附、郁金等。同时可加党参、黄芪等补气益气。气机郁滞，易伤阴血，可适量加用白芍、当归等养阴中药，疏肝行气时以防止气郁耗伤阴津。

三、血瘀是推动要素

　　现代人生活压力日益增重，情感丰富，情绪敏感，易产生忧思焦虑情绪，导致情志内郁，影响气的运行，气机不畅则血行受阻，发为气滞血瘀引发胸痹。冠心病的病变主要与血气不通有关，气留不行，血壅不濡，致心主血脉的功能异常，临床常表现为气滞血瘀型冠心病，以心胸闷痛、心悸、胸胁胀满、唇舌紫暗、脉涩为常见症状。气滞则血滞，气滞则血瘀,血液运行障碍,常伴随气机阻滞,血瘀、气滞二者常相互影响。

血是人体的物质基础,血能生气养气,气亦能生血行血,气不行而滞,血不运而瘀。心在五行中属火,主血脉,肝在五行中属木,主藏血,肝气郁滞,母病及子,累及心脉,心脉痹阻,发为胸痹。《素问·痹论》言:"淫气忧思,痹聚在心。"其指出忧、思等情志问题会导致气机郁结,气滞则血行受阻,痹阻日久则成瘀,瘀血痹阻心脉,发为胸痹。《金匮要略·惊悸吐衄下血胸满瘀血病脉证治》中最早明确提出了"瘀血"一词,其言"病人胸满,唇痿舌青,口燥,但欲漱水……其人言我满,为有瘀血",这与西医学冠心病发病时表现出的胸闷、唇口青紫等症状相似。胸痹发生的根本原因就是瘀血,瘀血闭阻心脉,血枯瘀滞,脉道不通,心脉不得滋养,不荣则痛,发为胸痹,引起患者胸闷、胸痛、善太息等不适症状。

冠心病患者年老体弱,脾气不旺,运化失权,生化乏源,则气血亏虚,脉道滞涩而成瘀,心脉不通则发为胸痹。瘀血与冠心病的形成关系密切,从血管壁内皮细胞受损开始,血小板黏附聚集,释放生物活性物质,平滑肌细胞增殖,动脉壁弹性纤维破坏,最终引发冠状动脉管腔狭窄[39]。这些病理改变均可归属于中医"瘀血"范畴。气为血之帅,血在脉中环流不息依赖于气的推动,气机郁滞,血脉瘀阻,在这种致病因子的参与下,增加了血液黏稠度,并改变了血液流变学,损伤内皮功能，释放血管活性物质功能失衡，血管紧缩，引起冠状动脉血流张力调节受损，微循环障碍，使代谢组学及蛋白组学层面发生变化[50]。血管内皮功能失调被认为是冠心病进程中最重要的始动环节，血管内皮功能受损时，冠心病血瘀证患者的微循环发生严重障碍，血液呈高凝状态。血瘀证可导致血小板的活化，血小板的活化又可促进血瘀证的发展。

"肝气通，则心气和"。在治疗胸痹气滞血瘀证时，应在活血化瘀的基础上，兼顾疏肝理气、行气解郁。肝主疏泄，主调畅气机，若肝气调达，气血运行无阻，则心气和顺[45]。治疗气滞血瘀型冠心病应疏肝理气，兼活血化瘀，以柴胡疏肝散为主方，常用药物为柴胡、香附、佛手、川楝子、陈皮、枳壳、川芎、红花、赤芍、甘松等。气与血的关系十分密切，气能推动血在脉中运行，血又为气之载体，二者相互依存，相互促进。柴胡、香附、佛手、川楝子疏肝理气、行气解郁，陈皮、枳壳理气和胃，川芎、红花、赤芍活血行气，加开郁行气之甘松，治疗气滞血瘀型冠心病具有较好的疗效。临床单独的血瘀证少见，多为正虚血瘀、痰瘀搏结或气滞血瘀等复合证型，故冠心病的治疗除活血化瘀外，应佐以扶助正气、温阳养阴，在辨证中兼用化痰祛浊之品如半夏、瓜蒌、胆南星等。

四、热毒是转化关键

久病入络，久病多瘀。血瘀发展到一定程度即可久酿生毒。冠心病的发病是一个长期渐进的病理过程，其病理产物"毒"也是在此过程中缓慢蕴积而产生的。体内之"毒"蓄积到一定程度即痹阻心脉可引起冠心病心绞痛，同样，大多数缠绵难愈的疾病均可迁延酿生毒邪，所以在治疗冠心病等慢性疾病的过程中应在辨证论治的基础上加入活血化瘀、清热解毒的药物来缓解毒邪对患者的伤害。

毒邪有外毒和内毒之分，外毒是指由体外而来，侵袭机体并对机体造成毒害的一类病邪；内毒是指由体内邪气所化之毒，因脏腑功能异常、气血运行受阻，机体无法及时有效地将体内代谢产物排出体外，蓄积体内对机体造成损害的一类病邪。引发冠心病之毒邪属内毒。气虚无力行血，血液无力行至心脏，心脉失养，心脏无法正常搏动，无以推动血液的运行，血行不利，血停于脉中，阻塞脉道，发为瘀血，瘀久化热，热毒煎熬，损伤心脉。《诸病源候论·伤寒结胸候》载："结胸者，谓热毒结聚于心胸也。"火热之邪胶结不解，聚集体内，日久酝酿为热毒，火结不宣，侵犯入心，热与血结，炼血为瘀，瘀闭阻于心，引发胸痹心痛。

毒邪致病病位更深，病情更重，病势更缠绵，致病顽固难治，传变迅速，复杂多变，易交结为患，易阻滞脏腑阴阳之气，对人体造成严重危害。"毒"复杂多变，重着胶黏，顽固不化，临床上毒邪聚集患者可表现为胸痛，咯血，面色黧黑，肌肤甲错，口唇爪甲紫黑，狂躁，善忘，厥脱昏迷，舌紫绛而暗或紫黑，舌苔垢腻、腐状或斑剥，脉涩或无脉等症状或体征[51]。

"热为火之渐，火为热之极，毒为火之聚"。热毒和瘀毒是冠心病病情发展恶化的病理基础，热毒、瘀毒既是病理产物又是致病因素，现代学者认为毒邪易引起冠脉斑块损伤破裂，毒邪结聚，造成炎症细胞大量堆积浸润在斑块内，引发更严重的炎症反应，西医学中的炎症反应即归属于中医"毒邪"范畴。《金匮要略心典》云："毒者，邪气蕴蓄不解之谓。"随着炎症致病学说的兴起，有学者提出炎性反应在不稳定斑块形成的过程中扮演着重要角色，大量炎症细胞通过趋化因子和黏附因子聚集到斑块中，使纤维帽结构变得不稳定，极易破损。血瘀日久腐化成毒，形成瘀毒相互胶结的复杂病理状态，此时毒邪作为一种致病因素，胶结凝滞，发挥其具有的阴阳双重特性，病情稳定不发时症状轻如常人，发时痛剧难以忍受，缠绵难愈又暴戾多变[52]。

"毒"为冠心病病情转变和恶化的关键因素，瘀毒、寒毒、热毒、痰毒等常相互夹杂搏结，互生互损，损伤心络，痹阻心脉，导致病情突变，病情迁延难愈。中医多用黄连、黄芩、栀子、玄参、冰片等清热解毒药，配以当归、红花、川芎、丹参、桃仁等活血止痛，炙甘草调和诸药、缓急止痛。

气虚可导致各种虚弱病证的发生，又可因虚致实，引起郁、瘀、毒等实邪。郁可导致各种心系疾病的发生，瘀血是导致胸痹的主要致病因素，毒是推动疾病发生质变的核心要素。在虚—郁—瘀—毒的病理过程中，冠心病的发生发展始终以瘀血阻滞心脉为首要原因，各种因素引起瘀血阻滞心脉，最终导致冠心病的发生[40]。

冠心病初期和缓解期以心气虚为本，血瘀为标，故心气亏虚乃是冠心病发病的基本病机[53]，由虚到郁的过程，是冠心病虚—郁—瘀—毒病理过程中由虚证到实证的转变，治疗应以补益心气为主，兼活血化瘀。郁可通过影响气机，实现气滞到血瘀的改变，由郁到瘀的过程，是冠心病虚—郁—瘀—毒病理过程中第一次实证加重的转变，治疗应理气行滞，活血化瘀。瘀与郁的表现形式虽不同，但本质都是通过阻滞血液循环，影响心脏功能的通畅性，血脉瘀滞，心血运行不畅，不通则痛，出现胸痛、胸闷、心悸、气短等冠心病相关症状[54]。若瘀血不能及时排出，壅遏脉管，积滞脏腑，积聚日久，化热化火，耗阴伤络，变生毒邪，最终导致瘀毒内蕴，煎血成块，痹阻心脉。由瘀到毒的过程，是冠心病虚—郁—瘀—毒病理过程中第二次实证加重转变的过程，治疗应运用清热解毒、活血化瘀类方药，同时兼顾补充阴液，防止热毒耗气伤阴，引起毒—虚—郁—瘀—毒的恶性循环。

第二节
从"气虚血瘀"论治冠心病及PCI术后

冠心病是由冠状动脉粥样硬化引起的心脏病，可导致包在心脏内的冠脉狭窄或者瘀堵，故而对心脏造成损伤，呈现心脏缺血、缺氧、坏死等症状。临床上常见的心绞痛、心肌梗死等均属于该病。冠心病可以列入中医"胸痹"范畴，胸痹之病机在于本虚标实，即在正虚的基础上兼夹邪实。胸痹病理基础以气虚血瘀为主，胸痛症状关键是心脉痹阻。因此，治疗上应以益气活血为法，在辨证论治的基础上根据不同的病位进行加减用药，同时重视患者的心理疏导及饮食调养。在临床中可以发现，冠心病患者大多为中老年人，由于年老体衰，其证型多为气虚兼血瘀，临床表现为胸闷、胸痛、气促，且活动后加重，心悸时作、自汗、疲乏无力、舌暗淡无光、苔薄、边尖出现瘀点、脉沉弱或结代。

经皮冠状动脉介入治疗（PCI）技术是通过微创手术将心导管插入狭窄或闭塞的冠状动脉内，并使之畅通，提高心肌供血量，从而实现冠心病的治疗。它不仅可以使部分心肌梗死患者获得早期溶栓及抗凝措施，而且还可以减少急性冠脉综合征的发生风险，降低死亡率。如今PCI手术已成为世界范围内最为流行、疗效确切的冠心病手术。随着临床应用范围的扩大，越来越多的患者选择了该疗法来进行冠脉搭桥或者支架植入术，而PCI术后并发症如心绞痛、冠状动脉再狭窄及心衰等，发生率很高。所以，如何对上述并发症进行有效的处理，改善患者的生活质量，是现今心血管领域研究的热点。

一、冠心病气虚血瘀证的病因分析

（一）气血与冠心病的关系

冠心病的发生多是由气血失调造成的，而气血失调的主要表现为气的生成障碍和血的运行障碍。《素问·调经论》曰："人之所有者，血与气耳。"指出人体内各脏腑器官的生理活动与气血密不可分。中医学认为气为阳而偏动，血属阴而偏静，一阴一阳，彼此依存，相互为用。气为血之帅，人体中的气有生血、行血、摄血的功效；血为气之母，血有载气、养气的功效。病理条件下，气与血互相影响，气虚则无力推动血行脉中，血行迟缓，导致瘀血内生。《医林改错》曰："元气既虚，必不能达于血管，血管无气，必停留而瘀。"

（二）瘀血为邪实病因

心脉痹阻为冠心病发病之要旨。《素问·痹论》云："心痹者，脉不通。"心主血而藏神，有通利经脉之功。若瘀血阻于经络之中，气血凝滞而成病，则为心悸、胸闷、胸痛等心脏疾病。心主一身之血，血行通畅，心病就不生。如果心脉痹阻、血液运行缓慢等，心脉不通，疼痛难忍，可发为胸痹心痛。冠心病是以心脏供血不足或心肌缺氧、缺血而引起的一种疾病，其病理基础主要为脉络瘀滞。疼痛不畅，心胸之痛还会使心脉收引而加剧血瘀，因此，胸痹和瘀血密切相关。冠心病、高血压等心血管疾病均是由血流动力学异常所引起，而血脂水平变化对心脏也有影响。瘀血与AS存在着密切联系，随着人体年龄增长，血管壁内皮细胞受损，脂质浸入管壁，血小板聚集并释放血管收缩素，使受损血管平滑肌细胞增殖，动脉壁弹性下降，最终导致冠状动脉管腔狭窄[55]。这些病理性改变皆可归属于中医学"瘀血"的范畴。

（三）心气虚而致瘀

冠心病尤其是PCI术后，心气亏虚是心脉痹阻的根本原因。心主血脉，以气为用，故心气的盛衰和运行与血液循环有直接关系。《素问·五脏生成》云："诸血者皆属于心。"心气充足，可使血液在脉中正常运行，向全身各处输布营养物质。心气亏虚，则血行动力不足，心脉血行不通，不通则痛[56]。《灵枢·经脉》云："手少阴气绝则脉不通……脉不通则血不流。"手少阴经为心经，若心气虚，则推动无力，出现气虚血瘀证候。

（四）肺气虚而致瘀

肺主气，司呼吸，肺吸入大自然之清气，并通过脾胃运化而得之水谷精气，聚于胸，所成宗气具有贯通心脉之功，促进心血运行。如果肺气亏虚就会使宗气的产生受阻，气为血之帅，宗气产生受阻会导致心血亏虚，心血虚不能濡养心脉则不荣则痛。再者，宗气虚则气血推动乏力，肺助心行血之功难以维系，出现心血运行缓慢、心脉不畅、不通则痛等症状表现，发为"胸痹""心痛"。

（五）脾气虚而致瘀

脾为后天之本，气血生化之源，脾气亏虚，气血生化受阻，气血亏虚，脉道失养，脉道不荣，终不能通，如《灵枢·天年》云："血气虚，脉不通。""脾气虚"则运化失司、水湿不运、聚湿生痰，痰属有形实邪，能阻滞气血的运行，气血运行失常，可导致血瘀。若脾胃虚弱或久病体虚，均能导致脾阳虚衰，以致血液停滞于脉中而出现瘀血等病理变化。脾主统血，能使血脉运行于脉内，不溢于脉外，《金匮要略编注·下血》曾言："五脏六腑之血，全赖脾气统摄。"故脾气虚弱是导致血行不畅或瘀阻于脉内的主要原因之一。脾气亏虚可导致气之固摄功能紊乱，血溢脉外，结成瘀血，瘀血阻滞气血的运行而导致血瘀。

（六）肾气虚而致瘀

肾为水之脏，具有调节人体津液代谢之功。《景岳全书·痰饮》曰："痰之本无不在肾。"肾气虚则气化失司，津液运行困难，致湿聚化饮为痰，痰饮聚于脉道，阻滞气血的运行而导致血瘀，故在治疗上，当从补肾益气着手。孙思邈在《备急千金要方》中言："夫心者，火也；肾者，水也；水火相济。"临床上常见痰湿内阻，瘀血阻络引起胸胁疼痛等症，用活血化瘀法治疗往往疗效显著。肾与心水火既济也，寒邪能凝滞气机、收引血脉，在心肾之气萎靡的情况下，寒邪会乘虚而入，使血液在脉中运行缓慢，导致血瘀。可见寒邪为致病重要因素之一，它直接导致了瘀血的形成。如《素问·调经论》曰："寒气积于胸中而不泻，不泻则温气去，寒独留，则血凝泣，凝则脉不通。"肾藏精为元气之本，为气血运行之本。肾气不足，脉络中的血液推动力减弱，气血运行受阻，血液凝结成瘀，从而影响人体的健康[57]。

二、益气活血法在冠心病PCI术后中的临床应用

冠心病在心血管领域中最为常见，其患者大多为中老年人。中老年人"多虚多瘀"，尤其是PCI术后，临床上患者大多可辨证为气虚血瘀证。益气活血法以补气为主，兼活血通脉，补气则运血有力，血行则脉自通，以达到"气血和，血脉通""阴平阳秘"的生理状态。

（一）补心益气，活血通脉

心气能推动血液在脉中流动并运行到全身各处，从而使血液发挥其营养与滋润脏腑器官的功能，正如《素问·痿论》曰："心主身之血脉。"外邪侵袭、情志内伤、饮食劳倦等皆可造成心气不足，心气虚则血液推动无力，血行迟缓，瘀阻心脉，可致胸痹心痛。补心益气活血可选用党参、茯神、绞股蓝

等中药,党参可补中益气以助心行血,还可养心血以通心脉;茯神可补心气,宁心安神,治疗心悸、胸闷气短等症,也可改善睡眠;绞股蓝能补心气,保护心血管,有降血糖、血脂,抗血小板聚集以及抗氧化的作用。以补助通,以通助补,使心气充沛,血行脉通[58]。

(二)温肺益气,行血通脉

肺为气之主,肺的功能不全使由大自然吸入之清气减少而导致宗气亏虚。宗气具有贯通心脉,助心气,促进血液运行等作用,《灵枢·邪客》云:"宗气积于胸中,出于喉咙,以贯心脉,而行呼吸焉。"故胸痹心痛与宗气亏损密切相关。宗气之亏虚使得心血运行乏力,心脉血瘀阻滞,不通则痛。故患胸痹心痛者,可从肺治之。补肺气可选用太子参、款冬花等药物。太子参性平味甘、微苦,有生津润肺、益气健脾之效,对血液循环动力学指标亦有所改善,可使心肺指数下降,缩小心肌梗死范围,减轻急性心肌梗死所致慢性心衰,发挥保护心肌作用;款冬花为肺经之品,具有润泽肺气、止咳化痰的功效,药理研究表明款冬花能增加心脏搏出量,降低心率,抑制血小板凝集。

(三)健脾益气,散瘀通脉

脾为生气之源,冠心病患者脾气易虚,治疗应以健脾益气、散瘀通脉为主。"脾胃和,则心安",可见脾的生理功能对人体具有重要影响,而脾气在生理上是以升为顺,在病理上善降善行，故调治脾胃须从调理气机入手，才能获得良效。《素问·经脉别论》曰："食气入胃，浊气归心，淫精于脉。脉气流经。"饮食入胃，化生水谷精微，"脉气流经"输布全身，此过程需借脾气来完成[59]。故在心脾同病时，当重视调理脾气与调畅血脉的关系，才能收到良好疗效。补益脾气能使气血化生有源、脉道饱满、瘀散脉通，脾旺则津液生化得宜，血脉流通、神机活跃，故脉道通畅，身心健康。脾气足，运化强，能化痰散饮，使脉道畅通，脾旺不受邪，正气充足而心气充沛，血脉通畅，故能安心神。健脾还能使脉中之血不外溢、新瘀不生、脉道通畅，故称"脾胃和，则心安"。在治疗上主要采用益气健脾法，补脾益气可以选用人参、黄芪、当归之类的中药。人参性温，味甘、微苦、微温，能补脾益气，现代药理学研究发现人参皂苷 Rg1 能显著缩小心肌梗死面积，缓解心肌缺血缺氧[60]，有提高心肌收缩力、扩张冠脉血管、恢复心脏供血、降血压等作用，并能抗凝血和抗血栓。黄芪在《神农本草经》中被列为"上品"，黄芪长于补中焦脾气，有"补气之长"之美誉，可以升举阳气，黄芪还可以改善血流动力学[61]；当归味厚，为阴中之阴，具有补血行血止痛的功效，现代药理研究表明当归在抗血栓方面疗效显著，并有增加冠状动脉循环血量，使冠脉扩张，缓解心肌缺血的效果[62]。黄芪与当归两者合用，有气血双补之效。

（四）固肾益气，温阳通脉

胸痹之病，在于心，但和肾也关系密切。其病因病机主要是由于先天禀赋不足、后天失养或感受外邪等因素引起气血运行不畅所致。肾为气之本，肾气虚兼有血瘀型胸痹，治疗当以固肾益气、温阳通脉为主。临床上多采用补肾填精活血法治疗该病，疗效显著。《景岳全书》曾言："心本乎肾。"说明了肾对心脏的重要意义。固肾益气，能使肾气足而心阳温，心阳温煦心脉，散寒凝，助心血运行。肾气充足，运化津液的力量就大，能化痰祛湿，助气行血。肾为先天之本，是人体生命活动的根本和动力，补肾还能补元气，元气充足，气血通畅。温补肾气的中药可选用山药、黄精等。山药性甘、平，有补肾固精、健脾益胃的作用，可增强食欲和消化吸收能力，对脾虚引起的腹胀及消化不良有较好疗效，可促进肾脏功能恢复，降血糖，抗氧化，减少心肌损伤[63]。黄精性甘平，《本草纲目》言其有"补诸虚，止寒热，填精髓"之功，临床研究亦表明黄精可提高冠状动脉供血量[64]。

血瘀重者，可加丹参、川芎、红花。丹参活血补血，化瘀止痛，《本草汇言》云丹参"善治血分，去滞生新，调经顺脉之药也……补血生血，功过归、地，调血敛血，力堪芍药，逐瘀生新，性倍芎劳"，为调理血分之要药[65]，故在《药笼小品》中有"一味丹参，功兼四物"之美誉。为使气血流通，脉中之血更加顺畅，应将丹参与补气诸药联合使用，共奏益气活血之功。现代药理学研究证明,丹参对冠状动脉有扩张作用,可提高冠脉血流量,改善心肌供氧,增强心肌收缩力,降低心率,抑制凝血,推进组织修复,增强心脏功能,降低血脂等。红花、川芎皆有活血行血、化瘀止痛之功效,二者同用可有气血平而心痛自消之效[66]。

痰饮重者,可将半夏、薤白、瓜蒌三味药同用,宣发上焦阳气,助阳气化痰散结。瓜蒌能散胸中痰结,有化痰行气的功效,可通行经络血脉之滞。薤白性温味辛,可行气化痰、通阳散结,与瓜蒌、半夏同用,能增强其祛痰之力。瓜蒌、薤白同用,不仅能温心胸之阳,还能化痰安神[67]。

三、益气活血法在PCI术后气虚血瘀证中的应用

(一)PCI术后气虚血瘀证的病因分析

PCI术采用球囊加压或磨旋冠状动脉斑块等,达到增大冠脉管腔直径的目的,从而使心肌的供血供氧得以恢复,本方法具有活血破瘀的功效,属于中医"祛邪"的治疗方法。临床上常用于治疗冠心病、心绞痛等疾病。PCI术者以中老年为多,中医学认为,人体的脏腑功能逐渐衰退,气血渐弱始于40岁。PCI术自身的破瘀、破血,容易耗伤患者正气,以致气虚加剧,气血功能紊乱,瘀血、痰浊内蕴。同时由于术后禁食、胃肠减压等因素造成患者胃肠功能紊乱,也会影响血液流变学指标。另外,PCI术对扩张部位脉络也会造成损伤,使得气血在

受损的脉络处外溢，由此造成气血两虚。且PCI术的损伤为金刀所伤，金刀所伤，必导致血行不畅、瘀血阻络，可造成在原有病变的基础之上，新生瘀血。同时，也会引起气滞血瘀而产生各种并发症。故气虚血瘀证是PCI术后临床上最常见的证候，其症状为胸闷、气短、胸部隐痛或心绞痛、心悸汗出、倦怠无力等，偶有头昏、头痛、眼花，舌紫暗或有瘀斑、苔薄、脉细涩。

（二）益气活血法对PCI术后的治疗

临床上PCI术后中医证型多为气虚血瘀证，故现代中医学者认为PCI术后当补气以扶正固本，活血以化瘀通络。补气药物以人参、黄芪为佳。参芪配伍，补气作用尤强。《本草正义》谓丹参"能养血、活血"，活血当以丹参为主，通过活血行血，改善脏腑功能，有效消除痹痛，血行则痛除，诸症自愈。临床上还可将川芎、当归、红花三者同用，使得心中气血充足，心脉瘀散络通，以达到消除痹痛之效。临床试验的结果表明，在PCI手术后，采取益气活血的方法进行治疗，能够有效缓解患者的症状，减轻心肌缺血的程度，并且降低心血管不良事件的发生率。此外，这种方法还能够降低血液的黏稠度，预防术后再次狭窄。现代药理学研究也表明，这种方法具有明显的降脂、抗凝、减少血小板聚集和黏附，以及促进纤维蛋白溶解和溶解血栓的功能。

第三节

散瘀解毒开郁法治疗冠心病PCI术后

PCI是治疗急性冠脉综合征的有效措施之一，可在短期内有效改善患者冠状动脉狭窄情况，挽救生命。但是PCI术后患者胸痛不缓解或者胸痛再发的情况并不少见。有研究表明PCI术后1年内发生血管再次狭窄的概率仍然很高，可达20%左右，不良心血管事件的发生率仍在12%左右[68]。随着支架材料的不断发展，虽然PCI术后冠脉再狭窄等情况有所减少，但是术后胸痛症状迁延不愈，术后继发抑郁、焦虑、心律失常、心衰的现象仍在增加。因此，对于经皮冠状动脉介入术后的胸痛患者，在西医基础治疗的同时，还需要通过中医辨证论治，找到病因病机，对症干预治疗。根据我多年的临床经验，参考古今医籍，从五脏阴阳气血相火等角度出发，认为PCI术后再发心绞痛多以"瘀毒郁"为主要病理因素，当以活血散瘀、解毒散结、疏肝解郁等为主要治法，临床取得了良好的疗效。

一、胸痹心痛从"瘀毒郁"论治源流

《金匮要略·胸痹心痛短气病脉证治》云："阳微阴弦，即胸痹而痛。""阳微阴弦"是胸痹的基本病机。《素问·脏气

法时论》云："心病者，胸中痛。"《素问·玉机真脏论》云："五脏相通，移皆有次。"《景岳全书》云："阳统乎阴，心本乎肾，所以上不宁者，未有不由乎下，心气虚者，未有不因乎精。"五脏病变都可导致胸痹的发生。《古本难经阐注》云："损其心者，调其荣卫，盖损心即损血也，心为荣血之源。"随着医者对冠心病的研究，PCI术后胸痛的分型诊断仍以本虚和标实为纲，本虚以脏腑气血阴阳亏虚为主，标实以血瘀、痰阻、气滞、寒凝多见[69]。邓铁涛[70]教授认为，心属火，为阳中之阳，心搏停止，则神机化灭，故在心脏系统疾病中，阳气为其主要方面，轻则以气虚见证，重则有阳虚寒凝甚或阳气暴脱之危。阳虚血行迟，阴虚生内热，气血虚弱，阴阳失调是PCI术后胸痹再发生的根本原因，并且五脏病变、阴阳气血、气机失调相互影响。

（一）从血瘀论治胸痹

心主血脉，气血调和，血脉通畅则心病不生，一旦血行不畅，瘀阻血脉，就会发生胸痹心痛。血瘀是指血行迟缓和血行不畅的病理状态，瘀血是其主要病理产物。如果血瘀没有缓解，病情就会进一步加重。《素问·脉要精微论》云："涩则心痛。"《素问·痹论》云："痹……在于脉则血凝而不流。"《金匮要略·惊悸吐衄下血胸满瘀血病脉证治》云："病人胸满，唇痿舌青……为有瘀血。"《素问·痹论》云："心痹者，脉不通，烦则心下鼓，暴上气而喘，嗌干善噫，厥气上则恐。"

《针灸甲乙经》云："胸中瘀血，胸胁支满，膈痛。"《医林改错》云："元气既虚，必不能达于血管，血管无气，必停留而瘀。"《医门法律》云："胸痹心痛……阴得乘之。"血流不通畅，瘀血闭阻心脉是导致胸痹的主要原因。冠心病心绞痛、心肌梗死，属中医"胸痹""真心痛"等范畴，其病位在心，病机核心为瘀血、痰浊痹阻脉道[71]。

（二）从热毒论治胸痹

心在五行中属火，为君火，君火不明，相火妄动，易化热蕴毒，心之君火被相火所扰，会使心病加重，热毒久郁不解，可生多种变证。《素问·至真要大论》云："火热受邪，心病生焉。"说明火热病邪容易导致心病的发生。《素问·厥论》云："手心主、少阴厥逆，心痛引喉，身热，死不可治。"《诸病源候论》云："是邪迫于阳，气不得宣畅，壅瘀生热。"说明外感病邪，易产生变证，形成热毒而致胸痹。《金匮要略心典》云："毒，邪气蕴结不解之谓。"《圣济总录》云："大抵心属火而恶热，其受病则易以生热。"《温病正宗》云："治温热成毒，毒即火邪也。温热既化为火，火未有不伤津液者。"热毒蕴结是冠心病PCI术后久病不愈的重要病机，冠心病日久而生热，热久易化毒，毒常蕴热，热毒又可耗伤气血津液，进一步加重热毒病机转化，致使胸痹心痛严重，甚至诱发其他变证。

（三）从情郁论治胸痹

气为血之帅，气滞则血瘀，情志不舒亦为郁。《素问·灵兰秘典论》云："心者，君主之官也，神明出焉。"《杂病源流犀烛》曰："总之，七情之由作心痛，七情失调可致气血耗逆，心脉失畅，痹阻不通而发心痛。"说明气郁和情志失调都可以诱发胸痹。《诸病源候论·咽喉心胸病诸候》曰："思虑烦多则损心，心虚故邪乘之……寒气客于五脏六腑，因虚而发，上冲胸间，则胸痹。"《素问·举痛论》云："百病生于气也。"《圣济总录》载："气结在胸，郁而不散，故为胸痹。"气机失调，肝郁气滞，结聚在胸，可导致胸痹的发生。气机郁滞是导致冠心病发展变化的重要原因，而情志失调也是影响冠心病发生发展的关键因素，若郁滞不解，会使诸邪交结，久病难愈。情郁致结是PCI术后继发抑郁焦虑的重要因素。

二、冠心病PCI术后以气血虚滞、化热蕴毒为病变特点

（一）气血虚弱，五脏相关

《素问·阴阳应象大论》云："阳化气，阴成形。"阴阳失调是疾病发生的原因，正如《金匮要略·胸痹心痛短气病脉证治》载："阳微阴弦，即胸痹而痛。"冠心病符合胸痹阳微阴弦的特点，本虚标实是冠心病的基本病机。因心气虚无力推动血液运行，血行迟滞，积聚成瘀，故发为胸痹[53]。心主血脉，为君主之官，五行属火，心为君火，心之气血阴阳正常，才能保证五脏和谐。心阳不振，痰瘀内生；阴血不足，化火蕴毒；

情志不调，心神失养，进而导致心脉痹阻，遂发胸痹。AS是冠心病形成的基本病理基础，气虚、血瘀、痰湿、热毒是形成AS的主要病因，其病理表现为高凝状态、氧自由基的损伤、高脂血症、微循环障碍等，日久不愈，蕴久成毒，形成瘀痰毒相互交夹的病理状态[55]。此外，心病的发生与五脏六腑皆有联系，五脏气血不调皆可传变至心，使心之阴阳受损。肝气郁结、肺气虚弱、脾气虚损、肾精不足都可导致心病[72]。肾为先天之本，肾阳亏虚导致寒、瘀、痰等阴邪上乘，痹阻心脉，发生胸痹[73]。

（二）虚热内生，热毒致变

PCI术后胸痛分为缺血性胸痛和非缺血性胸痛，主要病因包括微血管病变、术后再狭窄、慢血流或无复流、边支闭塞、支架牵张反应、心律失常、术后焦虑抑郁等[74]。AS的进一步发展与PCI手术中机械刺激产生的病理反应相叠加，是引起PCI术后冠脉再狭窄、无复流、血栓形成、心肌损伤进一步加重的根本原因[75]。围手术期心肌损伤与PCI术后30天～1年内心血管不良事件的增加有关[76]。冠心病患者经历PCI手术之后，虽然及时疏通了阻塞的血脉，但同时也损耗了心气，心之气血阴阳更易亏虚，给一些邪实因素可乘之机。术后患者气血亏损，虚热内生，热毒逐渐成为胸痛发展演变的重要因素，并且许多PCI术后患者仍然被胸痛长期困扰，渐致情志失调，焦虑、抑郁等情况多发，并且血瘀、热毒、郁火等因素容易相互影响，共同决定PCI术后患者心绞痛病情的发展与演变。

（三）血瘀蕴毒，肝郁气结

在冠心病发生发展过程中，"瘀""毒""郁"往往同时存在，相互影响，血脉瘀滞，因瘀致毒，因病致郁[42]。经历PCI手术后，这种现象更为明显，血脉瘀滞是冠心病的主要特征，瘀存在于冠心病发生发展的全过程，血脉瘀滞可影响气机运行，加重气郁，间接导致气郁化火，血脉瘀滞日久可蕴热生毒[77]。毒邪导致脏腑、气血、经络的损害，或成瘀毒，或成痰毒，相互壅滞，是心脏疾病突发骤变的关键[78]。所以说，冠心病PCI术后的患者，往往"瘀""毒""郁"同时存在，血瘀气滞以致瘀郁同在，气郁化火致毒郁互结，瘀久毒蕴使瘀毒蕴结，热蕴毒生致瘀热毒相互拧结，此类冠心病患者病因病机复杂，临床症状明显，病情迁延不愈，伴随症状多，再发不良事件风险高。

三、冠心病PCI术后以"瘀毒郁结"为主要病机

（一）血阻气滞，瘀郁互结

气血运行往往相互影响，气行则血行，气滞则血瘀。《丹溪心法·六郁》记载："气血冲和，万病不生，一有怫郁，诸病生焉。"气滞血瘀日久会使肝气失于条达，进而加重气滞血瘀，气机失调，血脉不通，心脉痹阻日久而发胸痛。胸痹反复发作，迁延不愈，也会导致肝气郁结，心神不宁。抑郁日久，

焦虑不安也会加重胸痹症状。因郁致病和因病致郁是郁证的两种表现方式，在胸痹的发生发展过程中，互相影响，互为因果[79]。肝气疏泄失常，导致心血运行不畅，心血瘀阻，加重肝气郁结。气机不畅、血脉瘀阻、情志不调常常同时存在，血瘀气滞，情志不舒，瘀郁互结是冠心病PCI术后胸痹心痛发生发展的重要病机。

（二）气郁化火，毒郁互结

气有余便是火，肝气不舒，气郁日久，会生热化火，酿生火毒。《证治汇补》云："肺郁痰火，忧恚则发。心膈大痛，攻走胸背。"《血证论》云："火结则为结胸，为痞，为火痛。火不宣发则为胸痹。"火郁于内，导致气血运行失常，进而气血瘀滞，郁火煎熬灼津致瘀，致心火郁结，血行不畅，心脉阻滞，不通则痛，发为胸痹心痛[80]。《温病条辨》云："心热病者，先不乐，数日乃热。热争则卒心痛。"气郁化火，火热生毒，热毒结胸，诱发胸痛，气郁化火生毒使冠心病病机进一步演变加重，火毒蕴结，容易出现多种变证，毒郁互结是PCI术后胸痹病程进展和病情加重的重要因素。

（三）瘀久蕴毒，瘀毒互结

瘀为血之阻，毒为热之聚。明代《医学正传》提出"污血冲心"的观点，指出瘀血发生变证，会酿生毒邪从而加重胸痹心痛，或者致真心痛。其发病机制是瘀久化热，热瘀抟结，酿生毒邪，瘀毒内蕴。陈可冀院士提出了"瘀毒致变"引发急性心血管事件的假说[81]。毒邪侵袭，与瘀胶结，或瘀久蕴热，化火生毒，壅滞气血，损伤心络发为胸痹。由"瘀"化"毒"进而"瘀毒"共存，是量变到质变累积的过程，瘀久化毒，久毒致瘀，即"变从毒起，瘀从毒结"[82]。"毒"是冠心病患者病情转变恶化的重要因素，瘀结日久，热毒化生，血瘀郁热毒抟结，瘀毒蕴结是PCI术后心绞痛迁延难愈，甚至冠脉再狭窄的病机关键。

四、从瘀毒郁论治冠心病PCI术后胸痹

冠心病PCI术后依然属于中医学"胸痹""心痛"等范畴，可参照其进行辨证论治。气机调和，血流通畅，君火以明，相火以位是人体健康的前提，气机失调则生郁滞，血行不畅则生瘀血，君火不明，相火妄动而生热毒，诱发多种症状，血瘀热毒情郁相互影响，可使病情加重。针对PCI术后血瘀毒蕴、情郁火结等病机特点，余多用活血化瘀、解毒散结、疏肝解郁、清热散结等治法，使气血通畅，君相安位，来缓解PCI术后患者胸痛等症状，遏制冠心病的病程进展和病机演变。

虽然PCI手术降低了冠心病致残致死率，但是PCI术后患者再发心绞痛的发生率却居高不下，多是由于冠脉再狭窄、支架内血栓形成、微血管功能障碍、不完全血运重建等导致。术后心绞痛、术后再狭窄、术后焦虑抑郁成为冠心病PCI术后的常见并发症，严重影响患者生活质量[83]。冠心病PCI术后再

发心绞痛，多反复发作，病程持久，发生冠脉再狭窄的风险高，有继发抑郁焦虑等趋势，以气虚血瘀为基本病机，且有肝郁气结，久郁生火，化热蕴毒的特点。瘀毒是冠心病急性期及PCI术后早期的基本病机，毒邪致变，瘀毒内结，疾病过程中瘀、毒相互交织共同影响冠心病的发展、转归[84]，并且情志失调，肝郁气滞，影响着瘀毒病机演变。冠心病PCI术后呈现出因瘀致毒，因郁化热的特点。

（一）血热瘀结——凉血散瘀

胸痹心痛的病因以血瘀为本，血瘀可致胸痹加重，治疗胸痹当以活血散瘀为先。《素问·阴阳应象大论》曰："定其血气，各守其乡，血实宜决之，气虚宜掣引之。"王清任《医林改错》中的"血府逐瘀汤"是治疗胸痹的经典方，其可治胸中血府血瘀之症。研究表明，活血化瘀药具有扩张血管、降低血液黏稠度、解除血管痉挛等作用。活血化瘀中药是中医治疗血瘀证的常用药物，其治疗冠心病的机制是通过抗血小板聚集、抗凝血酶、降解纤维蛋白原、溶解纤维蛋白来实现的[85]。因活血化瘀法是治疗冠心病的一个基础治法，对于以血瘀证为主的PCI术后胸痛患者，临床应用时可选用血府逐瘀汤、桃仁红花煎、丹参饮等，在常规活血祛瘀药物的基础上，可加入生地黄、赤芍、牡丹皮等凉血散瘀之药，以及川芎、延胡索、郁金等散瘀止痛、行气散结之药，使气机得畅，瘀血得散。

（二）热毒蕴结——解毒散结

热毒使胸痹多生变证，胸痹日久，热毒容易入血分。《温热论》载："入血就恐耗血动血，直须凉血散血。"在治疗中应遵循凉血散血之法。清热凉血、活血化瘀并用，同时又有养阴生津之妙[86]。《素问病机气宜保命集》曰："有热厥心痛者，身热足寒，痛甚则烦躁而吐……是谓热病汗不出，引热下行。"清热解毒药物不仅仅应用在宏观热毒征象明显的疾病中，临床上也越来越多地出现在冠心病等以 AS 为特点的疾病治疗过程中[87]。运用凉血散血、清热解毒中药不仅能有效缓解胸痛症状，还能达到既病防变的效果，减少严重心血管事件的发生。对于伴随热毒证表现的 PCI 术后胸痛患者，常选用黄连解毒汤、银翘散、四妙勇安汤等，在凉血解毒基础上，可加入栀子、薄荷、金银花等疏风清热之药，以及连翘、薏苡仁、蒲公英、夏枯草等解毒散结之药，宽胸散结与凉血解毒结合，可使热毒得解。

（三）肝气郁结——疏肝解郁

胸痹气结在胸，气机失调，诸邪交结，要以调畅气机为要。《医镜·心痛》曰："凡治诸般心痛，必以开郁行气为主。"《金匮要略·胸痹心痛短气病脉证治》曰："胸痹，胸中气塞，短气，茯苓杏仁甘草汤主之；橘枳姜汤亦主之。"诸方采用理气法治疗胸痹。《薛氏医案》曰："肝气通则心气和，肝气滞则心气乏。"胸痹之病理因素气滞、痰热、瘀血的形成与少阳枢机不利相关，可从少阳论治胸痹，枢机得利，气机畅通，津液运行正常，气血畅达，胸痹自缓[88]。王雅琴[89]提出对于冠心病合并焦虑抑郁的治疗应着眼于心肝两脏，调肝以养心，肝心同治，达到"肝气顺则心火济"的目的。对于伴随气郁和情郁证表现的 PCI 术后胸痛患者，临床可以应用柴胡疏肝散、逍遥散、栀子豉汤、银翘散等，在理气疏肝中药基础上，加入合欢皮、首乌藤、远志等解郁安神、通络散结之药，对于久郁化火生热者可加入栀子、豆豉、夏枯草、金银花、连翘等清热泻火之药，宽胸散结与理气散郁、清热泻火结合，则肝心同治，郁结得解。

（四）阳郁火结——通阳散结

胸痹日久，血脉不通，热毒壅塞，气机不畅，瘀毒郁互结，当运用散结之法。《素问·六元正纪大论》云："木郁达之，火郁发之。"《金匮要略·胸痹心痛短气病脉证治》载"胸痹心中痞……胁下逆抢心，枳实薤白桂枝汤主之"，提出了针对胸痹的通阳理气、宽胸散结之法。叶天士治疗胸痹心痛继承了张仲景《金匮要略》的理论和治则，对辨证为气结证的胸痹也常运用通阳散结之法[90]。《本草纲目》曰："火郁微则山栀、青黛以散之，甚则升阳解肌以发之。"李东垣发扬了"发散郁火"的治法，强调因势利导，给邪以出路。发散郁火的治法可用于胸痹气郁化火证，对于 PCI 术后火郁证胸痛患者，临床可以应用枳实薤白桂枝汤、升阳散火汤、栀子豉汤等，在治疗中加入瓜蒌、薤白等宽胸散结之药，以及升麻、葛根、栀子、豆豉等升阳散火之药，通过通阳散结、发散郁火的方法使火毒散去，郁热得解。

PCI术后胸痹多病因复杂，病程持久，病机演变多样，伴随症状冗杂。针对PCI术后胸痹患者，治疗应从气血火等角度出发，余认为血瘀、热毒、气郁等是PCI术后瘀毒郁结证形成的重要的病理因素，多运用活血散瘀、解毒散结、疏肝解郁等治法，对于PCI术后胸痹的治疗提供了新思路。

第四节
"肝-血-心-脉"同调治疗冠心病

我们团队秉承前人学术思想，从宏观综合与微观分析入手，汲取古代解剖、文化、哲学思想，并结合多年临床实践经验提出天人合一整体观视野下的"肝-血-心-脉"一体观，认为"肝-血-心-脉"休戚相关，是一种自然协调的和合状态，和则稳，变则病。其中，脉是肝与心交互信息、传递气血的重要通道，脉道康健是血管稳态的重要保障[91]，而血管稳态失衡是引起心血管疾病的关键病理机制[92]，与"肝-血-心-脉"一体观调控机制失衡下"脉"的病变十分契合。故以此为切入点，辨治冠心病血管内皮损伤，并结合现代生物学技术加以印证，使之更加精准科学地应用于临床实践。

一、"肝-血-心-脉"和合理论发端

(一)古代解剖

《灵枢·本脏》云："肝小则脏安,无胁下之病。"《医宗必读》云："肝居膈下上着脊之九椎下。"张介宾在《类经》中指出"心当五椎之下,其系有五,上系连肺,肺下系心,心下三系连肝脾肾……心居膈膜之上",可见肝居胁下,与心相系。《素问·脉要精微论》云："夫脉者,血之府也。"《素问·痿论》云："心主身之血脉。"故从古代解剖来看,肝、心毗邻,居膈膜之上下,赖血气环流,脉道相通,紧密连接。

(二)文化沿革

《道德经》言："冲气以为和。"《庄子》言："和之以天倪。"《尚书·尧典》言："协和万邦。"可见"和"是中华文化的核心价值,为"中和""调和""燮理"之意,是中医药的核心和灵魂。有学者更是根源《周易·象传》"乾道变化,各正性命,保合太和,乃利贞"提出"和合"之思想[93],不同事物间可通过相互作用达到整体协调平衡,实现天人合一、人我合一、万物和谐圆融的"太和"状态[94]。机体藏象间通过阴阳、气血交互滋生实现这种整体平衡状况,而肝乃将军之官又为血海,心乃君主之官且主脉,君将和则木气敷荣,气血冲和,心有所养,百脉畅通,肝心"和合",达到"肝-血-心-脉"和合下的常稳态,动态平衡则百病不生。

（三）经络循行

《医宗必读》指出："肝者，将军之官，位居膈下，其系上络心肺。"《医贯》提出："凡脾、肾、肝、胆……各有一系，系于心包络之旁，以通于心。"生理上，肝心二脏通过经络相互联系；病理上，肝心二经病变互为影响。《灵枢·厥病》云："厥心痛，色苍苍如死状，终日不得太息，肝心痛也……真心痛，手足清至节。"肝心皆出于经隧，二者相系，循行经络，以行血气，血气交互于脉，脉道得充，统筹营卫，营阴荣血脉，卫阳护血脉[95]，循经有序，沿经感传，如行无端，交会无阻，营运周身，由此可见"肝－血－心－脉"通过经络联系紧密，循行有序，濡贯脏腑肢节。

（四）哲学思辨

中医思想源于古代哲学，辨证始于太极，医易相通，源同而理合，理无二致，八卦藏象源于周朝，震卦对应肝属木，二阴一阳之象；离卦对应心属火，二阳居外，一阴居中之象。震者动也，肝木得震之气，则肝动常，疏泄宜[96]；离者火也，心得火助以阳气为用，则生机不息。肝木为风，心火为阳，肝木条达，气血得养，心火得降，心血充盈，营养流注百脉，灌溉一身，脏腑百骸，无不贯通。此外，木生火，五行生克制衡，阴阳相合，气血相合，形神合和。医易不分家，震离二卦"和合"乃"肝－血－心－脉"一体观整体平衡之态，哲学变，气血变，医亦变。

二、"肝-血-心-脉"和合理论内涵

《素问·调经论》云："肝藏血。"《素问·痿论》云："心主身之血脉。"《医学入门》载"脉乃气血之体，气血乃脉之用也"，由此可见肝、血、心、脉密切相关，"脉"作为奇恒之腑，不仅依赖"心主身之血脉"，亦依存于"肝体"之功能，故而我们团队提出"肝-血-心-脉"和合理论。该理论承袭古代医家思想，遵循中医整体观思维，以肝的生理功能为纲，结合藏象、气血、阴阳之间的关系，详述如下。

（一）肝应春化生血气而盈脉

《素问·六节藏象论》云："（肝）魂之居也……以生血气。"《诸病源候论》云："肝象木，旺于春。"《内经知要》云："肝为血海，自应生血，肝主春升，亦应生气。"可见肝木应春，位居东方，乃春阳发动之始，万物生化之源，有助万物复苏生化，而机体感应春气，气血得春气相助，亦得肝阳生发而冲和旺盛[97]。此外，肝应生发之机，藏血以助血气化生，又助他脏以生血气[98]。诚如叶天士所云"肝者，敢也，以生血气之脏也"，《脉书·六痛》记述"血者濡也，脉者渎也"，《医学入门》载"脉乃气血之体，气血乃脉之用也"，血、脉息息相关，脉之所生，禀于血气，而血气化生有序，又赖肝木充和，化生血气以充盈脉道，濡养周身，行至四肢百骸，脏腑经络[99-100]。

（二）肝敷和气血养心而通脉

《普济方》云："肝行血，荣卫四体如环无端。"《素问·五常政大论》云："木曰敷和……敷和之纪，木德周行，阳舒阴布，五化宣平。""敷"者宣布之意，"和"者和谐也，可见肝可敷运少阳生发之气，燮理阴阳气血，血之与气，相随而行，气血相依，共同宣养心体，心气得顺，荣运诸身之气血，脉道以通。"脉"属心系为奇恒之腑，是生命稳态的核心，象于"地"承载万物，赖将军之官"敷和"气血，正如《四圣心源》言："肝主藏血，凡脏腑经络之血，皆肝家之所灌注也。"肝握气血调控之枢，肝木敷和，辅助君主之心，君主得助，可上通下达周身之气血，气血得行，脉道以通，百病不生。正如《血证论》云"木气冲和条达，不致遏郁，则血脉得畅"，以及《灵枢·经脉》云"经脉者，所以能决死生，处百病，调虚实，不可不通"。

（三）肝心和合调气血而健脉

《诸病源候论》云："夫五脏者，肝象木，心象火……其气更休更旺，互虚互实，自相乘克，内生于病，此为正经自病，非外邪伤之也。"《灵枢·本神》云："心藏脉，脉舍神。"《灵枢·经脉》云："心者，脉之合也。"肝斡旋枢机，通贯阴阳，总统气血，以和为贵，气得其和则为正气，心得其和则可主脉，肝心经络以系，五行相合，则母子"和合"，有助五脏恢复平和，脉道康健。唐容川在《血证论》中记载："肝主藏血焉，至其所以能藏之故，则以肝属木，木气冲和条达，不致郁遏，则血脉得畅。"清代王孟英《归砚录》谓"火非木不生，必循木以继之"，故肝心"和合"以肝为始动，心为枢纽，血为桥梁，脉为生命稳态的核心，肝木条达，心火得安，共主血脉，则气血安和，血行有序，充盈脉道，如环无端，畅达无阻，故脉道平稳安健。由此可见，肝心"和合"通过与气机、血脉的交互维系组成生命"肝-血-心-脉"和合的共荣体。

三、"肝心失和、痰瘀痹阻、毒损心络"是冠心病的重要病机

中医学强调"肝-血-心-脉"和合之生理相依以及肝心病理互损的学术思想。我们团队在临证实践中发现"肝-血-心-脉"系统失衡是冠心病发生发展过程中普遍存在的病机，可归中医学"血脉"之功能失调范畴，多以气血失和为共同病理基础。肝心往往相兼而病，"肝-血-心-脉"系统失衡致气滞血瘀、痰瘀痹阻、脉道不利、毒损心络是冠心病的发病基础。

（一）肝心郁滞、痰瘀滋生为发病之始

肝心郁滞，痰瘀滋生是冠心病的基本病机。其包含两层含义，一方面，过食肥甘等致肝体受损，肝失敷和，肝心失和，气血流通缓慢，水、湿、痰、饮等病理产物滋生，化为痰瘀之邪，痰瘀深匿伏藏癖阻肝脏，脂代谢紊乱，痹于心脉，而

致冠心病发生；另一方面，肝心郁滞，包含情志失调病因，尤指神魂不安。肝藏魂，心藏神，中医理论认为心在志为喜、肝在志为怒，说明心、肝与喜、怒等情志活动密切相关。有研究显示，焦虑、抑郁等情志因素在冠心病发生、发展中起着重要作用[101]。此外，情志抑郁可使机体气机不畅，肝将军之官失其疏泄、开阖，心失其主脉之司，致玄府闭塞，为痰瘀等病理产物堆积损伤血管、滞留心脏创造条件。现代研究证实，冠心病患者存在的脂代谢异常、血小板黏附、免疫炎性反应、冠脉微循环障碍与"瘀血""痰湿"病理特点十分相似[102-104]。故而我们团队认为，肝心郁滞、痰瘀滋生为冠心病的发病之始。

（二）肝心虚滞、痰瘀互结为发病的核心

肝心总司气血运行，肝与心脉络丰富，其独特的解剖结构为痰、瘀等病理产物的滞留创造了条件。一方面痰瘀互结，阻滞脉络，阻滞气机运行，亦可影响气血生成，肝心失于濡养，终致虚损，肝主疏泄与心主脉的功能不能正常发挥，气、血、津、液不能正常运化，聚湿生痰，成为痰浊，停滞而为瘀血，痰瘀互结，焦灼留滞，损伤脉道，发为冠心病；另一方面，痰浊、瘀血日久损伤脾脏，脾之运化失司，气血生化乏源，不能贯心脉以助心行血。痰浊、瘀血久伏心脉，导致痰瘀互结，发为冠心病，此即痰浊与瘀血互结的基本病理变化。正如《医学正传》所云："津液稠黏，为痰为饮，积久渗入脉中，血为之浊。"而痰、瘀等病理产物又可进一步加重肝心血虚，

形成愈瘀愈闭、愈闭愈瘀的恶性循环，是冠心病进展及恶化的核心病机。

（三）肝心失和、毒损脉络为病机转折

肝心失和，气血津液运行不畅，痰瘀滋生，疾病日久，化热生火蕴毒，正如《温疫论·服寒剂反热》言："气为火之舟楫，火赖气运，气升火亦升，气行火亦行，气血火热胶着，终致火热内蕴成毒。"无论化为痰毒，还是瘀毒为患，抑或脂毒内蕴，诸毒夹杂，壅滞体内，终致疾病恶化，变幻莫测。此外，依据叶天士《临证指南医案》"久病入络""久虚不复谓之损"的理论，痰毒、瘀毒、脂毒入肝络、心络，络道损伤，气血耗损，肝心失和。同时，虚损愈重，痰瘀脂毒等病理产物生成越多，蕴毒越重，诸病丛生。正邪交错，肝心失和，毒邪致病危急，变化迅猛，或迁延反复难祛，胶着难解，毒留难净，痰、瘀、湿、膏脂杂合多变为"伏毒"，故而冠心病患者常反复发作，逐渐形成慢性心衰等慢性复杂性疾病，亦可突发急性心肌梗死、急性心力衰竭等急危重症。可见，毒邪隐匿难除，病情危急易变，气血暗耗，严重损伤肝心，进而病深沉疴。故我们认为肝心失和、毒损脉络为冠心病病情加重的转折点。

综上所述，肝心失和致气血津液运行障碍，痰浊聚集于肝脏、心体，日久化为瘀血，致痰瘀互结为患，化毒损伤心络，形成冠心病。故我们团队认为"肝心郁滞，痰瘀滋生""肝心虚滞，痰瘀互结""肝心失和，毒损心络"是冠心病

发生发展的病机演变过程。

四、"肝‑血‑心‑脉"一体观与冠心病血管内皮损伤的西医学研究

（一）从血管内皮细胞焦亡论冠心病血管内皮损伤的"肝‑血‑心‑脉"一体观

血管内皮细胞生存命运及其机制是本领域的研究热点。有研究表明，血管内皮细胞损伤、内皮功能障碍是冠心病的起始环节，并贯穿疾病的整个发展过程。细胞焦亡作为一种新的独特的程序性细胞死亡方式备受关注。在人体生理稳态中，血管内皮细胞具有调节血管结构和功能的作用，保护其不受物理、化学因素损伤。但当血管内皮细胞受到炎症反应、血流冲刷、血管老化及氧化应激等因素刺激，致使糖萼变短，内皮细胞功能紊乱乃至死亡，构成了冠心病发生发展的必要条件。焦亡发生，孔道形成，质膜破裂，IL-18、IL-6等促炎性介质进入细胞间质，触发单核‑吞噬细胞与血管内皮细胞的黏附，扩大了炎性反应并导致细胞死亡，加剧 AS 的病变进程[105]。如 Yin 等研究发现氧化低密度脂蛋白作用于内皮细胞后，内皮细胞中的 NLRP1、NLRP3 和 IL-1β 表达水平均明显升高，诱导细胞焦亡[106]。西医学研究证实，气血虚损与细胞焦亡十分类似，"肝‑血‑心‑脉"失衡的核心是肝心失和，气血失调。痰浊、瘀血病理产物的生成进一步损伤肝脏、心体，进而加重

细胞死亡，导致血管内皮损伤，诱发冠心病。

（二）从脂代谢紊乱论冠心病血管内皮损伤的"肝－血－心－脉"一体观失衡

20世纪80年代美国科学家Steinberg发现氧化低密度脂蛋白（ox-LDL）可导致冠心病，是脂代谢紊乱致冠心病的关键分子。研究证实[107]，血浆中低密度脂蛋白（LDL）富含胆固醇，其粒径较小，故易透过动脉血管内皮细胞与内皮下糖蛋白结合，在血小板黏附聚集、内皮损伤、泡沫细胞形成等方面发挥重要作用，参与冠心病的发生发展。LDL中的胆固醇酯与Apo100极其容易氧化吸引巨噬细胞进入内皮下，促进ox-LDL经过清道夫受体途径被巨噬细胞吞噬。此外，有研究证实，低密度脂蛋白免疫复合物（LDL-IC）诱导巨噬细胞内胆固醇酯堆积转化为泡沫细胞，促进炎性反应，破坏血管内皮，促使动脉管壁平滑肌细胞增生，加速疾病进展。从经络循行来看，赵献可在《医贯》中曰："凡脾、胃、肝、胆……各有一系，系于包络之旁，以通于心。"《医宗必读》曰："肝者，将军之官，位居膈下，其系上络心肺。"肝与心在生理上能通过经络而相互联系，反之，在病理上也可以通过经络相互传变，提示肝与心之间有经气流注。气血可由经络灌注全身，病邪亦可由经络传于他脏。对于冠心病而言，这种衔接络属的经络是脂代谢紊乱损伤血管内皮的直接通道，这与西医学发现的冠心病、脂代谢紊乱导致的血管内皮损伤相似。另外，脂代谢紊乱时，机体气机升降失常，肝脏代谢失常，膏脂转输障碍，痰瘀滋生，不能正常输送营养物质于其他脏腑，介导血管内皮损伤，从而推动心血管疾病的发生发展[108]。

五、"肝－血－心－脉"一体观视角下辨治冠心病

（一）早期：疏肝养心、化痰散瘀为主，柔肝和肝为辅

冠心病早期多表现为胸胁胀闷、走窜疼痛、急躁易怒、胁下痞块、刺痛拒按，妇女可见月经闭止或痛经、经色紫暗有块、舌质紫暗或见瘀斑、脉涩等。治疗肝心郁滞、痰瘀滋生时，宜以疏肝养心、化痰散瘀为主，柔肝和肝为辅。肝气条达则心气舒畅，以平为期，以上通下达，恢复脏腑气机正常运行，选用血府逐瘀汤和柴胡疏肝散加减治疗。周学海在《读医随笔》中指出肝脏为将军之官，统摄气血，贯通阴阳，是人体气血升降出入的枢纽，还需加用柴胡、白芍、防风、香附等养肝柔肝、条达肝气之品，护肝体，或加用逍遥散、枳实芍药散、四逆散等健脾调肝方剂。

（二）中期：滋润补养心肝，健脾化痰祛瘀

冠心病中期多表现为胸闷气短，心神不宁，心悸健忘，失眠多梦，头晕目眩，耳鸣，面白无华，两目干涩，视物模糊，胸胁胀痛，情志抑郁，腹胀，便溏，或女子月经量少色淡，甚则经闭，爪甲不荣，舌淡，脉细弱等血虚之象。治宜补血养肝、宁心定悸、肝心同治，选用补肝汤或酸枣仁汤加减治

疗。诸药合用，使心血得养，木郁得达，气血冲和，疾病自愈，从而达到"恬淡虚无，真气从之，精神内守，病安从来"的状态。纵观全方，以升发少阳清气，恢复肝脏舒展之性，气行则痰饮脂膏终去，治以滋润补养心肝，健脾化痰祛瘀，临证之时应明辨详察，治养参半，在轻度治疗基础上更加注重疏通脉道，养心以通脉，加以当归、芍药、甘草、茯苓、桂心、大枣等，使心气得复，心肝和合，脉道通利，邪不得留，其病自愈。明察因机，遣方用药，兼顾全局，肝心同治，效如桴鼓。

（三）晚期：化痰通络散瘀，解毒消癥防变

痰瘀阴邪成形太过，郁久化火成毒，改善肝心失合，痰瘀毒停聚的内环境，是诊疗的根基，临证可选用越鞠丸加减或配以桃仁、三棱、重楼等以化瘀解毒消癥，运用疏肝益心类药物之余不忘攻其邪，重建内环境稳态，使痰瘀、湿毒无停聚之患，进而截断或扭转病势。若病程治疗后见寒热错杂、阴阳失调之象可选用乌梅丸、半夏泻心汤、小柴胡汤，寒热同调，使毒解则寒热阴阳平调，正气可复。

我们团队将中医宏观辨证与微观精准医学相结合，以西医脂代谢紊乱、细胞凋亡等视角，探索冠心病中医病机，多法联合，整体调治，标本兼顾，分期辨治，彰显中医特色。同时注重顾护阳气，增强体育运动，并联合针刺、艾灸、中药贴敷及熏洗等疗法，进而达到肝心和合，气血畅通，膏脂自除，从而延缓冠心病的发生发展。

综上所述，"肝－血－心－脉"整体观失和致肝心同病是冠心病的重要病机，本文将从血管内皮细胞焦亡、脂代谢紊乱等角度，阐释现代生物学微观映射，赋予"肝心同病"新的生物学内涵，阐明"肝心失和、痰瘀互结、毒损心络"的重要病机，使"肝心同病"理论内涵不断拓展，更加丰富。临床应抓住关键病机，以肝心同调、化痰祛瘀、解毒通络为基本治法，减少痰浊、血瘀等病理产物的形成，阻断气虚、气郁、血虚的病机演变。早期以疏肝养心、化痰散瘀为主，柔肝和肝为辅；中期注重滋润补养心肝、健脾化痰祛瘀；晚期化痰通络散瘀、解毒消癥防变。针对以上的应用展望，未来积极进行优势病种筛选、分子水平论证和物质基础研究，诠释科学性亟须深入研究，可使"肝－血－心－脉"和合理论内涵更加丰富，为中医药治疗该病提供借鉴。

第五节
冠心病心绞痛临证用药心得

冠状动脉粥样硬化性心脏病是由于冠脉发生粥样硬化引起冠脉管腔狭窄或闭塞，导致心肌缺血缺氧或坏死而造成不同程度损伤的心脏疾病。稳定型心绞痛属于慢性冠脉病，其血管的狭窄是固定的，在数月内其疼痛的诱因、发作次数、持续时间和缓解方式没有明显的变化，其发作是由于心肌负荷突然加重，引发心肌短暂且急剧的缺血缺氧。据2020年发布的《中国心血管健康与疾病报告》相关数据显示中国心血管病的患病率仍处于上升趋势，中国约有3.3亿人确诊心血管相关疾病，其中诊断为冠心病的患者达1139万[109]。随着患者病情的不断加重，以及对心血管相关危险因素的忽视，稳定型心绞痛患者极有可能发生急性心梗或猝死。因此，对其治疗的研究也成为当今医疗工作者的一项重要课题。

我通过临床及科研40余年的工作经验，在稳定型心绞痛的中西医结合治疗方面有着独到的见解及丰富的临证体会。分析治疗本病的药物使用规律，归纳并传承其学术思想，为临床以中医中药治疗稳定型心绞痛提供了新的思路。

本研究根据稳定型心绞痛的诊断标准，筛选出符合要求的有明确疗效的标准患者病例157例，通过分析归纳治疗稳定型心绞痛的用药规律如下。

一、药物使用及功效分析

本次研究中157例首诊处方中使用中药共计109种，总用药频次为3115次。中药使用频率≥50%的有丹参、川芎、白芍、当归、茯苓、香附、延胡索、瓜蒌、厚朴、白术、葛根、半夏、黄芪、桂枝、枳壳。将药物分类后，统计发现补虚类药物应用最多，尤以黄芪、太子参、白术、甘草、白芍、当归、百合、麦冬为主。其中使用补血药当归与白芍，既取其补血养气之功，同时也取其活血通脉之效。"血为气之母"，血虚可致气亏，气不足无力运血而成瘀，故治疗时应重补血活血，血足则气旺，气旺则助血行，反映了"通补兼施"的治疗原则。虽重心阳，但在临床治疗中少用补阳之品，而是巧用桂枝以通阳。在稳定型心绞痛的治疗中应倡导"以治气贯穿始终"的思想，桂枝温通经脉，助阳化气，实为气的温煦、推动及气化作用的体现[110]。临床治疗中，组方常用丹参、川芎、延胡索、牛膝等活血化瘀药，倡导审机论治，在临证时极其重视活血化瘀法的应用，常将活血化瘀药与补虚药、理气药、利水渗湿药、化痰药等相须配伍使用，标本兼治。

在药性方面，用药以温药与寒药为主，心脉之血"得温则行，得寒则凝"。故在治疗时选用温性药物，以振奋阳气，温通经脉，加以寒凉之品，取其相反之性以达相成之妙。倡导"寒温并用"，不仅可以补偏救弊，调理阴阳，还可调节气机，复其升降[111]。

在药味方面，选药多以甘、苦、辛三味为主。甘味药能补诸虚[112]，适用于冠心病心绞痛久病正虚、年老体弱、心气不足者。辛味药能散能行，有行血之瘀、散气之滞的功效。苦味药能燥能泄能坚，具有破有形之痰、降亢逆之气的作用，且苦能入心，可坚心之营阴，清心之瘀热[113]。中医古籍中记载了五味与五脏之间的配属关系，即"酸入肝，苦入心，甘入脾，辛入肺，咸入肾"，据此引导临床应用五味与五脏的关系来遣方用药。在药物五脏归经方面，脾经、肝经及心经出现频次较高，肺经与肾经次之，体现了胸痹不独治心，而系五脏，尤重肝脾的思想。

二、常用药物配伍分析

本研究分析得出，治疗稳定型心绞痛的药物中，具有相关联系且可靠度较高的常用药物组合有30组，对部分组方进行分析，讨论如下。

（一）延胡索－香附－川芎－丹参

延胡索性温，味辛、苦，归肝、脾经，具有活血散瘀、行气止痛之功；香附性平，味辛、微甘、微苦，归肝、脾、三焦经，具疏肝解郁、理气宽中止痛之功；川芎性温，味辛，归肝、胆、心包经，具活血行气止痛之功；丹参性微寒，味苦，归心、肝经，具活血祛瘀、通经止痛之功。辛温行散走窜之川芎、延胡索与丹参相伍，寒温并用，行气且不伤心气，祛瘀的同时还可温养心脉。香附气味芳香能止痛，为疏肝解郁之要药，与活血化瘀药合用，气血同治，散滞祛瘀之功甚。情志不遂，肝气郁滞则血行不畅，发为胸痹。治疗此类患者时，常倡导从气治血，重行气以祛脉中之瘀。

（二）桂枝－黄芪－当归

桂枝性温，味辛、甘，归心、肺、膀胱经，具助阳化气、温通经脉之功；黄芪性微温，味甘，归脾、肺经，具补气养血、行滞通痹之功；当归性温，味甘、辛，归心、脾、肝经，具补血活血止痛之功。黄芪色黄入脾经，脾乃气血生化之源，故黄芪有"补气之长"之称，气盛则能行血通脉；当归味甘能补血，辛能行气，为血中之气药。黄芪益气以行血，当归补血以载气，两者合为当归补血汤。桂枝温经，黄芪益气，两药合用使得通阳利脉之力大增。平素嗜食肥甘厚味或嗜酒成癖而伤脾者，脾失健运以致气血两虚，子病及母，心脉失于充养不荣而痛，治疗此类患者宜行益气活血化瘀之法。

（三）生地黄–太子参–丹参–麦冬

太子参性平，味甘、微苦，归脾、肺经，具益气健脾、生津润肺之功；生地黄性寒，味甘，归心、肝、肾经，具养阴生津、清热凉血之功；麦冬性微寒，味甘、微苦，归心、肺、胃经，具养阴生津、润肺清心之功。太子参有益气养阴生津之功，"急补不如缓补"，久病体虚之人，不宜使用过于峻补之品，故临床常以太子参代人参。太子参、麦冬益气养阴，配以生地黄入营血分可滋阴清热、逐血痹，丹参活血祛瘀，四药合用，共奏补气养阴通脉之功。

（四）陈皮–茯苓–半夏

半夏性温，味辛，归脾、胃、肺经，具燥湿化痰、消痞散结之功；陈皮性温，味辛、苦，归脾、肺经，具理气健脾、燥湿化痰之功；茯苓性平，味甘、淡，归脾、心、肺、肾经，具健脾宁心、利水渗湿之功。茯苓味甘能补脾，陈皮味苦能燥湿，半夏味辛能散结，一甘一苦一辛，三药合用取"二陈汤"之意，有健脾燥湿化痰之功。气滞、痰浊是胸痹的主要病理因素，治疗此类患者宜健运脾气与燥湿化痰同用，通补兼施，标本同治，既可杜生痰之源，又可祛已生之痰[114]。

（五）陈皮-枳壳-川芎-半夏

半夏、陈皮两者皆入脾经，有燥湿化痰之力。枳壳、川芎理气行滞、活血止痛。陈皮善降，川芎善升，二者相伍，可调畅肝脾之气机，使肝气条达，脾气健运。四药合用，有较强的行气化痰、逐瘀通脉之效。临床治疗此病，应重视气药的使用，气的失常是胸痹发病与加重的重要因素，故处方用药时常结合临床实际，活血祛瘀法与燥湿化痰法各有侧重，兼施以行气或补气药物，痰瘀致病需治气，气顺则痰化瘀祛。

三、药物组方分析

通过分析，得出治疗稳定型心绞痛的3组药物组方并逐一进行分析。

（一）丹参、川芎、延胡索、白芍、甘草——活血化瘀行气止痛方

丹参、川芎、延胡索具活血行气止痛之功，为治疗冠心病气滞血瘀证的核心药物，上三味药物合用能行心气之郁滞、散心脉之瘀血。甘草调和寒温、以得其平，芍药苦酸阴柔、养肝疏脾，芍药得甘草，酸甘化阴以助肝，活血复脉以止痛。以

上五味药合用，活血化瘀、行气止痛之功更优。

（二）香附、枳壳、茯苓、白术、陈皮、半夏、厚朴、瓜蒌——疏肝健脾化痰通络方

此组方中药物适用于肝郁脾虚之证，患者每因急躁易怒，情绪波动之时，引发心绞痛。情志不节，肝郁乘脾，脾失健运，一则气运失常，心气失降；二则痰湿内生，心脉痹阻。方中香附、枳壳疏肝理脾行滞，茯苓、白术健脾祛湿，陈皮、半夏燥湿化痰，瓜蒌涤痰下行、利气开郁、宽胸散结，厚朴燥湿消痰、下气除满。以上八味药并用，疏肝健脾、化痰通络之效更甚。常用上方治疗胸闷胸痛，伴见胁肋苦满、脘腹痞胀、口苦口干、呃逆反酸、大便不爽等症状的患者。临床治疗中，应强调治疗冠心病不可独调心，而应系五脏，重视肝脾。

（三）太子参、麦冬、五味子、当归、黄芪、生地黄、百合、牡丹皮、桂枝——益气养阴活血通脉方

太子参主治气阴两虚，是补气药中的轻补之品，配伍麦冬、五味子，三药一补一润一敛，使气充津生，脉得以复，故名"生脉"[115]。当归补血活血，以消胸痛不适之症。黄芪补益脾气，使气旺血生而复心之阴阳。百合色白入肺，生地黄色黑入肾，两药合用，以滋阴清热，安定神魂[116]。桂枝助阳化气，温通心脉。牡丹皮清热凉血，活血化瘀。此实为生脉散、当归补血汤与百合地黄汤之化裁。胸痹的虚证虽有阴阳气血之不同，但临床往往以气阴两虚为主，且常兼见血瘀。此类患者临床症状除心胸隐痛外常伴见心悸气短、心烦口渴、睡眠欠佳等症，因其心绞痛症状反复发作，极易产生焦虑情绪。故治疗此类患者，常选用上方加减以益气养阴、活血通脉。冠心病乃本虚标实之证，对于此病的治疗原则可概括为补虚以治本，祛邪以通脉。

综上，本研究得出治疗冠心病稳定型心绞痛的核心药物、用药配伍、常用组方和学术思想。在用药配伍方面，常采用"寒温并用""甘补苦燥辛散""五脏兼顾，重视肝脾""通补兼施，标本同治"等方法。将理气药、补气药与化痰药、活血化瘀药等合用，体现了以"治气为要，痰瘀同调"的学术思想。并组成活血化瘀行气止痛方、疏肝健脾化痰通络方、益气养阴活血通脉方，并根据不同合并病或证候在临床中灵活运用。

第四章

以营卫失和"郁浊"理论论治双心病

双心病，即心理疾病与心脏病合并存在的一种疾病，现在一般指冠心病合并抑郁、焦虑、失眠等精神躯体症状一类疾病或心脏微血管痉挛一类疾病。最早，由《内经》提出了中医学的生命观，并以此为核心，形成了人体为整体的身心观，阐述了心神之间的关系，是世界上现存最早的有关双心的理论。历代古医籍中并没有双心病中医病名的明确记载，冠心病相当于中医的"胸痹""心痛""心悸"，抑郁、焦虑或者失眠等精神躯体症状，相当于中医"郁证""百合病""脏躁""不寐"等。

临床病例表明，心脏器质性疾病与心理疾病常常相互关联，相互作用。根据相关数据显示，心血管疾病的患者中43%的人伴有精神或心理的障碍，焦虑、抑郁或精神压力大的人群比正常人患心脏病的风险高出19%。上述两组数据验证了双心病的患者群体不断壮大，且呈逐渐递增的趋势[117]。近几年，西药对本病的治疗虽然起到一定效果，但应用过程中存在一定的副作用，中医药的临床疗效和良好的安全性的优势日渐凸显出来。因此，在双心病的治疗中，中医药逐渐被患者所采纳，并且在临床治疗中均有较好的疗效。双心病的中医病机为营卫失调、肝失疏泄致"郁"，脾失健运致"浊"，最终导致心失所养，故在此病机的基础上又有益气补血、调和营卫、疏肝理郁、健脾化浊、养心安神等治法，在用药治疗的同时配合心理疏导，内外兼顾，取得了显著的临床疗效。

第一节
中医经典谈双心

一、营卫气血论双心

营卫学说起源于《难经》，《难经·十四难》云："治损之法奈何？然……损其心者，调其营卫。"可见古医籍中有记载，可通过"调其营卫"来治疗心系疾病。

1. 营卫调和为基石

《灵枢·营卫生会》曰："人受气于谷……其清者为营，浊者为卫，营在脉中，卫在脉外，营周不休，五十而复大会。"营气，行于脉中，有濡养经脉的作用，又可称为"荣气"。营气是血之母气运行的主要动力，血为营气之母，血与营气可以相互转化，故又称为"营血"。营气又称为"营阴"，营阴主一身之血液和水液代谢，营阴充盛则气血充盈。卫气，行于脉外，有护卫体表、防御外邪等作用，其气慓疾滑利，内温脏腑，外煦皮腠。卫气者，卫外之气也，其相对于营阴而言属阳，故又有"卫阳"之称。

营卫二气，既有互根同源性，又有相对独立性，二者皆由脾胃运化之水谷所生。营气因其质清而柔润，由水谷精微中最精粹的物质所化；卫气质地慓疾滑利，由水谷中的刚悍之气所化。其虽同出一源，然营气质地清纯，行于脉中，而卫气性质慓疾滑利，行于脉外。因此，只有人体内部的阴阳双方达到平衡，才能使机体正常运转，故营卫和调是维持脏腑生理功能正常发挥的基石。

2.营卫调和，阴阳合和

营内根于血，卫内根于气，故而言之，血即为营，气便是卫。营阴是化生气血的基础，奉心化赤是为血，滋阴益阳，以养心充脉；卫阳是血液化生之动因，温煦心阳，固护经脉，使血行于脉中。然气血之生，乃化于中焦，故脾胃为气血之本、生气之源。血由心之所主，脾之所生，肝之所藏。气血又互为根本，为化生营卫之基，行于经而分布于体内各脏腑组织之间。营卫为气血之枝茎，行于络而分布于四肢肌表及孔窍。故营卫调和，则阴阳合和，气血畅达，以滋心养脉，心阴、心阳得之则生。反之，营卫失于调和，则气血不利、阴阳不相维系，致心失所养，影响人体正常生命活动。

二、心主血、神析双心

中医学对于双心病的认识，最早可追溯到《内经》，《灵枢·口问》云："悲哀愁忧则心动，心动则五脏六腑皆摇。"即情绪与心脏之间存在密切的关系，从中医的角度去理解双心病，即心之病不仅关系到血脉，还与情志密不可分。《灵枢·本神》云："心气虚则悲，实则笑不休。"故情志对五脏有一定的影响，而五脏亦可影响情绪的变化。

1.血神互助为根本

《素问·痿论》云："心主身之血脉。"即心气鼓动和统摄血液在脉中运行，为各脏腑组织运送营养。心主血脉，为诸阳之会，阳气所充，血气所行。心、血、脉三者密不可分，共同构成一个完整的功能系统，这一系统由心统帅，维持人体的正常生命活动。

心主血，一是行血以输送营养。人体脏腑经络、形体官窍，以及心脏本身皆需要血液的供养以发挥其功能，而血液运行有赖于心气推动与调控，此过程即是对心主血良好的阐释。故心气足，则心之阴阳平衡协调，血液可以正常输布经络及脏腑，维护各脏的功能。反之，心气亏损，则心之阴阳失衡，血液无法供养脏腑，而致机体失养，出现相应的病理表现。二是心可以生血。指胃中水谷，经脾的运化转输成水谷之中最为微妙之物，再化营气与津液，最后奉心化赤成血。

心主脉，指心气调控心脏搏动和脉管舒缩，使脉道通利，气畅而血行。由现代解剖学可知，心脏与人体血管沟通互连，共同构建一个完整密闭的系统，人体血液中的营养物质以及代谢废物等会在这个管道系统中不断地循环流动。心脏搏动和脉管舒缩为血液运行的原始动力。心气和，则心之气血充沛，心脉流畅，血行顺畅，将血液里的营养物质运送至全身，内达脏腑，外至肢体、肌腠，以维系人体正常生命活动。

《素问·灵兰秘典论》记载："心者，君主之官也，神明出焉。"其指出心为五脏之本，对于脏腑而言，居于首要地位。"神"指意志、情感等高级神经生理机能，包含精神活动的动力系统和精神活动的调节过程等，这些均由心所主宰。心藏神即心主精神意识、思维活动。通常，外界客观事物发生及变化后，神明之心会接受及反映客观世界，并做出判断，进行一系列思维活动后，对机体做出正向或负向的反馈。人体的五脏六腑在心神的调控下各司其职，若心之神志异常，则会影响各个脏腑的生理功能。

《素问·八正神明论》云："血气者，人之神。"中医学的心是血肉与神明有机结合之心，心藏神与心主血脉二者互相关联、密不可分，共同发挥调控神志与血脉的双重作用。因此，血神互助是维系脏腑生命活动的根本。

2.心有所养，神气内敛

心脏参与全身血液循环并输送营养，神志统帅调节全身

81

气血运转。血可养神，神又统帅着血液，二者相辅相成，互根互用。故心气充沛，血液循环流注稳定有序，濡养四肢百骸，心神内敛，不致妄动。而精神活动能调控和影响血液循环，心神正常，则人体五脏六腑的功能协调，五行生克制化有序，血液循行畅通，全身安泰。若心主血脉与心藏神功能失调，则会相互影响。心血不足，血不养神，可出现心烦、悸动不安等症，而心神不宁又可导致血行不畅、瘀血内生，出现胸闷、胸痛连背等症状。

三、基于肝胆品双心

肝主疏泄与藏血，胆主决断，肝胆相互配合，共司神明与胆识。肝司疏泄正常，则胆汁充盈；胆腑清明疏利，则肝气条达。肝血不藏，气为血之帅，气滞易致血行不畅，血瘀于脉中，血无以用，则心失所养。《灵枢·本神》云："愁忧者，气闭塞而不行。"若长久情志不遂，致使肝失疏泄，少阳郁遏，枢机不利，则气滞不行，聚而成"郁"，郁则气结，致使脾失健运，生痰致瘀浊，久之心气亦会受到影响。因此，肝胆与气血的储藏、调摄，气机的畅达密切相关，亦是双心"郁浊"产生的前提，所以肝胆气机畅达与否与"双心病"亦有着紧密的联系。

1.气血畅达为纽带

滋阴派代表医家朱丹溪提出："司疏泄者肝也。"即肝气可调畅全身气机，维持各脏井然有序的发挥其各自的功能。《薛氏医案》云："肝气通则心气和，肝气滞则心气乏。"即肝司疏泄，对于促心行血以充养心脉、周流全身非常重要。若疏泄正常，则经通脉畅，气顺血通，各脏腑可协调平衡运转，故而人的精神及情志均会积极向上，身体各部的组织代谢亦可有条不紊地运行。反之，若肝失疏泄，气机阻滞，不仅会出现精神、情志的异常，还会对身体的津液代谢及食物消化吸收等多方面产生影响。

《素问·五脏生成》云："人卧血归于肝。"肝脏犹如人体"中心血站"，身体的大部分血液都要在肝脏"加工后再供给全身使用"。肝脏还可以自行调节机体循环的血量，在人体活动、工作需要时，肝脏将血液输往全身，以供机体运转；当人体休息时，肝脏回收人体多余的血液，并将其储存起来，以备不时之需。肝脏还拥有统御、固摄经脉中的血液的功能，防止血不循经而溢出脉外。

肝主疏泄与藏血互为根本，相辅相成。肝血充盛，滋养肝体，是保证疏泄功能正常的前提。肝之疏泄正常，可调节情志及津血代谢，是肝主藏血的根本保证，二者共同维持机体内环境的动态平衡。肝血不足，疏泄失司，直接影响情志和机体代谢，造成机体气血生化不足，心失所养，肝血无以收藏，机体营养缺乏，身体正气不足，抵御外邪能力下降。因此，气血畅达是维持机体正常运转的纽带。

2. 肝胆相照，气畅"郁"解

《灵枢·经别》云："足少阳之正……合于厥阴；别者，入季胁之间，循胸里，属胆，散之肝，上贯心。"从经络循行上可以看出，足少阳胆经循行胸部与心肝相联系，经脉上互联互通。从五行上看，肝与心为母子关系。母旺则子旺，母病则子病，所以肝胆少阳失和也可影响心脏。从功能主治上看，肝主疏泄，胆主决断，肝胆相照，共司神明与胆识。若肝司疏泄正常，则气机升降畅通无阻，气畅则血津液可循经而行；肝藏血功能正常，则血行气顺，心神得养，心有所主，神有所依；胆气清明畅达，则神明清净无所偏倚，人体阳气及情志活动才能正常舒展。

四、立足脾胃辨双心

《素问·五脏别论》云："胃者，水谷之海，六腑之大源也。"即脾胃是人体营养物质的发源地，乃人体后天之本。脾胃强健，气血有源可化，以充脏腑，则五脏和，六腑调。若脾失健运，胃失和降，气机升降异常，不仅影响气血生化，还会影响人体内的水湿代谢，久则聚湿生痰浊，阻滞经络气血，进一步发展为"瘀浊"，痹阻心脉，故而在双心病中应重视调养脾胃。

1. 纳运相合为枢纽

纳运相合，追溯其源，如《灵枢·营卫生会》云："中焦亦并胃中……此所受气者，泌糟粕，蒸津液，化其精微，上注于肺脉，乃化而为血，以奉生身。"《素问·玉机真脏论》云："脾脉者土也，孤脏以灌四旁者也。"《类经·脏象类》云："胃司受纳，故为五谷之府。"上述原文对脾胃的功能做了非常全面的阐释。脾主运化、胃主受纳腐熟水谷，即胃接收饮食物，再经初步消化，形成食糜输送至脾，脾再进一步消化，将其转化为精微物质，最后布散至周身的一系列运化过程，说明食物中营养物质的消化、吸收，全赖于脾胃的运化、转输才能布达于全身。脾还可运化水液，即对全身水液有吸收、转输和布散的功能。其含义有二：一是脾可以将体内的水液转化成津液，通过升清的功能而布散周身各部，以濡润脏腑、孔窍；二是脾收集身体多余的废水，化为汗、尿排出体外，以维系体内水液的平衡。

《素问·经脉别论》云："脾气散精，上归于肺。"上，即上升之意；精，指脾将水谷转化成的精微物质，向上输送心肺与头目，以营养周身。升输精微，是脾主运化功能的重要组成部分。脾气强盛，则能将营养向上呈送，滋养头目及心肺；脾气失司，则无力升输水谷精微，致头目心肺失其濡养，可见头目眩晕、心悸、胸闷气短等症；清气不升，阻滞中焦，或清气留于下焦，则消化及吸收功能出现异常，可见食欲不振、腹痛腹胀或腹泻便溏等症。机体长时间无法得到充足营养可致倦怠乏力、精神萎靡、面色无华等病变，还可因气血生化不足而变生他病。

《侣山堂类辩》云:"血乃中焦之汁,流溢于中以为精,奉心化赤而为血。"心脏的运行主要依赖心气的振奋和心血的濡养,脾气是脾运化水谷的动力之源,只有脾气强健,食物才可以充分消化,转化成为水谷精微,经脾气的升腾运动输送至心肺,再由心肺化生气血,此过程不仅为精、气、神的化生提供充足的养分、为心肺自身循环提供必要的营养物质,还可以维持各脏腑正常的生理活动。故脾胃纳运协调与否,直接影响心之气血的生成,对心的生理功能正常发挥至关重要。因此,纳运相合为机体协调有序运行的纽带。

2.脾胃合和,湿"浊"俱散

《灵枢·经脉》云:"脾足太阴之脉······其支者,复从胃别上膈,注心中。"脾胃在经络循行上互为表里,沟通互联。从五行上看,心与脾为母子关系,子旺则母旺,子病则母病,所以脾胃阳明不利也可影响心脏。从功能主治上看,脾主运化,胃主受纳腐熟,脾胃为中焦之枢纽,共奏消化与吸收之功。《素问·阴阳应象大论》云:"思伤脾。"其意指平素思虑过度,损伤脾胃,导致运化失调,而致气血生化乏源,则无以供养心之气血,心脉失养,出现心悸等症。清代汪昂云:"百病皆因痰作祟。"人体内的水液,需要脾运化转输,气化为津液而濡养全身,并将多余的水液排出。若脾运化水液失职,津液失其固摄,停聚脏腑或经络,生痰生浊,浊瘀阻脉,气血不行，血滞成瘀，终致痰瘀互结，闭阻心脉，发为胸痹。

第二节
双心病的病因、病机

一、双心病的病因

双心病的病因可与感受外邪、饮食不当、情志失调、久病或年老体虚等因素有关。《类经》云："心为五脏六腑之大主，而总统魂魄……此所以五志惟心所使也。"《灵枢·邪客》云："心者，五脏六腑之大主也，精神之所舍也……心伤则神去，神去则死矣。"即心为君主，能驾驭脏腑百骸，当某种外界因素如外感六淫、饮食失节，或者内在因素情志失调、年老或久病体虚等干预于心时，影响心神，则会出现相应的病理反应[118]。

双心病的发病患者大多为中老年人，女性尤多，其病因多种多样。年老体弱患者，由于机体逐渐衰退，气血生成不足，无以供养心脉。围绝经期女性冠心病合并抑郁较为常见，因女子"以肝为先天"，肝喜条达而恶抑郁，肝气不畅致气机壅塞闭阻，导致心脉不畅。此外，随着社会的变革，人们工作性质的改变，尤其是从事脑力劳动的人群，忧思则伤脾，脾失健运则生痰生浊，久则运化不足，导致心失濡养。

因此，人们工作压力的增大，社会应酬的增多，使其心理发生巨大变化，再加上生活方式的转变，如通宵玩乐、暴饮暴食、吸烟饮酒无度等，随着时间的推移，心脏病患者的基数逐年增多。面对疾病，大多数人会表现出恐惧和焦虑不安，抑郁也成为冠心病预后不良的重要因素。有研究者表明，心理抗压能力弱，情绪容易过激，导致脏腑功能不同程度的失调，伴有机体持续应激反应，会产生一系列心理和躯体症状。

二、双心病的病机

双心病其病位在心，与肝、脾密切相关，其中营卫气血病变在病机中发挥重要的影响。营卫失和，气血亏虚，心失所养，是双心病的核心病机。肝失调达，气机郁滞，致脾失健运，影响水湿代谢，久则聚湿生痰，痰随气阻，阻滞经络，气血不行，进一步发展为瘀浊，痹阻心脉。瘀血与痰浊源于血液和津液，然津血同出一源，二者生理相关，病理相连。

中医之心是"血脉之心"与"神明之心"的有机结合，双心一体，生理相连，病理相关。然双心包含了解剖学中心脏的结构与功能，这与现代双心医学中"心脏"与"心理"的观念不谋而合[119]。心主血脉失职，气血运行不畅，经脉闭阻，无以供养心脏，可引发心脏器质性病变；血滞不畅，阻滞经络，致情志不畅，可引发精神类疾病。因此，心为神之宅，神为心之用，心既主神明又主血脉，二者可相互作用[120]。双心病和肺、脾、肝、胆、肾有明确的关系，通过五行经络可互相影响，若五脏失调，则气血失和，营卫失和，双心失调。

1.双心病的西医发病机制

双心病的西医发病机制主要包括HPA轴亢进和神经功能障碍，HPA轴亢进后血中儿茶酚胺和皮质醇含量增高，致使自主神经功能出现紊乱，副交感神经的兴奋性下降，而交感神经兴奋性增强以致心率变异性降低[121]。细胞凋亡机制：为了维持机体稳态，细胞会发生程序性的细胞死亡[122]。血小板机制：当慢性应激发生时血小板更易聚集，血液黏稠度与血小板黏稠度明显增加，这就使得血栓发生的概率大大增加[123]。炎症机制：炎症反应不仅参与了心血管疾病的过程，同时也是导致人们情绪障碍的主要因素。

2.双心病的中医病机

（1）营卫失和，心失所养

"心者，营卫之本"，指出心主血脉，由营卫所充养。营卫气血是脏腑有序运行的物质基础，脏腑的机能活动又是产生这些物质的保证。营卫之气同出于水谷，营阴是化生气血的基础，奉心化赤以充养心脉；卫阳为化生血液的动力，维系并推动血液的运行。心为血脉之本，营卫为气血化生的原料，营卫充盛，心主血脉才能得以正常发挥，反之，心阳旺盛，鼓动有力，营卫才能循经脉而至上下内外，循环无端。故营卫调和，血脉和利，则脏腑阴平阳秘，反之，营虚必致血涸，卫弱终成气竭[124]。因此"损其心者，调其营卫"，心系病证可通过调理营卫来进行治疗。

（2）肝气不疏，气机郁滞

《灵枢·邪气脏腑病形》云："愁忧恐惧则伤心。"《灵枢·本神》云："心藏脉，脉舍神，心气虚则悲，实者笑不休。"可见情志不畅会引发心脏疾病，而心脏疾病亦会影响人的情志，二者相互关联，互相影响。《薛氏医案》云："肝气通则心气和，肝气滞则心气乏。"《杂病源流犀烛·心病源流》云："七情失调可致气血耗逆，心脉失畅，痹阻不通而发心痛。"由此可见，肝的正常疏泄，对于心气推动血液营养全身十分重要。若长久思虑、焦虑，思则气结，气机不畅，阻滞经络，气血不行，久则成瘀浊，浊瘀闭阻，致心脉壅滞，心神不宁，可加重胸闷、胸痛、情志不遂等症。肝亦主藏血，且气为血之帅，气滞则血壅，瘀滞脉络，痰瘀内结，痹阻心脉，故心络不和，可发为心悸、胸闷、胸痛等症，久则心脉失养，可见心悸、失眠等症[125-126]。因此，肝失调达、气机阻滞为双心病的重要病机，从肝论治，辨析情志治疗该病至关重要。

（3）脾失健运，痰浊阻滞

《素问·阴阳应象大论》云："思伤脾。"若平素思虑过多，损伤脾，致脾运化失调，气血生化乏源无以充养心之气血，心失濡养，可出现心悸、气短等症。若脾失健运，水液代谢异常，则聚液成痰，痰浊阻滞血脉，可出现胸闷、心痛、心悸、气短等症。因此，脾胃的正常运化转输是心正常发挥其功能的前提和基础，心主血脉与主神志又是脾正常运化转输的保障。

《素问·经脉别论》云："饮入于胃……脾气散精，上归于肺。"因营卫气血出自水谷精微，而中焦的健运是精微得以输布的根本保证，故心之气血的生成直接由脾是否健运所影响。因此，中气旺盛，则脾胃纳运相得，精微充盈，上输心肺以奉养全身。而心血及心阳是心脏运行的根本动力，其有赖于水谷精微的充养。所以，脾失健运、痰浊阻滞亦是双心病的重要病机，健脾化浊在治疗中为重要环节。

第三节
双心病的治疗

一、中医辨证论治

在双心病的临床治疗中，应用中药复方，通过调理机体的状态，取得了很好的疗效。中医药治疗可弥补西药用药单一、诸多副作用的不足，减少药物的耐药性及成瘾性等问题[127-128]。治疗双心病应着重调和营卫，阴平阳秘，气畅血充，则心神得养；疏肝理脾，气机畅达，则心脉通畅。本病病机多属虚实夹杂，以损其心者，调其营卫为根本，调理肝脾为要，从气血痰郁入手，采用益气补血养心、疏肝理脾调气、活血化痰祛浊之法。

1.损其心者，调其营卫

"损其心者，调其营卫"是治疗心系疾病行之有效的方法，其不仅具有历史渊源和理论依据，且临床疗效十分显著。心主血脉，营卫行之于脉，皆与血脉密切相关。营卫养心是心主血脉的前提，涵养血脉，滋养心神，心又是营卫生成、运行的保障，心与营卫互依互存，故从调理营卫入手，治其血脉，即心损得康。若营卫不和，虚则心失所养，不荣则痛；实则心脉不通，不通则痛[129]。因此治疗"心损"，可调和营卫气血，改善阴阳平衡，从根本上治疗心损。

（1）滋补营阴，复脉养心

营阴化血，以滋养心神，然阴阳又互根互用、相互转化，故营阴不断地转化为卫阳，以充养心脉。若营阴久亏，无以化生心阴、心阳，导致心之阴阳俱损，终致心失所养，属气血阴阳亏虚证。《伤寒论·辨太阳病脉证并治》云："伤寒脉结代，心动悸，炙甘草汤主之。"[130]故症见脉结代、心动悸、虚羸少气、胸闷气短、疲乏少神等症，可用炙甘草汤加减辨证治疗。

炙甘草汤为桂枝汤加减所化，方中炙甘草益气复脉，养血补心；生地黄滋阴补血，生脉养心；参、枣益气补脾，以资气血；阿胶、麦冬、麻仁滋阴养血；桂、姜温通心阳，通利血脉。诸药合用，益气生血，调和阴阳。

加减变化：心气不足者，酌加甘草与人参以健脾益气；阴血虚者，加量生地黄、麦冬以滋补阴血；心阳虚者，去桂枝加肉桂、附子以增强温心阳之力。临床经验表明，心悸辨为阴阳两虚型患者选用炙甘草汤疗效甚佳[131]。若温病后期，阴血不足，虚热内扰，心神不宁，则在复脉汤的基础上去桂枝及参、姜、枣，加白芍以滋阴复脉、养心安神[132]。

（2）温补卫阳，养心安神

卫属阳，益心阳以温脏腑，心阳温养心阴，使心静谧，收敛于内。若卫阳不足，无以温补心阳，导致心阳不振，心失温养。《伤寒论·辨太阳病脉证并治》言："发汗过多，其人叉手自冒心，心下悸，欲得按者，桂枝甘草汤主之。"故而症见心悸、心下空虚、欲得手按、胸闷气短等症，可选桂枝甘草汤加减治疗[133]。

桂枝甘草汤中桂枝性温，味辛甘，辛能通，甘能补，故君药桂枝以温阳通脉，炙甘草以益气补心，二药相合辛甘化阳，以补心阳，又因其有甘缓之性，使桂枝温而不散，可温通心阳而不致发散阳气。本方倍用桂枝以突出温通心阳之旨。

加减变化：若心阳虚甚者，可酌加附子回阳救逆；心气虚者，加参、芪大补元气；心阳虚夹痰浊者，加瓜蒌、薤白、半夏通阳化浊；心阳虚夹瘀血者，加丹参、川芎化瘀通络；心之气阴两虚者，可辨证运用生脉散。研究表明，加减运用桂枝甘草汤对心动过速疗效显著[134]。若出现心阳虚，继而发展为心神失养，神气不敛，浮越于外，则在桂枝甘草汤基础上加龙骨、牡蛎，以镇心摄阳、宁心安神[135-136]。

（3）营卫双补，安养心神

脾胃同属于中焦，为气血的发源地，脾胃强健，则气血营卫充盛。若脾胃亏虚，则气血匮乏，无以化生营卫，营阴缺损，不能充养心血；卫阳不足，无以温补心阳，致心血不荣。症见心悸胸闷、纳呆乏力等表现，方选小建中汤辨证治疗[137]。

《金匮要略·血痹虚劳病脉证并治》云："虚劳里急……手足烦热，咽干口燥，小建中汤主之。"方选温中补虚止痛之饴糖为君，臣以桂芍以温阳散寒、敛阴止痛，姜枣为佐以散寒止痛、益气健脾，炙甘草益气和中、调和诸药。诸药共奏温中补虚、缓急止痛之功。根据临床经验所载，选用小建中汤，调和营卫以治疗心悸疗效颇佳[138]。

加减变化：若中焦寒凝重者，去生姜，加干姜、制附子以温中散寒止痛；若有气滞者，加枳实、陈皮、木香以疏肝理气止痛；若见大便溏薄者，加茯苓、白术以益气健脾、燥湿止泻；日久见面色萎黄、神疲乏力者，加当归补血汤以益气补血、养心充脉。

2.疏肝解郁，活血化瘀

双心病患者常因情志不畅而致病，或者因病致焦虑、抑郁而情志不遂，治宜疏肝解郁，调畅气机。肝司疏泄，则气机畅达，气行则血行，气血畅行，则病去矣。症见心中或悸或痛、憋闷不适、胁痛、易怒、善太息、情绪低落、紧张不安、急躁易怒、食少纳呆、疲乏无力等临床表现，属肝气郁结，见肝之病，知肝传脾，故选用疏肝解郁汤加减辨证治疗。

疏肝解郁汤中选用贯叶金丝桃及刺五加以疏肝解郁、健脾安神，配伍柴胡、香附、枳壳以疏肝解郁、理气止痛，白术、山药、陈皮以益气健脾，佐以芍药及甘草以养血柔肝、调和诸药。诸药共奏疏肝解郁、健脾安神之功。

加减变化：症见性情急躁，心悸烦躁不安，失眠多梦者，方选丹栀逍遥散加减，以疏肝清热，健脾和营。双心病久病患者，多虚实夹杂，常见为肝郁脾虚，复见痰瘀、寒热交错，当标本同治。应以补虚泻实为原则，可用柴胡疏肝散，加三七、郁金等活血止痛药以疏肝理气、活血化瘀。

3.健脾补血，化痰祛浊

双心病患者因平素多思，致脾失健运，气血生成不足，心脉失其所养，不荣则痛；或脾不运化水湿，致湿浊内停，阻滞心脉，不通则痛。上述两种情况，均应以健脾为要，脾气旺则气盛血充，湿浊不停，心脉畅达，心神得养[139]。若症见心悸、胸闷、失眠、健忘、气短乏力、体倦、食少、脘腹胀满、大便溏薄等临床表现，则方选六君子汤加减辨证治疗。

双心病患者辨证为脾胃气虚、痰浊阻滞者可选六君子汤加减治疗。方中以大补元气之人参为君；臣以半夏、白术以益气健脾、燥湿化浊；佐以茯苓、陈皮以健脾利湿；甘草为佐使以调和诸药；配伍酸枣仁、远志以养心安神。全方共奏健脾宁心、养血安神之功。

加减变化：症见食欲不振或食后腹胀、胃脘嘈杂吞酸者，加焦三仙（山楂、神曲、麦芽）以消食和胃化积；症见两胁胀痛、胸胁苦满、得嗳气则舒者，加枳壳、厚朴、柴胡以疏肝解郁、行气止痛；若见命门火衰、脾肾虚寒、五更泄泻者，加四神丸以温补脾肾、涩肠止泻。

二、现代综合治疗

中医学对于情绪的认识，指主体认知对外界客观事物做出的反应，是个体的一种心理活动。从中医的角度出发，喜怒忧思悲恐惊，七情过激都会导致机体内生病变。双心病的治疗，不仅可以用药物治疗，还可以通过患者自我心理调节来治疗[140]。临床可以嘱咐患者发展自己的喜好，转移注意力；多参加社交活动，多与人沟通、交流；多到户外活动，晒阳光，治疗抑郁的同时还可以补充维生素D；或找专业人士帮助，针对性治疗，利于病情恢复。对于双心病的患者，医生应因人制宜，从心理及身体双管齐下，辨证治疗，多给予患者关心与鼓励，让他们不再对疾病有恐惧或误解，在心里构建一条强大的心理防线。

1.鼓励患者，耐心治疗

已有客观证据证明，经过合理防治可以延缓和阻止病情的进展，其至可使之逆转、消退，患者可从事一定的活动和工作。建议患者规律且坚持正确的方式方法服用药物，遇到问题及时与医生沟通交流。

2.均衡营养，合理膳食

均衡饮食，荤素搭配，合理安排饮食结构。保持合理体重，不可过饥过饱。饮食宜清淡，少食糖盐含量高、热量过多及刺激性食物。多食新鲜瓜果及青菜以摄取维生素，适当补充高质量蛋白及矿物质，每日保证补充足量水分。

3.适当运动，锻炼身体

每日餐后适当运动，可改善循环，促进代谢，增强机体免疫力。运动量应根据自身身体状况而定，以身体舒适为原则，掌握运动时间，控制运动强度，坚持循序渐进。中医提倡做八段锦、五禽戏等，可以疏通经络，培补元气。

4.音乐疗法，怡情养性

五音疗法以五行理论为基石，运用角、徵、宫、商、羽五种不同特点的韵律与人体脏腑产生共鸣。有研究表明，角、徵两调有疏肝开郁、健脾养心之效。因此，"双心病"患者可通过音乐疗法，怡情养性，促进身心平衡。

5.规律生活，控制危险因素

合理规划，规律生活，保持乐观的心态，积极调整不良情绪，避免过劳和情绪过激，注意休息，保证充足睡眠。戒烟，限制饮酒量，不熬夜，改善不良生活方式。

针对"双心病"的患者，给予其人文关怀可帮助患者增强信心，进行冠心病及心理疾病的宣教也是非常重要的。既往心血管疾病防治中有5条防线，医学界公认的第6条即心理防线，要求我们重点关注心理焦虑障碍方面的疾病，具体要求如下[141]：①对生活要乐观积极，调整好心态。②信任家庭，从家人那里获得支持与帮助。③自我调节，管理好情绪。④病情严重，及时寻求专业人士的帮助。⑤适当食用水果、牛奶、鸡蛋、鱼类及坚果等，这些食物有助于缓解焦虑、缓和情绪。避免食用刺激、辛辣的食物。⑥运动调养，可练习太极拳、八段锦、五禽戏等，调养人的精气神，提高免疫力，增强心肺功能。

当今社会，由于经济的飞速发展，人们的生活环境、心理状态都变得紧张而压抑，长期处于高压、紧张状态下，使得人们身心同病已是常态，二者常相互致病，使疾病更加复杂化，与此同时，医学模式也转变成生物-心理-社会医学的模式。针对上述现象，中医对双心病的治疗，强调"身心同治"，体现了形神合一的整体观。中医无论是针对冠心病，还是心理疾病都可以通过辨证论治去治疗。此外，还需要医患双方互相信任、默契配合，医生要不断提高自身的医术水平，要做到全面分析，精准治疗，患者要保持良好的心态，积极主动就医，双方齐心协力，方能取得更好的疗效[142]。

第五章

从阳虚血瘀理论辨治缓慢性心律失常

第一节
缓慢性心律失常病机与治法

随着老年人口比例增长，城市发展现代化，生活方式改变，心血管病的危险因素进一步显露，缓慢性心律失常的发病率持续上升，此类疾病增加了人们的生活负担，并且影响身体健康，是当前社会亟待解决的卫生健康问题。

一、西医学对缓慢性心律失常的认识

缓慢性心律失常是指以心率低于60次/分钟为特征的一类心律失常，心脏窦房结起搏功能障碍或传导功能异常导致心动缓慢，其中包括窦房传导阻滞、房室传导阻滞、窦性心动过缓、病态窦房结综合征等。生理性见于健康老年人、心肺功能强大的运动员及处于深度睡眠状态下，而病理性者常因冠心病、心肌病变、高血钾、洋地黄等因素导致，患者可出现心慌、头晕、气短、疲乏无力、失眠、健忘等症状，病情较重者

可出现晕厥，甚至威胁到生命，降低了患者的生活质量。

临床上西医学除病因治疗外，药物治疗一般选用 α、β 受体兴奋剂、M受体拮抗剂、磷酸二酯酶抑制剂等。常规药物有阿托品、异丙肾上腺素、氨茶碱、沙丁胺醇等，其中阿托品是治疗缓慢性心律失常的典型药物，其可解除迷走神经对心脏的抑制作用，使窦性频率增快，心率提高。阿托品的半衰期较短，需要多次给药以维持正常的血药浓度，但长期使用会出现便秘、排尿困难等症状，大剂量使用容易出现面色潮红、腺体分泌减少、胃肠动力降低等症状。异丙肾上腺素使用剂量过大时会增加心肌耗氧，容易导致室颤，危及生命。非药物治疗如安装人工心脏起搏器等，尽管起搏器治疗已获得很大成功，但其对患者的身体具有创伤性，安装费用较高，对医者技术要求高，且存在较大并发症如电极脱位、囊袋血肿、感染、起搏器综合征等，患者的认可度也有待提高。

近年来中医药不断发展振兴，中医药治疗缓慢性心律失常疗效显著，经济适用，能有效提高患者心率，进而改善一系列临床症状，同时也可推迟起搏器的安装，避免并发症对身体的二次伤害，提高患者生活质量。

二、中医学对缓慢性心律失常的认识

临床医家根据缓慢性心律失常的症状，将其归为"心悸""眩晕""怔忡"等范畴。历代医学古籍在有关缓慢性心律失常方面进行了诸多论述。《内经》中最早记载了本病的症状，如"心澹澹大动""心下鼓""心怵惕"，该书还指出了人突然受惊，可使人心气紊乱，扰乱心神，易出现心慌心悸。张仲景在《伤寒论》中正式提出"心悸"病名，相关称谓如"心下悸""心动悸""脐下悸""惊悸"等。宋代将"心悸"分为"惊悸"和"怔忡"，"怔忡"病名首次记载于《济生方·惊悸怔忡健忘门》，朱丹溪曾论述"惊"与"悸"的概念，惊为恐怖之称谓，使人有惕惕之状；悸称呼为怔忡，使人有怏怏之状。

　　古代医家对该病的病因已有自己的见解，孙思邈认为心气不足、五脏功能虚弱、风邪侵袭于心均可导致心悸，故采用补心安神、祛风除邪的治法，此外尤为重视调理脾肺[143]。《诸病源候论》[144]言："风惊悸者，由体虚，心气不足，心之腑为风邪所乘。或恐惧忧迫，令心气虚，亦受于风邪。"巢元方将病因归结为身体素虚、心气不足、惊恐扰心及风邪内侵入心。陈无择[145]分别详述了惊悸和怵悸的病因，惊悸病因为受惊扰神，属外因所致，主在心、胆；而怵悸病因为忧思气结，触事忤意等内因所致，病在心、脾。虞抟[146]指出情志太过致惊悸，心阴亏虚、心神不安而产生心悸，痰浊、水饮亦可导致心悸。《景岳全书》则提出真阴不足不能上济心阴，耗伤心的阴液，心失濡养，需用滋阴补肾之左归饮以补养心阴，"真阴不足，而怔忡不已者，左归饮[147]"。王清任[148]在《医林改错》中提出瘀血阻滞，心脉失去濡养，导致心悸，可应用血府逐瘀汤以活血通络，促进血行。

三、从阳虚血瘀理论论治缓慢性心律失常

（一）基本病机：气虚阳虚为本，瘀血阻滞为标

缓慢性心律失常以心率及脉率缓慢多见，其产生的原因为气阳两虚，进而导致血运不畅，瘀血阻络，多属本虚标实之证。《濒湖脉学》云："迟来一息至惟三，阳不胜阴气血寒。"指出了阳虚阴盛则脉象迟缓、寒凝血滞。心阳的温煦和推动作用可以保证血脉通畅。心脏跳动有力，则血行流畅，心神得养，则人思维活跃，精力充沛。"心为火脏，烛照万物"，若心的阳气亏虚，无法温煦鼓动，心失所养，心脏搏动缓慢，心中悸动不安。中医认为，心肾同属阴经，同属少阴，心肾两脏通过经络之通道上下联络，相互交通。"阳统乎阴，心本乎肾"，说明心与肾密切相关。心阳为阳气之主，肾阳为阳气之根，心阳向下温煦肾阳，肾阳资助化生心阳，两者互根互用。肾为相火，心为君火，肾火与心火相互协作，共同作用温煦全身，促进机体各脏腑正常运行。全身之阳气虽根源于肾，但至心才可蓬勃旺盛，若肾阳不足，损之心阳，则温通血脉不利，故可见脉来沉迟或结代。"气行乃血流"，心主管一身之血脉，心气充沛，则能够力保全身血液循环正常运行。血随气行，气行则血行，血行则脉充，气与血相辅相成。故当心气兴盛时，脉管血液充盈，血液在心气的作用下运行无阻，脉象从容和缓有力。

"元气既虚……血管无气，必停留而瘀"，当心气亏虚不足以行血，瘀血阻滞，则脉搏缓慢，心神失养，心中悸动，脉象沉弱迟缓。

（二）病证结合

缓慢性心律失常临床常见症状为心慌、胸闷、气短、疲乏无力、头晕、健忘、肢冷、腰膝酸软、唇甲青紫、舌紫暗或有瘀斑，上述表现皆可由气虚、阳虚、血瘀导致。阳气虚衰，心失于温煦；心气不足，心失于濡养；瘀血停滞，气血运行不畅。上述三者可致心慌、胸闷。心阳不足，清阳不升，脑窍失养，故见头晕；阳虚则机体失于温养，脏腑功能减退，腰府失养则腰膝酸软，阳不达四肢则形寒肢冷；心气亏虚或阳气不振，推动无力，机体衰退，则神疲乏力、气短；气虚和阳虚均导致血运不畅，瘀血阻滞，则可见唇甲青紫、舌紫暗或有瘀斑。

对于缓慢性心律失常要注重辨病和辨证相结合，对于一般的心率缓慢患者可以直接辨证治疗；对于一些严重心动过缓，甚至二、三度房室传道阻滞的患者要注意病情变化及时找出疾病的原因；对于可以对病对证治疗的，或者需要安装起搏器的要告知患者，及时向患者交代病情。

（三）常用治法

1.温肾助阳

肾阳为阳气之根，温补肾阳可资生心阳。患者素体肾阳亏虚、久病及肾或者老年体衰导致肾阳亏虚，向上不能温煦心阳，导致心动缓慢。常选用淫羊藿、肉苁蓉、巴戟天等药物以温阳。淫羊藿入足厥阴肝经及足少阴肾经，"为补命门之要药……可升可降，阳也"；肉苁蓉甘温助阳，质润滋养，咸以入肾，能补肾阳益精血，作用从容和缓，肉苁蓉为平补之品，温补而不燥热；巴戟天甘润不燥，补肾助阳，并能强筋壮骨，缓解腰膝酸软的症状。以上药物均可温补肾阳，温煦全身。肾阳旺盛则心阳充沛，心得以濡养，血脉得以畅通，脉搏跳动有力。

2.补气温阳

《景岳全书》云："气虚者即阳虚也。"补气亦为补阳，在临证中可选用桂枝、甘草、黄芪、太子参、白术等药物。桂枝、甘草是《伤寒论》中的经典配伍。桂枝可温通经脉，促进阳气化生，同时温补心肾阳气，激发心脏的活力，保持正常的运行，为治疗心系疾病的常用药物。《金匮方歌括》曰："桂枝振心阳，如离照当空。"甘草能补益心气，益心复脉，辛温之桂枝配甘平之甘草，两者辛甘化阳，一温一补，通心阳。炙甘草可对抗各种心脏节律紊乱、颤动等，使患者窦房结自律性逐步提高，从而稳定心律[149]。此外太子参、白术、黄芪均可补益脾气，脾健则精微化生充足，气血充盛。此外加用较多味甘性温的补气药，可起到温补阳气的目的，正所谓"大甘复阳"，气足则阳复。

3.阴中求阳

人体为一个有机的整体，人体内阴阳相互为用，相互依存。阳虚时可适当的补阴，即"善补阳者，必于阴中求阳"，阳气得到阴精的资助而源源不断。过度使用温阳药可导致真阴虚耗，最终导致阴阳俱损。鉴于此理论，在运用温阳药时，可配伍玄参、麦冬、百合等滋阴之品，玄参、麦冬和百合既可补阴养心，阴中求阳，助阳气化生，又能制约温阳药的燥烈之性，阴阳平调以降滋腻。

4.活血化瘀

气虚和阳虚均可导致血液瘀滞，在临证中常用川芎、当归、丹参、红花、桃仁、赤芍、牛膝等中药活血化瘀。川芎、当归作为四物汤中重要的组成药物，是临床常用经典药对，二者性味辛温，共用可增强补血活血之力。血府逐瘀汤为清代王清任所创立，其中桃仁—红花、川芎—赤芍亦是临床上常用的药对。桃仁破血行滞而质润；红花用量少则养血，多则活血化瘀。川芎辛香散行，温通血脉，活血化瘀，为"血中气药"；赤芍有凉血散瘀止痛之功。二药合用既增活血化瘀之功，又能行气助血行，淋漓尽致发挥出逐瘀功效[150]。一味丹参功效与四物汤相似，丹参活血祛瘀，养血安神，祛瘀不伤正。活血化瘀药可以改善血液流变学，助力血行，血行则脉道通畅，心血充盈，心得濡养。

5.安神定悸

"心者,君主之官也,神明出焉""血者,神气也",心气(阳)不足,运血乏力,气血不足,心神失养,致使心悸伴失眠。在临证中常配伍酸枣仁、珍珠母、合欢皮、远志、茯神等药物。合欢皮性味甘平,既可入心经,安五脏,和心志,又可活血散瘀;珍珠母质重入心经,有安神定悸之功;远志味辛宣泄,性温善通行,既可解郁宁心安神,又能通肾气益智强志。临床可根据病因不同及病情轻重,加用上述药物以安定神志,改善睡眠。

第二节
缓慢性心律失常临证用药心得

中医药治疗缓慢性心律失常疗效稳定,副作用少,费用在患者可允许的范围内,患者的接受度普遍较高。运用中药治疗能有效地提高患者的心率,改善患者的临床症状,同时也可避免安装起搏器对患者所带来的创伤,减少起搏器更换的频次,降低患者术后并发症,提高患者日常生活质量。

本研究共收集了180例缓慢性心律失常患者的病例资料,以探讨缓慢性心律失常的用药规律,为其他医者临床治疗提供参考,发扬传承中医药防病治病的独特优势。

一、患者一般情况分析

临床中对搜集的180例缓慢性心律失常患者进行分析，其中以窦性心动过缓、一度房室传导阻滞和二度Ⅰ型房室传导阻滞类型居多，中医证型分别为心肾阳虚、气虚血瘀、气阴两虚和阴阳两虚等，其中（肾）阳虚患者居多，肾阳为阳气之根本，温煦和推动各个脏器的运行，阳气虚则推动无力，血行迟涩。气虚日久则阴血耗伤，导致气阴两虚，瘀阻脉络，长期导致阴损及阳，阴阳两虚。

二、常用药物分析

（一）药物频次及种类分析

本研究涉及的180个处方中共包含中药116种，累计出现总频数为3136次，其中排名前十位的为桂枝、白芍、甘草、黄芪、丹参、川芎、附子、当归、桃仁、红花。上述药物分别为益气、温阳、养血、活血药物，进一步说明缓慢性心律失常病因虚实夹杂，虚为本，瘀为标，所用药物各司其职，虚实同治。

药物功效统计结果显示补虚药使用频次最多，其次为活血化瘀药、安神药、解表药及温里药。缓慢性心律失常病因大多为"虚"和"瘀"，气血阴阳亏虚为本，瘀血阻滞为标。《素问·调经论》云："五脏之道，皆出于经隧，以行气血，血气不和，百病乃变化而生。"气血以平为期，以和为贵，阴阳平衡，阴平阳秘。运用补气药及补血药，如黄芪、党参、白芍、白术、当归等，两类药物相配补益气血，气旺则血充，血盛则气足，气血调和，脉道充盈，脉搏有力，心脉得养。补阳药如淫羊藿、巴戟天、杜仲等补肾阳以温心阳，肾阳旺则全身之阳皆旺。缓慢性心律失常多为"因虚致瘀"，气血阴阳亏虚均可导致瘀血的形成，故临床上选用丹参、桃仁、红花、川芎等活血化瘀药，促使经脉中血流通畅，以改善冠状动脉的血供，增加心肌血流量，改善窦房结和房室结的血液供应，加快心率的恢复。本病患者多伴有失眠寐差的症状，故安神药用药频次较高，临床可根据患者病情轻重程度及病因的不同，随症加减安神药如酸枣仁、远志、首乌藤、合欢皮、茯神等。解表药中涉及桂枝、麻黄等药物，取其温通经络、宣散阳气的功效，桂枝常配伍甘草补胸中之阳，实中焦之气。温里药如附子、肉桂共入肾经，补命门之火，上资心阳，推动血脉的运行及温煦全身，提高机体的新陈代谢。

（二）药物性味归经分析

纵观药物的五味统计结果，缓慢性心律失常用药占首位的为甘味药，其次为辛、苦味药物，酸、涩、咸味药物应用较少。甘味药具有补益、缓急止痛、调和药性等功效。甘味药物能补五脏气血阴阳之不足。辛味药物"能散、能行"，其具有发散、行气、活血的作用，既可宣散阳气于全身，又可行气活血化瘀，两者兼备。故解表药、温补药和活血化瘀药中多具有辛味药。"气厚味薄者浮而升，味厚气薄者沉而降"，辛味药具有升、浮之性，调畅气机升降，使气血运行通畅，亦能通达头目清窍，改善气血、清阳不升所致头晕症状。同样五味之间亦可相配，"辛甘发散为阳"，桂枝配伍甘草便是以此为法，二者相合补心气，鼓阳气，养心定悸。苦味药物可活血化瘀，如味苦之桃仁、丹参。"心为形君，神明之性恶散缓而喜收敛，散缓则违其性，敛则宁静清明，故宜酸以收其缓也"，用酸性药可收敛固涩气血，收涩涣散心神，安定神志。

　　"一物之内，气味兼有；一药之中，理性具焉"。从药物四气方面看，温性药物使用频次最多，温性药多具有温阳散寒、温经通络等作用。研究表明，温性药可兴奋中枢神经系统，增强内分泌系统的功能，如温热药附子、肉桂等可进一步恢复寒性患者的交感–肾上腺系统的功能，促进儿茶酚胺在体内的生成，为机体提供能量。此理论与温性药物温补阳气的功效相符。温性药与寒性药同用，既防阳气的损耗，同时又可温补阳气以化瘀，"是以温以守内而不凝，散以行外而不滞"。李时珍在《本草纲目》中明确地将"平"纳入药性中，所谓"五性焉，寒、热、温、凉、平"。临床上常用平性药，因其药性平和，作用较缓和，适用于各种证型，所谓"性禀冲和，无猛悍之气"。运用寒性药物时，应遵循寒温并用、阴阳同调，如附子、肉桂温热配以甘寒药物，寒热相互制约，阴中求阳，以保持阴阳平衡。

"用药依本经所治，总无大错"。正确选用引经药，将药物作用成分与人体脏腑经络密切联系，能够起到最佳的治疗效果。缓慢性心律失常病位主要在心，与其他脏腑也关系密切。脾化生气血以养心，"肺朝百脉"助心行血，"肝藏血、主疏泄"，肾主一身阳气，五脏功能异常皆可导致心悸的发生。"五脏之气，皆相贯通"，五脏皆令心悸，非独心也，临床应重视整体观念，五脏同治。

综上所述，本病用药特点为气血平调，以和为贵，阴阳平衡，阴平阳秘，寒温并用，辛甘化阳，阴中求阳，五脏同治。

三、常用药对分析

通过分析得出常用药对有39组，涉及的药物与上述的高频药物基本吻合。部分药对具体分析如下。

（一）附子—肉桂

附子禀纯阳，其性走而不守，阳虚则寒邪凝滞，需附子之动以温散。肾阳为一身阳气之根，主宰全身，为神明之基础，肾阳向上温煦心阳。肉桂甘热，善于温里止痛，入下焦而补肾阳，亦能温养营血，助阳化气，其性守而不走。药理研究表明，桂皮醛能扩张血管，改善血液循环，增加心肌供血，对心律失常有较好的调整作用。两药一走一守，走是通阳，守是补阳。肉桂与附子相须为用，通补相合，温补肾火以祛寒，推动全身阳气，激发机体活力，促进脉搏的跳动。

（二）白术—茯苓

白术味厚气薄，阴中阳也，具有健脾益气、燥湿利水等功效。《本草求真》云："白术……脾苦湿，急食苦以燥之。"白术为健脾补气之要药。茯苓性味甘淡，主入心、脾、肾经，甘能补脾，淡能渗湿，药性平和，扶正祛邪，补而不峻，又有宁心安神之功。白术、茯苓为治脾虚诸证的常用药对，两者相合，一补一渗，一燥一利，相反相成，使脾气健旺以助气血生。脾为气血生化之源，脾虚则水谷运化无力，子病及母，致气血不足，心气虚，心失所养，久则气损及阳，心阳不足。脾虚又致宗气乏源，宗气虚不能助心行血，从而发展为血瘀。因此，常配伍茯苓与白术，使脾气旺，气血充盛。

（三）郁金—香附

郁金归心经，入血分可活血散瘀，入气分可行气疏肝，为"血分之气药"。香附首载于《名医别录》，被列为中品。其药性偏温，专入气分，专功疏肝行气，又可调经止痛，通行十二经，促进血液中气之运行，故称为"气病之总司"，香附行气有余，而活血之力不足，得郁金则活血作用更为显著。香附行气以活血，郁金活血以行气，二者合用，相辅相成，调气理血，气行则血行，血行以载气。情志不遂，肝失疏泄失职，影响血液运行，使血液停滞不达心脉，脉道失充，心失所养。

且就诊患者多为女性，女性更易出现情绪波动导致气机郁滞，血行不畅而瘀结。故治疗时常加用香附和郁金疏肝行气，缓解血瘀症状。

（四）远志—酸枣仁

酸枣仁，味酸、甘，性平，归心、肝、胆经，具有养心益肝、安神、敛汗的功效。炒酸枣仁性微温，可透心气，安心神。血不归于脾而睡卧不宁者，宜用酸枣仁大补心脾，则血归脾而五脏安和，睡卧自宁。《本草拾遗》中指出炒酸枣仁对于失眠患者效果俱佳。临床研究表明，酸枣仁总皂苷可明显改善心肌细胞形态，提高心肌细胞活力，从而起到保护心肌细胞的作用。酸枣仁偏于补益，滋养心肝阴血。远志开心气，宁心安神，偏于解郁。两药合用，养血安神，改善睡眠。临床上常用此组合治疗缓慢性心律失常伴睡眠不佳、入睡困难等症状的患者。除此外，还可应用合欢皮—首乌藤、茯苓—茯神等药物配伍，有异曲同工之妙。

（五）党参—甘草—桂枝

党参、甘草、桂枝三药合用可益气养血温阳。桂枝通心脉，温助心阳，辛以散阳，使阳气通达输布于心中。甘草能补虚，补益心脾之气，通经脉，行气血。研究表明桂枝、甘草具有双向调节心律的作用。桂枝、甘草合用辛甘化阳，温补心阳，温通心脉。党参补气养血，气血双补，与甘草合用补益中焦脾胃。脾胃为后天之本，脾运化正常，气血生化有源，则心阳旺盛。所以不论气虚或血虚，治疗时需补益脾胃，脾胃强，则精血逐渐旺盛，阳气生而阴亦长。三药共同温补心阳，补益心气，兼以养血。

（六）红花—当归—黄芪

红花、当归、黄芪三味药出自王清任的补阳还五汤，用以补气活血化瘀。当归、黄芪亦可组成当归补血汤，益气生血。黄芪善补一身之气，善治一切气虚血衰之证。当归性温，为生血活血之主药，又能宣通气分，使气血归本位，其气轻味重，可升可降，阴中有阳，既能补益各种血虚症状，又能防止血液瘀滞，补中有动，行中有补，养血活血，祛瘀不伤正。故清代张德裕称当归为"血中之气药，血中之圣药"。"有形之血生于无形之气"，运用血分之当归配伍气分之黄芪，合而为用，补气养血活血，使气旺血生，气旺血流。现代研究表明两者相配可以促进造血功能，改善血液流变，加速脉管中血液流动。红花具有活血、润燥、止痛、散肿、通经功效，研究表明红花黄色素能抑制血小板聚集、降低血脂，红花煎剂能轻微兴奋心脏，使心脏搏动有力，缓解心肌缺血的症状，增加冠状动脉血流量。三药相配，共奏补气活血化瘀之功。

四、常用组方分析

通过本研究分析，得到3个用药组方，为临床用药提供借鉴参考，现分析如下。

（一）组方1：黄芪、当归、党参、川芎、丹参、桃仁、红花、酸枣仁

此方常用于治疗气血亏虚兼血瘀证。缓慢性心律失常初期为心气血虚，气虚无力鼓动血脉，血虚则脉道枯竭，进而出现血液瘀阻不行的状态，出现心悸、气短等症状，与"因虚致瘀"理论相合。本方由桃仁红花煎、当归补血汤化裁而来，黄芪为阳出表实卫气，党参为阴入里补中气，两者相互为用，增强扶正补气之功。临证中将补血养血法贯穿活血化瘀的始终，以防化瘀耗伤心血。当归味甘专于补血，其味辛又能行血，祛瘀而不伤正，两全其美。桃仁有活血祛瘀，润肠通便之功，同时可改善寒凝血瘀和瘀热互结的临床症状。红花辛散温通，善于活血通经络，祛瘀止痛。桃仁、红花相须为用，活血生新，入心可散血中之滞，入肝可理血中之壅。研究发现，桃仁、红花有抑制血小板聚集，改善血液流变异常，促进血管内皮修复的功效。川芎辛温，活血兼行气，为"血中之气药"。丹参功效近似四物汤，既能化瘀又能补血。川芎、丹参相伍，动静结合，行气活血，调畅气血，促进血行以助活血之力。血不达心，心神失养，失眠多梦，配以酸枣仁以滋阴养血，使阴血充盈，心脉得养，精神则安。

（二）组方2：桂枝、甘草、茯苓、香附

心气虚进一步发展会导致心阳受损，心失温煦。此方为桂枝甘草汤化裁而来，桂枝甘草汤源自《伤寒论》，治疗心阳

不足所致心悸，心脏属阳脏，阳气不足则心病生，从而导致心脉搏动缓慢。本方中桂枝性辛甘，温通经脉，入心助阳；甘草甘温补益心气，两者合用辛甘化阳，共助心阳恢复。脾为生气之源，脾虚则气血生化不足，茯苓、甘草源于四君子汤，作为补气祖方，可通过益气健脾加强人体的运化功能，把精微化为气，从而补益心气。补益防壅，辅以香附，其性宣畅，性平不寒，芳香走窜，促进阳气运行于心。

（三）组方3：附子、山茱萸、肉桂、淫羊藿、白芍、葛根

本方由右归丸化裁而来，此方具有温补肾阳功效，适用于肾阳虚兼血瘀患者，特别适合中老年患者、心病日久者。年老体虚或者久病损伤肾阳，肾阳亏虚，君火不旺，不能上济于心，心失温煦则心动缓慢。此方常用于治疗心悸、胸闷、畏寒、肢冷、腰膝酸软、口唇青紫等症状的患者。方中附子配伍肉桂，峻补肾阳，走守相配，各扬其常。淫羊藿甘温补命门之火，壮肾阳。在运用温阳药时应注意阴阳消长，可配伍部分滋阴之品，温阳而不助火。如山茱萸滋养肾阴，起到"阴中求阳"的效果，促使阳在阴的助力下源源不断的化生。研究表明山茱萸提取物对抗心律失常效果明显，山茱萸、肉桂配伍附子，既能增强附子温补阳气的功效，又能显著降低附子对心脏的毒性作用。阳虚加重则无力推动血液运行，进而导致血瘀。在补阳基础上加用化瘀药，如葛根，其"生用破血"，具有扩

张血管、抑制血小板聚集的作用，另外葛根素通过抑制 L 型钙离子通道，可改善心律失常。白芍可"除血痹，破坚积"，养血祛瘀不伤正。葛根、白芍两药合用助活血之功。

五、小结

缓慢性心律失常多虚实夹杂，虚为本，瘀为标，因虚致实，在治疗上应注重扶正与祛邪同行，采用益气、养血、温阳、活血的方法，确保气血调和，阴平阳秘。心之气血亏虚所致心悸，宜从心、脾入手，健脾以助气血生化，滋养心脉，临床可选用当归补血汤，益气养血，充盈血脉。四君子汤健脾气以旺心气，同时脾又运化水谷，可改善纳呆的临床症状。阳虚所致心悸，宜采用温阳补虚法治疗。温里药、补阳药以及解表药多为温、热之品，如桂枝配伍甘草，附子配伍肉桂、山茱萸等，并且采用"辛甘化阳""阴中求阳"来补阳之不足。对于病理产物瘀血，"菀陈则除之"，祛除病邪。化瘀药物可改善血流动力学，加强微循环，增强心脏血流灌注。在活血化瘀时，为防止活血耗气伤血，常用化瘀药配以养血或补气药，如加用黄芪、党参补气，当归、白芍补血活血，从而保证祛瘀不伤正，使气血调和，以平为期。

在指导患者用药治疗时，应注重"三分药，七分养"，药物治疗和日常调养并重，叮嘱患者调节情志，保持心情愉悦，精神乐观，避免情志刺激和外邪侵袭。保持适度活动，既可增强机体正气，又可避免过劳耗伤心气。正如《素问·上古天真论》云："虚邪贼风，避之有时，恬淡虚无，真气从之，精神内守，病安从来。"

第六章

心、脑、肾、肠同调辨治慢性心衰

第一节
从"心脑肾轴"理论论治慢性心衰

一、心脑肾轴理论的形成

"心脑肾轴"理论是我根据40余年的临床经验总结出来的，治心不能仅局限于治心，尤其是慢性心衰患者，表现复杂，多种疾病都可以致心衰，为此，当"心脑肾轴"同调，我们团队独创补心温肾安神的治疗方法。

（一）心脑肾轴的中医内涵

人体是一个有机的整体，心的生理功能在中医理论中与脑、肾相关。心主血脉，营血充足，心气推动有力，脉道通畅，致血液遍及周身，濡养脑、肾等脏腑；肾者主水，主藏精，肾精充足时，蒸腾化气，气分阴阳，维持体液的正常运化代谢，阴血可生，精髓可化，上养心神，充盈脑海，维持机体正常运行；脑为元神之府，为髓海，肾中真阴真阳之气，加之心气推动，循督脉上升而贯注于脑。故心、肾功能正常，则神明得统，心、脑、肾又通过督脉相连，进一步加强"心脑肾轴"的联系。

心脑肾轴其理论主要有三：①血脉相通。心主血，肾主藏精，肾精充足，阴血可生，脑为髓海，精足髓充，故血、精、髓同源，为心、脑、肾所主，共同为生命活动提供物质基础。同时心主脉，脉由心出，纵横交错，遍及周身，心气充沛，血液充盈，上充脑髓，下养肾精，循环灌注，周流不停，故脉络为心、脑、肾三脏相互联络、沟通的媒介与通路。②神明相统。脑为元神之府，诸阳之会。五脏神识是在胚胎时期的脑髓中孕化而成，元神分化成心神，再由心神分化成五神，故中医藏象学说中将脑的生理病理统归于心而分属于五脏。神志活动由脑产生，所以心脑息息相通，神明往来于心脑之间，而脑主元神之功能，有赖于脑髓之充实，脑髓充实，又赖于心血之濡养，肾精之充盈，故三者共主神明。③督脉相连。督脉属络于脑、肾，上贯于心，使心、脑、肾密切相连。肾为阳气之根，督脉为阳脉之海，总督诸阳。督脉上与心络相通的腧穴为至阳、灵台、神道，其中命门之火是心火之根，有研究证明慢性心衰导致心玄府功能失常、气液不能宣通，对上述四穴以雷火灸刺激，可以最大限度地发挥其腧穴功能，使得气液宣通。在临床过程中我们发现，应用督脉熨烫法治疗气虚阳虚体质老年冠心病患者疗效显著。在为期半年的跟踪调查中，有患者表示，经过督脉熨烫疗法，多年的水肿、高血压及头晕目眩症状有明显改善，理疗期间的尿量较平时明显加大，这更明确了应用心脑肾轴理论在治疗心血管类疾病中的效果[151]。

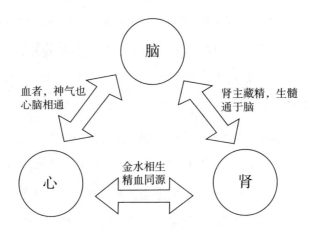

（二）西医学理论对心脑肾轴的认识

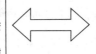

心肾学说
心排血量下降，心脏后方的静脉和毛细血管内血液瘀积，肾脏代偿性水钠潴留，进而产生水肿

慢性心衰发病机制——心脑肾轴关系

心室重构学说
交感神经兴奋时，过度激活的RAS通过缩血管作用参与末梢器官低灌注，儿茶酚胺释放增加，引发血管收缩、心脏重构、心肌结构、功能改变，心肌细胞坏死和凋亡

神经内分泌学说
机体产生应激时，HPA功能亢进，下丘脑生成的抗利尿激素非渗透性升高，通过肾脏精氨酸加压素2型受体，激活调控下游的AQP2、4和钠通道蛋白，出现排尿异常、水钠潴留和稀释性低钠血症

现代研究同样认为人体为一个有机整体，下丘脑、心脏、肾上腺和肾脏间联系密切，形成多种系统，其中肾素-血管紧张素-醛固酮系统（RAS）和下丘脑-垂体-肾上腺系统（HPA）在其中起着重要作用。RAS系统不仅存在于心脏，还存在于脑、肾脏、结肠等组织中，自主神经功能受损时，过度激活的RAS通过缩血管作用参与末梢器官低灌注，儿茶酚胺释放增加，引发血管收缩、水钠潴留、细胞坏死和凋亡，进而导致脑、血管、肾脏及肠道的损伤[152]。心衰患者产生焦虑、恐惧、愤怒等不良情绪使机体产生应激反应，引起HPA功能亢进，使冠状动脉收缩。心衰时下丘脑生成的抗利尿激素非渗透性升高，通过肾脏精氨酸加压素2型受体（AVPV2R），激活调控下游的水通道蛋白2、4和钠通道蛋白，进而出现排尿异常、水钠潴留和稀释性低钠血症[153-154]。

我们根据"心-脑-肾轴"理论及治疗心血管疾病的临床经验总结，以"补心、益肾、安神"为基本治疗原则，独创补肾活血复方，对补肾活血复方进行了多维度科研实验进行验证，发现了补肾活血复方对心肌中CaMK Ⅱ的表达有明显抑制作用，能够进一步延缓心室重构，改善慢性心衰，亦能够降低慢性心衰大鼠血清BNP，下调脑组织AVP及肾组织AQP2表达，进而改善心功能，升高心肌组织klotho mRNA与蛋白表达，明显下调OPN蛋白及mRNA的表达，改善慢性心衰大鼠心室重构，揭示了"肾藏精起亟"心脑肾相关的中医病机基础[155-159]。通过大量临床试验观察，我们发现补肾活血复方可有效阻止或延缓慢性心衰利尿剂抵抗患者病情的发展，患者心气得充，助血行于脉道，肾气充足，气机得以化生，水液运行，髓海神识充盈，阴平阳秘则正安，故疾病可去，临床效果显著。

二、心脑肾轴和慢性心衰

慢性心衰是心血管系统疾病的最终归宿和主要死因，主要表现为呼吸困难、乏力、肺瘀血、双下肢水肿、水钠潴留等，其病情严峻，病死率高。

（一）心脑肾轴和慢性心衰的病理关系

在中医古籍中，《内经》最早对其证候有所论述，其后张仲景在《金匮要略》中提出"心水"一词，而"心衰"一词最早见于孙思邈的《备急千金要方》，其云"心衰则伏"。根据其临床症状，慢性心衰在中医学中归属"心悸""心水""喘证""水肿"等范畴。中医学认为，慢性心衰是由各种原因引起的心体损伤，病位在心。然而慢性心衰的病位虽在心，但并不局限于心，它是五脏功能失调相互作用的结果，或因心力衰竭引发其他脏腑病变，或因他脏引发心衰。因此，对于慢性心衰的治疗不能仅局限于"以心治心"。西医学研究表明，大多数慢性心衰患者多与脑、肾相互关联。因此，我们团队以心脑肾轴理论论证了其与慢性心衰的相关性，提出"心脑肾同调"的治疗理念，临床效果显著。

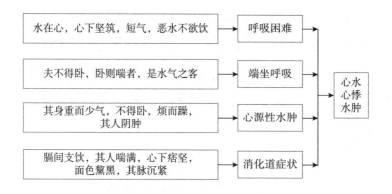

·随着中医的不断发展，当代医家对于心衰病机的认识逐渐明确，心衰是由各种原因造成的血行瘀滞不畅、心脉痹阻不通所致，以心肾阳虚、神虚易扰为本，水饮、痰浊停聚为标，属本虚标实之证。慢性心衰患者主要临床表现为胸闷、心悸、气短、乏力，轻度活动后加重，同时伴有咳嗽、失眠、多梦、抑郁等精神症状及少尿、水肿等，即该病为心之体用俱病，以心体为本，脑、肾等脏腑功能皆损为用，治疗当以心脑肾同调、多脏腑共同治疗为原则。

根据心脑肾轴理论为指导，我们团队提出慢性心衰利尿剂抵抗以心气虚、脑髓空虚、肾阳亏虚为主要病机。血无气推，停聚日久而为瘀，血脉瘀阻，积血日久，其水乃成，则出现水液停聚、水肿、少尿等症状，瘀血、水饮上凌脑髓故而出现失眠、多梦等一系列症状；肾为"水脏"，肾阳虚衰，气化蒸腾无力，代谢失常，停而为水，阻碍津液运行溢于体表发为水肿、少尿，水气上凌心胸，可见胸闷、咳嗽、咳痰。其主要病位在心，与肾、脑脏腑密切相关。心气不足，推动无力，气、血、水瘀滞，心、脑、肾失养，肾阳虚可导致心阳虚，产生水湿、血瘀、痰浊等病理产物，耗伤气血津液，导致心阳、肾阳亏竭，互相影响以致恶性循环，导致心衰病情进展甚至出现心衰危象。

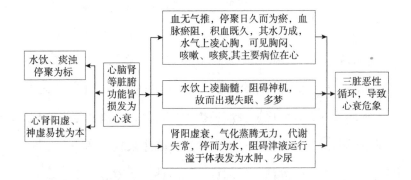

（二）慢性心衰利尿剂抵抗

因慢性心衰患者常出现液体潴留，故利尿剂在慢性心衰的治疗中起关键作用，但部分患者在长期且足量应用利尿剂后，利尿效果明显减弱，无法达到缓解水肿与水钠潴留的目的，此现象称为利尿剂抵抗。目前关于利尿剂抵抗的治疗，西医去除病因、对症治疗以改善症状外，提出加大利尿剂剂量、祥利尿剂联合噻嗪类利尿剂同时应用、利尿剂联合应用小剂量多巴胺、乙酰唑胺、左西孟旦联合新活素等治疗方案，虽短时间内疗效显著，但其长期效果并未被证实，并有明显的低钾血症、低镁血症、肾功能损伤等副作用[160-163]。托伐普坦治疗慢性心衰利尿剂抵抗效果显著[164-165]，但由于其价格昂贵，未纳入医保，患者经济水平有限等原因导致其依从性差。故探寻利尿剂抵抗的治疗方法成为近年来的研究重点。

慢性心衰伴利尿剂抵抗在古代文献中未被系统叙述，根据其对应临床症状可大致归属为"心水""心胀""关格""痰饮""水肿"等范畴。患者血液瘀滞脉道，津液运化失常，机体内水液无心阳、肾阳蒸腾运化，泛溢于肌肤故而出现水肿、尿少。

（三）心脑肾轴理论指导下的常用药物举例

慢性心衰多以心气虚、肾阳虚、脑髓空虚为基本病机，故以补心温肾安神为治疗大法，应用桂枝配炙甘草强心气；人参大补元气而助肾气；石菖蒲、远志温肾宁心，补益脑髓；黄精益肾滋阴的同时可制约温燥之性，意在少火生气；酸枣仁安神宁心；牡蛎、龙骨重镇潜阳以安神；茯苓宁心，淡渗利水；葶苈子利水，标本兼治；川芎、丹参行气活血，化瘀通络。上述药物补心温肾安神同时治疗，三管齐下，临床效果显著。

综上所述，"心脑肾轴"理论是针对心系疾病所提出的整体治疗理念，多以心气虚、肾阳虚、脑髓空虚为基本病机，以补心温肾安神法为治疗大法，为后续治疗提供了新思路。

第二节
从"心－肾－肠轴"理论防治慢性心衰

　　慢性心衰是各种心脏疾病随病情加重而形成的慢性复杂临床综合征，其发病率高、生存率低，给社会带来了巨大的经济负担，是我国亟待解决的医学关键难题。在中医古籍中，"心衰"一词最早见于王叔和所著的《脉经》，其云："心衰则伏，肝微则沉，故令脉伏而沉。"[166]与今之心衰病本质相异。现代心衰症状最早在《内经》中已有散在记载，如《灵枢·胀论》云："心胀者，烦心短气，卧不安。"《素问·痹论》云："心痹者，脉不通，烦则心下鼓，暴上气而喘。"张仲景在此基础上提出"心水"病名，其最接近现代心衰的论述[167]，《金匮要略·水气病脉证并治》云："心水者，其身重而少气，不得卧，烦而躁，其人阴肿。"《金匮要略·痰饮咳嗽病脉证并治》云："水在心，心下坚筑，短气，恶水不欲饮……水停心下，甚者则悸，微者短气。"故根据以上临床特征，慢性心衰可参考中医的"心胀""心痹""心水""水肿"等范畴。中医学认为慢性心衰是由各种病因导致心体损伤，病位在心。人体是一个有机的整体，脏腑之间既有分工亦有协作。慢性心衰并不局限于心，它是五脏六腑功能紊乱相互影响的结局[168]，或因慢性心衰引发肾、肠病变，或因肾、肠病变引发慢性心衰。

因此，慢性心衰的临床诊治不能只局限于"治心"。已有大量研究发现，慢性心衰患者多同时合并有肾、肠病变。因此，本文将从心、肾、肠的生理角度阐述"心-肾-肠轴"理论，并论证该理论与慢性心衰的相关性。

一、心、肾、肠生理关系

（一）津液代谢

心、肾、肠三者共同调节津液代谢。心主血脉主火，心气充沛，血脉充盈，循环灌注，滋养肾阳，温化肾水，濡养肠道；肾藏精主水，主司水液代谢和水谷精微的化生，肾精充足，阴血可化，上济心阴，肠道得润。《灵枢·本输》云："心合小肠。"《难经》云："心荣肺卫，通行阳气，故居在上，大肠、小肠传阴气而下，故居在下，所以相去而远也。"小肠主化物而泌别清浊，大肠主津主传化，吸收水谷精微与津液经脾气输布于心肾，心脉通畅，肾精得充，同时糟粕浊液传导而下。津液是心、肾、肠相互协调、联络的途径与载体。心主全身之血脉，血液循行于脉内，血液即为津液，由先天之精和后天之水谷精微组成，血随气行，周流全身各处，营养五脏六腑、腠理肌肤。

（二）神明相统

手太阳小肠经腧穴主治神志病，心为藏神之脏，君主之官，主神明。如《针灸大成》中记载前谷可治"热病汗不出……癫疾";《针灸聚英》认为后溪可治"卒狂""发狂"，腕骨、小海可治"癫疾""瘛疭"；《经络腧穴学》书中记载神门、少冲可治"大便脓血"，证实了心经腧穴可治大肠病证[169]。藏象学说将肠的生理病理统归于心，所以心肠息息相通，神明往来于心肠之间，赖于肠道功能之通畅，而肠道通畅又赖于心血与肾精之充盈及濡养，故三者共主神明。

（三）经络相通，督脉相连

在经络上，心与小肠相互沟通，相互络属构成表里关系。手太阳小肠经属小肠络心，手少阴心经属心络小肠，正如《灵枢·经脉》云："心手少阴之脉，起于心中，出属心系，下膈，络小肠……小肠手太阳之脉，起于小指之端……络心，循咽，下膈，抵胃，属小肠。"督脉起于小腹内（包括大小肠、胞宫、膀胱），自下而上，络肾，上贯心，使心、肾、肠相互连接。《素问·骨空论》云："督脉者，起于少腹以下骨中央……其络循阴器……少阴上骨内后廉，贯脊属肾……其少腹直上者，贯脐中央，上贯心。"由此可以说明，肾为元气生化之源，因此元气可以到达督脉，督脉为"阳脉之海"，统摄全身阳气。此外，督脉为肾精通路[170]，肾中元气通过督脉下养肠道，上充心血。

二、"心-肾-肠轴"与慢性心衰的病机与病理关系

血脉、精气、津液共为心、肾、肠所主，并通过经

络、督脉相通相连，三者相互联络，形成"心-肾-肠轴"。此病机特征同"心脑肾"思想研究一致，均属"衰一连二"[171]。中医学辨证慢性心衰属本虚标实之证，病机可用"虚""瘀""水"概括，以心气亏虚为其发病之本，继而发展至气损及阴、气虚及阳，以痰浊、血瘀、水饮为标[172]，各证候要素可以复合证型兼夹出现。心衰时心阳气虚，一则经脉失温，挛缩寒聚，脉络瘀血，"血不利则为水"，致使瘀、水互结，进一步发展致阴阳两虚，肾精亏虚，正如"五脏之伤，穷必及肾""君火不明，相火亏虚"[173]；二则心泵功能降低，不能温化肾水，肾水不能上济心阴，日久肾气虚不能温化脾胃，脾失健运，胃肠功能失调导致水液内停、水代谢障碍之征[174]。慢性心衰的发生发展以心肾为关键，肾精充盛，管理水液代谢功能才可以正常。心肾失调，脾胃失和，水液代谢紊乱，水饮凌心，可出现"心水""喘证"等心衰表现。我们团队在长期临床中发现慢性心衰患者除了胸闷、气短、活动后加重、夜间憋醒、水肿等表现外，多伴有腹泻、腹胀、纳呆食少、尿少、泛恶欲吐、二便异常等症状，重则出现蛋白大量丢失，营养不良，体内离子紊乱，免疫失衡导致心衰加重甚至危及生命。中医认为上述情况"肾脏"起到关键作用，肾为水脏，"肾藏精主水"在调节水液平衡中起着重要的作用，水液的潴留、分布和疏泄，都靠肾气的开阖。肾气壮则二便调，肾气虚则二便禁，二便不利则中焦燥满，影响水液代谢[175]。《丹溪心法》云:"肾主水,膀胱为之府,水潴于膀胱而泄于小肠,实相通也。"《素问·水热穴论》云:"肾者,胃之关也。"摄取水谷精微入胃,由肾阳气化分为清浊两部分,清者从前阴出,浊者从后阴出[176]。心衰时心肾不济,心火虚无力下行温煦肾阳,胃关不固,隐痛而泻。肾阳虚推动大肠传导无力,火不生土,则有腹胀痛、大小便异常等表现。清代名医张志聪就有"腹胀闭而上下不通者,心肾水火之气并绝"的论述,肾阳无力助脾胃运化,小肠泌别清浊失调,胃关不利,气停水积,则有纳呆、恶心、厌食、水肿等症状。这与心衰患者常伴有胃肠功能失衡、水液代谢紊乱、肠道菌群失调的表现相契合。

三、"心-肾-肠轴"与慢性心衰的西医学机制关系

慢性心衰的西医学机制研究经历了从解剖学阶段(心肌收缩力减弱)、血流动力学阶段、神经内分泌阶段到心室重构阶段变化。心室病理性"重构"是慢性心衰发生发展的基本机制,其主要特征为心室增大和心室肌肥厚。导致慢性心衰发生进展的两个关键过程,一是心肌丢失,如急性心肌梗死和重症心肌炎;二是神经内分泌系统过度激活引起的系统反应,包括肾素-血管紧张素-醛固酮系统(RAAS)和交感-肾上腺髓质系统两者的过度激活,二者是心室增大和心室肌肥厚的主要机制[172]。血流动力学障碍、炎症、氧化应激、凋亡、自噬等生物学机制亦参与慢性心衰病理过程的发生发展。

　　心衰时RAAS系统过度兴奋，肾脏近球细胞分泌肾素异常增加，通过神经内分泌即RAAS轴促进心脏重构：①血管紧张素Ⅱ（AngⅡ）可与血管紧张素Ⅰ（ATⅠ）受体结合产生炎症因子及活性氧自由基，致使心室增大和心室肌肥厚，随着病情进展成纤维细胞的增生，促进胶原合成及沉积，发生心肌纤维化[170]。②醛固酮的分泌，可进一步促进心室重构。研究表明，AngⅡ不仅存在于心脏，血管壁、肾、胃肠等组织也存在AngⅡ，参与肾、胃肠的重构。同样心衰时RAAS系统过度激活，AngⅡ分泌增加，引发肾血流量减少，肾小球滤过率下降，进一步造成肾脏损伤、纤维化、缩小等变化，同时发生水钠潴留，加重心衰。胃肠相应供血动脉收缩，胃肠发生缺血缺氧，胃肠运动及消化功能受到抑制，胃肠组织损伤甚至坏死。在心力衰竭时，交感-肾上腺髓质系统过度兴奋，释放儿茶酚胺增加，肠道屏障损伤造成胃肠黏膜缺血缺氧，通透性增加从而发生严重的肠道细菌移位和水液代谢紊乱、液体超载[177-178]，水和消化液运行异常，肠道吸收分泌功能受损，又进一步加重了慢性心衰的发展。因此胃肠既是慢性心衰过程中易损伤的靶器官，又是诱发慢性心衰进展的始动器官[179-180]。有研究人员发现心、肾、肠三脏之间存在密切的联系，肠道功能失调与慢性心衰、肾脏疾病之间相互累及，分子机制也存在交互[181]。近些年研究证实肠道菌群及其代谢产物与慢性心衰发生发展关系密切。肠道菌群及其衍生物尿毒（Urea）、氧化三甲胺（TMAO）、硫酸吲哚酚（IS）或吲哚乙酸（IAA）、对甲酚硫酸酯（PCS）、短链脂肪酸（SCFAs）等在慢性心衰中变化明显，也导致肾脏损伤的风险增加。肠道菌群的分布、形态、构成、功能及其代谢产物等变化在慢性心衰病理进程中起着至关重要的作用，维持肠道菌群及代谢产物稳态可能成为防治慢性心衰的新靶点。

因此，在慢性心衰初期，心排血量不足，交感神经系统过度兴奋，大量释放儿茶酚胺，一方面导致心肌收缩力增加，心率加快发挥代偿性心排血量的维持；另一方面引起外周小动脉收缩，激活RAS系统，引起水钠潴留，增加有效循环血量，维持动脉血压，维持重要器官血供，发挥代偿作用。但随着心肾功能持续恶化下降，发展为失代偿进而发生恶性循环，最终导致多脏器包括心、肾、肠组织重构损伤。

四、基于"心-肾-肠轴"理论防治慢性心衰

我们团队基于"心-肾-肠轴"理论及慢性心衰病机病理情况，提出"心肾肠同治"的治疗理念。目前基于心衰高危险因素发展为结构性心脏病，出现一系列症状，最终进展为难治性心衰的发展过程将慢性心衰分为A、B、C、D四个阶段，不同阶段中医证候要素各不相同，有时常以复合证型兼夹出现。而心肾肠气虚、阴虚、阳虚为本虚，瘀血、痰浊、水饮为标实，本虚标实是其基本病机，且贯穿始终。所以我们团队提出

以"补心、温肾、润肠"为其基本治疗原则，心气充沛，血脉通肠，肾阳充足，润肠导滞，水液通调，痰化水利，则气血调和、津液通畅。

心衰A阶段以心阳气不足为主，兼血瘀脉络、肠道失司，治以益气温阳、活血通络、润肠导滞，益气温阳可选用黄芪、人参或党参、白术、炙甘草、肉桂、桂枝等药物，活血化瘀可选用丹参、桃仁、当归、赤芍、川芎等药物，佐以润肠导滞之品。

心衰B阶段以气阴两虚、血瘀脉络、肠道失司为主，治以益气养阴、化瘀通络、润肠导滞。方中以黄芪、人参或党参、五味子、白术、炙甘草、生地黄、麦门冬益气养阴，砂仁、杏仁、木香、厚朴、枳实、炒麦芽、神曲润肠导滞，以丹参、当归、桃仁、红花、赤芍化瘀通络。

心衰C阶段以气虚血瘀、水饮内停、肠道失司为主，治以益气活血、通阳利水、润肠导滞。方中以人参、黄芪、白术、白芍、炙甘草益气，以桂枝、肉桂、附子、干姜、茯苓、猪苓、益母草通阳利水，以丹参、当归、桃仁、红花、三七、川芎活血化瘀，沉香、砂仁、杏仁、木香、厚朴、枳实、炒麦芽、神曲润肠导滞。

心衰D阶段以心肾阳虚、瘀血阻络、痰浊内盛、水饮内停为主，治以补肾强心、活血利水、健脾化痰、消食导滞。以附子温肾助阳，肉桂补火助阳，桂枝温阳化气，人参大补元气，黄芪补气利水消肿，炙甘草补脾和胃，白术健脾益气，益母草、茯苓、大腹皮、猪苓、葶苈子利水消肿，使水邪从小便去，丹参、红花、桃仁、三七、赤芍、川芎活血化瘀，半夏、陈皮、砂仁健脾化痰，沉香、杏仁、木香、厚朴、枳实、炒麦芽、神曲润肠导滞，合并阳损及阴情况，可酌情加用滋阴药物，随症加减。

根据目前国内外指南推荐，慢性心衰药物治疗已由"金三角"发展至"新四联"，即血管紧张素转化酶抑制剂（ACEI）或血管紧张素受体拮抗剂（ARB）或血管紧张素受体脑啡肽酶抑制剂（ARNI）、醛固酮受体拮抗剂（MRA）、β受体阻滞剂和钠–葡萄糖共转运蛋白2抑制剂（SGLT2i）的联合应用。指南更多强调的是以改善患者生活质量，减少再住院率和死亡率为宗旨，同时采用改善症状、抑制心室重构、维持心功能、延缓心力衰竭进展等多管齐下的方针策略。而"心肾肠同治"的治疗理念，是以中医整体观角度出发，注重慢性心衰与肾、肠病变的病理病机联系，从机体整体观观察并阐述慢性心衰的发生发展，采用扶正祛邪、平衡阴阳的治疗手段，以期达到气血调和、阴平阳秘、津液通畅的状态。此理论不仅能从不同角度及阶段更好的防治心室重构，延缓心力衰竭进展，更能有效改善水液代谢及利尿剂抵抗，改善患者临床症状及生活质量，提高活动耐量，减少再住院率和死亡率。从"心–肾–肠轴"理论出发治疗慢性心衰，我们团队在临床中取得了一定的疗效，但是缺乏大量的基础实验证据。因此，可以通过管理肠道菌群及水液代谢的药物开启防治慢性心衰和肾脏疾病的新趋势、新思路。因此，应该利用基因、代谢、蛋白等组学研究及已有成果，对"心-肾-肠轴"进行更加切实可行的探究，以期为中医药防治慢性心衰提供理论基础及更多可靠的科学证据，从而推动中医药高质量发展。

第三节
从"肾藏精主水"论治慢性心衰肠道菌群失调

慢性心衰是一种由多种致病因素引起心脏结构、功能异常的综合性疾病[182]，提示心脏泵血的效率受损。临床上常见患者急性心衰住院治疗后症状缓解，转归为慢性心衰。长期的治疗给家庭、社会带来沉重的经济负担，是全球公共健康卫生亟待解决的难题[183]。探索慢性心衰致病机制、发现新的治疗靶点是当前需要解决的重大挑战。慢性心衰患者中超过一半同时伴有慢性肾脏疾病（chronic kidney disease，CKD），CKD可破坏肠道黏膜屏障，累积尿素对肠上皮细胞产生毒性[184]。同时慢性心衰的患者常伴有双下肢水肿、肠瘀血的症状，这可能与肠道微生物及心血管疾病密切相关[185]。心病非独治心，应与他脏并治。肾精、肾气不足，肾阳亏虚，温化水饮能力失司，影响肠道正常排泄，肠道的水饮毒邪上行损伤心脏，久而久之导致慢性心衰。因此，了解肠道微生物群在慢性心衰发生和发展中的作用，将有助于我们进一步了解慢性心衰的发病机制，为其治疗提供新的思路。

一、慢性心衰与"肾藏精主水"

古代医家对于慢性心衰的相关研究是根据其症状为疾病命名，如"心水""心胀""心痹"。在《内经》中对此类症状描述为"腹大胫肿"，也就是腹部膨隆，双下肢水肿，严重者气喘而伴有干咳，身感繁重为"水肿"表现。关于慢性心衰的病因病机可见于《素问·逆调论》，其云："夫不得卧，卧则喘者，是水气之客也……肾者水脏，主津液，主卧与喘也。"书中详细记载了肾为水脏，能够贮藏津液，当肾阳虚衰时，肾脏的自然气化蒸腾津液的功能丧失，水津摄取收纳的功能损害，上逆可导致气喘[186]。此篇关于疾病的论述我们可以明确地判断心水的主要诱发病因是心肾虚寒、水饮停聚[187-189]。《素问·上古天真论》云："肾者主水，受五脏六腑之精而藏之。"其含义为肾能封藏五脏六腑的精气，并主持、调节人体水液化生、输布和排泄。"肾司二便"指肾脏调控水液代谢与二肠的关系密不可分。慢性心衰在中医可归为"水肿"范畴，病位虽在心，病因却与肾脏、二肠密切相关[190]。临床研究发现，随着慢性心衰患者病情逐渐加重、急剧发展，心血管系统功能明显下降，大部分的心源性水肿是由外周血液回流异常造成的。其中肾主水液平衡，即在身体中肾负责保证身体的水液吸收利用与分泌均衡，并使内脏及其组织器官在代谢过程中产生有用津液并蒸腾到其他脏腑，重新被人体吸收利用，污浊之物及时排泄于外，维持机体津液平衡。慢性心衰患者处于急性加重期时，最常见的是伴有水肿症状，水饮凌心，心阳虚衰，不能下行而交于肾，心肾阳虚，不能及时温化水液，导致患者全身各个脏腑组织器官都因水液代谢的失常产生污浊之物无法排出体外。而痰浊形成的原因同样与水液代谢密切相关，肾化气利湿失职，水不利则成痰，痰之本责之于肾。心气亏耗时周身血液推行力量不足，导致脉道通利不畅，阻塞血液运行，产生瘀血、痰饮等病理因素，故又使慢性心衰表现加重。《伤寒论》中有描述水气代谢的病因，分别举例真武汤病证，阐明了水气病机的产生是由于肾气温煦能力减弱，水不能被温化，加重人体水液潴留，阻碍津液运行于二肠则有水肿、头眩、目眩、心悸、身𥉄动等症状[191]。

二、肾藏精主水与肠道菌群

我通过40余年的临床经验，认为肾与肠道菌群关系相通，功能联系紧密，肾司二便，肾主水液，故肾实则津液足而大便顺畅，肾虚则津液竭而大便燥结。同时肾元阳亏虚，肾阳不足则大肠失于温煦传导无力，大便不通。肾主水，肾对水液代谢的调节作用，主要是通过气化作用实现的，所谓气化，是指肾中阳气的蒸腾水液作用，脾能运化水液，肺能通调水道，通过脾与肺的输送和通调，水液下归于肾，再通过肾阳的气化作用分为清浊两部分。清者由肾再吸收并加以利用，浊者注入膀胱并贮存到一定程度则作为尿液排出体外。正如《素问·水热穴论》所言："肾者胃之关也，关门不利，故聚水而从其类也。"肾主下焦，开窍于二阴，水谷入胃，清者由前阴而出，浊者由后阴而出，肾气化则二阴通，肾气不化则二阴闭，肾气壮则二阴调，肾气虚则二阴不禁，故曰肾者胃之关也。二阴的开阖关闭依赖于肾的气化，为此，肾藏精功能正常，才可以发挥主水液和肠道菌群功能的正常。

三、心肾与肠道菌群

中医学常以阴阳水火升降理论来阐释心肾关系，即虽然心肾分居于上下焦，但有经络相互交通，故心火下行以资肾阳，温煦肾阴，使肾水不寒；肾水上济以资心阴，濡养心阳，使心火不亢，这便是水火既济、心肾相交的内涵所在。《灵枢·邪气脏腑病形》云："三焦病者，腹气满，小腹尤坚，不得小便，窘急，溢则水，留即为胀。"某些慢性心衰患者临床常喘、满、肿、胀并见，故慢性心衰患者常伴有肠道菌群失调的症状。心肾两脏互相作用，互相制约，以维持正常的生理活动。

正如中医学认为心主血脉与肾主水功能密切相关一样，心与肾在血流动力学、神经激素、细胞因子等方面亦有交互作用，其中肠道菌群及其代谢产物在心血管和肾脏疾病的发生、发展中同时发挥重要作用并相互影响，是心肾相关的重要方面。我们前期研究发现，在慢性心衰的患者中，有明显的肠道菌群失衡现象，其中，与正常人群相比，有明显差别[192-194]。进一步的元基因组学研究发现，慢性心衰患者肠黏膜组织中含有大量的炎性组分——肽聚糖生物合成基因，同时，其代谢途径中的关键限速酶——植物烯醇脱氢酶缺失。上述结果提示，肠道菌群代谢异常是导致慢性肾脏病及慢性心衰的重要原因。

四、中医药从肠道微生态角度治疗慢性心衰

目前国内外指南推荐慢性心衰仍以药物治疗为主，"金三角"及脑啡肽抑制剂等药物不断更新，手术介入、心脏移植等方法在临床也有应用，但临床疗效仍不理想。我们团队发现慢性心衰病机以心肾阳气虚为主，血瘀痰饮水毒为重。根据"肾-肠-心轴"理论，我们提出从津液代谢论治慢性心衰，心主血脉主火，心气充沛，血脉充盈，循环灌注，下养肾精，濡养肠道；肾藏精主水，肾精充足，阴血可化，肠道得润；大肠主津，有传导之功，津液可输送至心肾。三者共同发挥调节津液代谢的作用[195-196]。"心-肾-肠"轴理论为治疗慢性心衰提供了新思路[197]，补肾活血复方是我们治疗慢性心衰

的临床经验方，有效地改善了患者的症状，方中黄精补气健脾益肾，丹参活血祛瘀，二者合用补肾活血，补肾以治本虚，活血以除标实，共为君药。菟丝子补肾益精，可增强黄精补肾功效，红花与三七活血化瘀止痛，三者共为臣药。人参、黄芪均为补气要药，培补元气，气足则血行，且黄芪有利尿消肿之效，二者共为佐药。益母草活血利水消肿，为使药。补肾活血方标本兼顾，诸药共奏补肾活血、利尿消肿之功。中药通过调肾提高肠道益生菌菌群丰度、改善益生菌与有害菌的比例来逆转或阻断心脏疾病。因此，以心-肾-肠轴的治疗方法可作为中药治疗慢性心衰的一种新策略，研发靶向肠道微生态的中药新药，可进一步完善慢性心衰的治疗系统[198]。

第四节
从"心肾相关"理论分期辨治慢性心衰

慢性心衰是由多种原因导致心脏结构和/或功能的异常改变，使心室收缩和/或舒张功能发生障碍，从而引起的一种复杂临床综合征，主要表现为呼吸困难、疲乏和液体潴留、肺瘀血、体循环瘀血及外周水肿等。从相关临床症状来看，中医早在《内经》中便有所记载，如《素问·逆调论》中云："夫不得卧，卧则喘者，是水气之客也，夫水者，循津液而流也，肾者水脏，主津液，主卧与喘也。"至东汉时期，张仲景在《金匮要略》中论述了"水气"病，并且对此提出完备的理法方药，被认为是比较接近慢性心衰的描述。如《金匮要略·水气病脉证并治》中云："心水者，其身重而少气，不得卧，烦而燥，其人阴肿。"《金匮要略·痰饮咳嗽病脉证并治》云："水在心，心下坚筑，短气，恶水不欲饮……水停心下，甚者则悸，微者短气。"因此，慢性心衰往往与中医多种病名如"心悸""怔忡""水肿""痰饮""心水""心痹"等相对应。我临证40余年，我始终坚持中西医结合防治慢性心衰疾病，立足于传统，从中医经典出发，探索慢性心衰的病因病机、证型分布与变化，形成完整系统的治疗思路理念、方法，因此得以在临证中发挥中医药的治疗优势。

一、心肾相关理论

（一）心肾生理相关性

我们从临床出发，回归中医经典，认为心肾之间的相关性，可以从以下五个方面来进行认识：①"经脉相连"。督脉、足少阴之脉上下循行，内外沟通联络，使心、肾二脏相互之间紧密相连。②"血脉相通"。"血"是人体内重要的基础物质，其在脉道中循环往复，以心气的推动为原始动力源泉，向上则能充养脑髓，向下则能化养肾中精气，周身组织器官均赖其滋营。③"水火既济"。"火"为心火，"水"为肾水，二脏之阴阳二气，升降互济，共同维持人体中上下水火之间的平衡协调。④"精神互用"。心主藏神,肾主藏精,精与神二者之间,相互为用,精能化气以生神,神能统驭精气。⑤"君相安位"。君火藏之于心,相火即命火,藏之于肾,命火秘藏,禀命守位,则心阳充足,心阳充盛。相火潜藏守位,君火相火,各安其位而不妄动,则能上下相济而君相安位[199]。

经脉相连:经络为连接沟通人体上下内外之通道,更是脏腑之间互相关联、彼此影响的途径。手少阴心经之脉,从心中而起,属心系。足少阴肾经之脉,属肾系,二者均名少阴,其经络循行交相贯通。《灵枢·经脉》云:"肾足少阴之脉……其支者,从肺出络心,注胸中。"心肾二脏由此相连,营卫二气也循此经脉得以流行,加强二者之间的沟通,使得心肾得以交济。《灵枢·营气》云:"循足心,注足少阴,上行注肾,从肾注心,外散于胸中。"《灵枢·卫气行》云:"卫气……其始入于阴,常从足少阴注于肾,肾注于心。"此外,任督二脉,是人体中奇经八脉的重要组成部分,同样也是联络二脏的重要经脉部分。督脉络肾,任脉贯心,任督之间上下交接,心肾二气上下交相贯通。

血脉相通:血脉相通,精血互化。心主"血",肾藏"精",心、肾主持着人体这两大重要物质的相互化生,二者是人体生命的关键物质基础,也是心肾交通的物质基础。"肾精"与"心血"在联络沟通中互相转化,互相补充。肾精可以化生为血,心血可以下藏化精,二者相配合共同促进人体正常发育,滋养脏腑五体，维持人体正常活动。

水火既济：心肾相交，肾水在于升，心火在于降，水火既济向来为心肾相关之核心理论。朱丹溪论"人之有生，心为之火居上，肾为之水居下，水能升而火能降，一升一降，无有穷矣，故生意存也"。心居于上，主火，属阳；肾居于下，主水，属阴。人体之阴阳大平衡有赖于此二者之小平衡，心火下降于肾水使得肾水不寒，肾水上济心火则心阳不亢。坎离交通，阴阳和平则人体的生机得以生化无穷。

精神互用：心主血而藏神，肾藏精而主志。《灵枢·本神》云："生之来谓之精，两精相搏谓之神，随神往来者谓之魂，并精而出入者谓之魄，所以任物者谓之心，心有所忆谓之意，意之所存谓之志。"心藏神，即心主宰人之意识、精神、思维活动与情感活动。心神之物质基础为精血，化于肾中之精气而养于心血。精气充足则心神兴旺，心神兴旺则又可统御调摄精气的流行。从广义上来讲，"志"亦为"神"的一部分，其本于肾精，蛰藏于肾，神旺则志强，也是心肾之精神互用的重要表现。

君相安位："君火"与"相火"之概念很早就被提出并广泛应用于临床之中。《素问·天元纪大论》云："君火以明，相火以位。"后世医家在此基础上将其用于解释心肾之间正常的生理与病理联系。《景岳全书》云："其在于人，则上为君火，故主于心。下为相火，故出于肾。主于心者，为神明之主，故曰君火以明。出于肾者，为发生之根，故曰相火以位。"[200]
即君相安位为人体心肾之正常关系状态，君火与相火各司其职
则心神相济，精神内守。

（二）心肾病理相关性

心肾二脏之间密切的生理联系使得其在病理状态下易于
互相影响，病理上的相关性主要是表现于二者阴阳、精血之间
的动态平衡出现异常，进而影响其他脏腑甚至影响人体之气血
津液。主要表现在以下几个方面：病邪传变、阴阳互损、精血
互伤、心肾不交、神志离乱。

病邪传变：心肾之经脉之间密切相连，又有任督贯通其
间，营卫之气周流不息，使得二者任何一脏所受之邪都易于经
此传变至对方，使其受邪。

阴阳互损：心肾之阴阳互济历来被研究论述最多，因其
之平衡关系着人体阴阳之整体平衡。从心与肾各自整体来讲，
一属阳而内含一点真阴，一属阴而内含一点真阳。如周慎斋所
论："心肾相交，全凭升降，而心气之降，由于肾气之升。肾
气之升，又因心气之降。夫肾属水，水性润下，如何而升？盖
因水中有真阳，故水亦随阳而升至于心，则生心中之火。心属
火，火性炎上，如何而降？盖因火中有真阴，故火亦随阴而降
至于肾，则生肾中之水。升降者水火，其所以使之升降者，水
火中之真阴真阳也。真阴真阳者，心肾中之真气也。故肾之后
天，心之先天也；心之后天，肾之先天也。"

精血互伤：沈金鳌在《杂病源流犀烛》中言："夫心主血，血即精也，心气原自有余，特精伤而失血，心便不足，故血盛则神明湛一，血衰则志气昏蒙。""肾阴既衰，心血必不足，以精即是血，心虚必本于肾虚，肾虚必至于心虚也。"精血既能互生，必能互损。因此，不管是心之主血功能受损，还是肾藏精的功能障碍，都会影响对方正常生理功能的发挥，进入病理状态。

心肾不交：心肾不交之病理概念应用极广，由严用和首次提出。他认为："心火炎上而不息，肾水散漫而无归，上下不得交养，心肾受病。"广义而言，心肾不交表现为心肾之阴阳失衡。狭义上此病理变化多指肾阴虚无水上济、肾阳虚无力蒸腾、心阳虚无火下降、心阴虚心火独亢造成的水火逆乱。

神志离乱：心肾所主的"神志"是在各自之物质基础上所发挥的意识作用。心肾受邪或心肾不交阴阳失衡时，则会导致神明失养，出现失眠、痴呆、健忘等症。戴思恭在《推求师意》中提出"心以神为主，阳为用；肾以志为主，阴为用。阳则气也，火也；阴则精也，水也。及乎水火既济，全在阴精上承以安其神，阳气下藏以定其志。不然，则神摇不安于内，阳气散于外，志感于中，阴精走于下"。

二、慢性心衰的分期分病程病机认识与治疗

中医认为慢性心衰之病因或其发生的始动因素主要有：①外邪侵袭。如《素问·痹论》云："风寒湿三气杂至，合

而为痹也……心痹者，脉不通，烦则心下鼓，暴上气而喘。"《素问·气交变大论》云："岁水太过，寒气流行，邪害心火……甚则腹大胫肿。"从风寒外邪到后世医家提出的"温邪""疫疠之邪"，由外邪侵入人体，反复不愈而导致慢性心衰之说逐渐完善。张仲景也提出如太阳病误治或外邪直中少阴，而致慢性心衰。②饮食不节。《素问·生气通天论》云："味过于咸，大骨气劳，短肌，心气抑。味过于甘，心气喘满。"《素问·五脏生成》云："是故多食咸，则脉凝泣而变色。"饮食过于甘咸，长期如此，可能导致心气受损，成为慢性心衰发生的重要因素。③情志内伤。《素问·五脏生成》云："名曰心痹，得之外疾，思虑而心虚，故邪从之。"思虑忧愁，长期如此也会损伤心气诱发慢性心衰。④内伤劳倦。《素问·举痛论》云："劳则喘息汗出，外内皆越，故气耗矣。"《景岳全书》云："虚喘者，气短而不续……慌张气怯，声低息短，皇皇然若气欲断……劳动则甚。"身体长期劳倦、脏腑内伤是心气不足从而导致慢性心衰的重要原因。综上，以上原因可导致心病日久，拖延不愈，致气血阴阳受损，脏腑功能失调，血脉通行受阻，水湿瘀血内停。复感外邪，情志内伤，劳累过度，妊娠分娩，贫血或出血等又可诱发或加重该病[201]。该病之病机证属本虚标实，各医家对慢性心衰病机的理解虽不尽相同，但都认为其与气虚、血瘀、水停有关。心气虚、心血瘀阻、水饮内停是慢性心衰的主要病机。其主要循沿气阳亏虚⟷瘀血⟷

阻滞←→水饮停蓄←→气阴亏虚的螺旋式发展演变[202]。

我们团队认为在慢性心衰的病机发展过程中，心气虚进一步发展可为心阳虚，"有一份阳气便有一份生气""瘀血乃一身之大敌"，故我们团队提出益气温阳活血利水法治疗慢性心衰[203]。在治疗时要注意邪正之关系，急则治其标，缓则治其本，或标本兼治。具体原则是宜温阳通阳而不宜补阳，宜益气补气而不宜滞气，宜活血行血而不宜破血，宜行气降气而不宜破气。临证中所见慢性心衰患者，病机多虚实夹杂，故治疗本病以扶正为主，在扶正的基础上，佐祛邪之品，否则必导致正愈虚而邪愈实，给后期治疗造成困难。总而言之，应以扶正不留邪，祛邪不伤正为宗旨[204]。在治疗经验上，应强调中医与西医的结合，辨证与辨病的结合，辨病分期与辨证分型相结合，抓住重点并兼顾全面。根据患者的症状、体征、舌脉，我们在临床上一般将其分为三期三型加以论治，分别为慢性心衰的初、中、末三期，根据不同时期的辨证特点，分为气虚血瘀，气阴两虚兼血脉瘀阻、阳虚水泛三型。以补肾活血复方为基础方随症加减，灵活变通。三型可以相互交叉，临证中灵活辨证。

初期——气虚血瘀型

症状：心悸心慌，气促，胸闷气短，身体疲倦乏力，且活动后诸症加剧，甚者夜间憋醒。面色淡白或苍白，可有自汗，胸部刺痛或胀痛，且痛处固定，拒按，唇甲青紫。舌质紫暗或有瘀斑、斑点。脉沉涩或结代。

治法：益气活血通脉。

药物：以强心通脉汤为主，适当随症加减。

强心通脉汤：黄芪40g，人参15g，丹参30g，红花15g，三七15g，白术20g。

方解：黄芪性甘，味微温，归脾、肺经，有补气升阳、益气固表、利水消肿等功效，补气利水以退肿，为治疗气虚浮肿尿少之要药。人参味甘、微苦，性微温，归心、肺、脾、肾经，有大补元气、补脾益肺、生津止渴、安神益智等功效，为救脱扶危之良剂，亦为疗虚劳内伤之要药，凡一切气血不足之证皆可应用。黄芪、人参二药合用，补益之力更强，中护脾土。丹参性微寒，味苦，归心、肝经，有活血调经、凉血消痈、清心安神等功效，前人有"一味丹参散，功同四物汤"之说，本品为活血化瘀要药，广泛应用于各种瘀血证，既善于活血化瘀、散结止痛，治心腹刺痛，又善于凉血清心、除烦安神。红花性温，味辛，归心、肝经，有活血通经、祛瘀止痛之功效，为治心脉瘀阻、胸痹心痛之常用药，被称之"破血、行血、和血、调血之要药"。三七味甘、微苦，性温，归肝、胃经，有化瘀止血、消肿定痛之功效，既善止血又善化瘀，药效卓著，有"止血不留瘀，化瘀不伤正"之特点，诚为血证良药。丹参、红花、三七，三药合用活血祛瘀之力强，可缓解瘀血阻滞之诸症，亦能凉血清心除烦。白术味苦、甘，性温，归脾、胃经，有补气健脾、燥湿利水、固表止汗等功效，可消痰饮退水肿，为治痰饮水肿之良药，亦为治表虚自汗之常品。诸药合用，益气通脉活血，临证疗效显著。

中期——气阴两虚兼血脉瘀阻证

症状：心慌气促，气短，懒言倦怠，面色无华，头晕目眩，胸部隐隐作痛，腰酸背痛，活动后加剧。舌象偏红或胖大有齿痕，脉象虚弱无力或结代。

治法：益气养阴，通血活络。

药物：在强心通脉汤基础上加生地黄、麦冬。

方解：生地黄、麦冬皆有养阴清热作用。麦冬偏于生津除烦，生地黄偏于补血、凉血，二者相互协调，清热凉血、养阴生津的作用明显。方中人参、麦冬互补为用，人参生津，可助麦冬养阴；麦冬清热，可制人参温燥，共奏益气养阴、补气救脱、清热安神之功。生地黄、麦冬用量可大，一般25～35g。

末期——慢性心衰阳虚水泛证

症状：心悸眩晕，胸闷气促，痞满，畏寒肢冷，小便短少，或下肢浮肿，腰酸，乏力，面色晦暗，唇甲淡白或青紫，舌淡白或紫暗，脉沉细或沉微欲绝。

治法：益气温阳，通经利水。

药物：在强心通脉汤基础上加附子、桂枝。

方解：二药均善温阳散寒、通经止痛。附子长于回阳救逆，散寒止痛力强，用量不宜大，用量一般为6～15g。桂枝温经通脉，有横通肢节的特点，桂枝用量可以加大，用量一般为15～35g。二者合用能温经通阳，祛寒止痛。

以上三型慢性心力衰竭在临床中常常交叉分布，相互联系。临床应强调灵活辨证，用药灵活多变，重在恢复患者自身的正常生理功能，减少患者的再住院率，增强患者抵抗疾病的能力。

中医学在与慢性心衰相关疾病的论述中，较分散，不能形成完整系统，因此我们应从临床出发与中医古籍中的理论相互印证，勤于总结，形成清晰统一的认识，掌握其病因病机，并与理法方药相结合，在临床中灵活地加以应用，提出新的认识，才能每每取得良好疗效。

第五节
慢性心衰临证用药心得

慢性心力衰竭是以心室充盈或射血能力减低为特征的临床综合征，是各种心脏疾病的终末和难治阶段，也是临床常见和多发的老年性疾病，被喻为"心脏病最后的战场"，随着人口老龄化的加剧，其发病率逐渐增加。根据《中国心血管健康与疾病报告2020》，目前中国35岁以上居民慢性心衰发病率达1.3%，慢性心衰患者病死率达4.1%。其发病率及死亡率较高，预后较差，有临床症状患者的5年生存率与恶性肿瘤相当，严重危害人类健康，是我国21世纪心血管病领域的突出问题，也是医学界亟待解决的难题之一。

慢性心衰在中医中无对应病名，根据其症状常归为"心水""心胀""水肿""喘证""心悸"等范畴，临床特征为心悸、气喘、水肿、乏力等。自古以来，中医学丰富的经验证实了中医药在缓解症状、改善预后等方面具有显著优势。在中医药现代化的研究进程中，如何以科学化、现代化的手段，归纳总结名老专家经验，挖掘临床资料学术价值，对于临证遣方用药和新药开发意义非凡。通过总结治疗慢性心衰的用药规律、临证经验，探索治疗慢性心衰的新处方，以期为慢性心衰的中医治疗提供新理论、新思想。

本研究共收集200名慢性心衰患者的临床资料，通过对临床资料进行分析研究，总结用药规律如下。

一、药物使用情况分析

本研究搜集的200首处方，涉及中药136种，使用频次总计2766次。其中补虚药使用最多，占总用药频率的26.13%，活血化瘀药占11.6%，化痰止咳平喘药占11.21%，清热药占9.58%，理气药6.65%，利水渗湿药、安神药等亦有少量使用。

对于心衰初期的患者，常运用益气活血、强心通脉之法，选用黄芪、白术、人参、党参、太子参、甘草等药，培补心、脾、肺之气，充养宗气；选用川芎、延胡索、丹参、桃仁、益母草、牛膝等药，活血络、祛瘀滞、通心脉、益气与活血并重，共奏益气活血化瘀之功效。对于心衰中期的患者，常运用益气养阴、活血通络之法，选用当归、白芍、麦冬、百合、生地黄等药，滋养肺、胃、肾之阴，养心血，实脉道，以通为补，气血兼顾。对于心衰晚期的患者，常选用桂附二药补元阳，温心脉，散寒蠲饮；选用茯苓、猪苓、泽泻、薏苡仁渗湿利水道，针对阳虚水泛的病机，温阳化气，通脉利水。

在兼症的治疗上，若见咳嗽、咳痰、舌苔厚腻、黄腻、滑腻等症，常用杏仁、紫菀、紫苏子、款冬花、枇杷叶等药降肺止咳治其标，以二陈之意辛开苦降、燥脾化痰治其本，祛痰清肺，燥湿清中；若见喘息重症、呼吸艰难、夜间频频憋醒、端坐呼吸、无法平卧者，常用五加皮、桑白皮、葶苈子，泻肺则喘自除，宣肺则水自消；若见血脂异常者，常用红曲、泽泻降脂泻浊；若见肾功异常患者，常投大黄一味，取其"将军"之性，荡涤肠腑，祛瘀生新，泻肾浊以降低血肌酐、尿素氮水平；若胸痹心痛明显者，选用丹参、当归、川芎、延胡索等药，理血脉，通经络，行气机，止痹痛；若见痰浊明显者，则以瓜蒌、半夏、枳壳、厚朴等宽胸散结，豁痰止痛；若病于寒者，则以桂枝、薤白等温振胸阳、通脉止痛。

对于血压控制不良，伴有眩晕、头痛、颈后不适者，常以天麻、钩藤、牡蛎、珍珠母等药平肝潜阳，息风定眩；以半夏、白术、天麻、陈皮等化痰开窍。若伴见心中懊恼、烦闷者，常以《金匮要略》之栀子豉汤，宣泄郁火，清心除烦。若夜眠梦多、虚烦不眠者，常以酸枣仁、合欢皮、首乌藤、远志、茯神、柏子仁等药益心气，养心血，安心神。若见饮食不佳、食后腹胀、呃逆、反酸等症，常以焦三仙、鸡内金等药健脾助运；海螵蛸、瓦楞子抑酸和胃；枳壳、厚朴之品理气宽中，升降相应，调中气。若肺卫不固、畏风自汗者，常以玉屏风散固表止汗。对于夜尿频多的患者，常以菟丝子等药温肾缩尿。

二、常用药对分析

本研究结果显示，治疗慢性心衰常用药对包括合欢皮-首乌藤、龙骨-牡蛎、葶苈子-五加皮、麦冬-五味子、茯苓-车前子、天麻-钩藤、枳壳-厚朴、茯苓-猪苓。

（一）合欢皮-首乌藤

合欢皮甘而能缓心气，开郁结，安心神。《本草汇言》指出其有开五神、除五志的作用，黄宫绣认为合欢皮能安五脏、畅神气。首乌藤甘苦而功专养心安神，《本草再新》认为其能补中劳伤、行经通脉，《饮片新参》指出该药可培肝肾、安睡眠。二者相配，共成开郁安神、养心补血之用，宁神助眠之效倍增，临床上常用其治疗慢性心衰伴见入睡困难、多梦、易醒、醒后难入睡、心烦、心神不安等症，具有显著疗效。

（二）牡蛎 – 龙骨

龙骨甘平而有翕收之力，最擅镇心神，潜肝阳，固滑脱，又可镇咳降逆，治肺中痰饮，徐灵胎认为其敛正而不恋邪。牡蛎咸涩而微寒，擅于平抑肝阳、安神定惊。《海药本草》认为其可填肾劳虚损、清热止盗遗、重镇宁神志。张锡纯认为龙骨安魂，牡蛎强魄，二药合用，可补魂魄，安精神，扶正而不留邪。龙骨、牡蛎相合，重镇固涩，敛阴潜阳兼备，既有镇心安神之效，又可祛顽痰，使虚阳不上扰，痰火不逆。临床中常用其治疗慢性心衰伴见心动过速、频发早搏、快速型房颤等疾病，对惊悸目眩、汗出滑精等症状疗效显著。

（三）葶苈子 – 五加皮

葶苈子为苦寒之品，又其味辛，专入肺而开水道，能泻金实下出膀胱，功专利水消肿。《开宝本草》认为其有泻肺实、降气逐饮之功，专疗喘息咳逆、饮停胸中。仲景所创葶苈大枣泻肺汤为泻肺行水、定喘消肿之名方，而依据现代手段对葶苈子成分的研究也证实其具有强心、利尿、抗炎、止咳的作用。五加皮辛苦而温，能补肝强筋、滋肾强骨，兼备利水之功效。《本草经疏》认为其能散风、燥湿、除寒、治湿气浸淫。慢性心衰利尿剂抵抗，多由于瘀血阻滞水道，引起水湿难排，停聚体内，水停亦可加重血瘀，日久水瘀互结，瘀难除且肿难消。二药合用可泻肺、活血、通利，血行则水易除。常用其治疗慢性心衰导致的双下肢浮肿、小便不利、慢性心衰晚期利尿剂抵抗，利尿作用显著且无不良反应。

（四）枳壳-厚朴

枳壳兼具苦辛酸三味，其性微寒，最擅宽中消胀。《开宝本草》指出其可治疗劳气喘嗽，逐水消胀满。枳壳入肺经，归肺络，《珍珠囊》中对其有"破气，泄肺中不利之气"的论述，认为其可同泄肺与大肠之气。厚朴辛苦而温，功专燥湿消痰、温中下气。《药性论》中言厚朴有"除痰饮，去结水……主心腹满"的作用。慢性心衰多见于各类心系疾病后期，心气久虚则必损肺气，心肺同病则发为心悸、喘嗽、胸满浮肿等症。肺为水之上源，亦为气之所主，肺气虚衰则子病及母，脾为生气之本、燥湿运化之所，脾气虚则痰湿盛，阻滞气机，可见气虚气滞兼见之象，此阶段以气虚为本、气滞为标，是慢性心衰水湿停聚的最初阶段。枳壳、厚朴兼具辛苦之味，辛者能散能行，条畅肺脾气机；苦者能泻能下，通经络利水湿。二药虽同入脾、胃、肺、大肠经，然而枳壳更擅降肺泄气，厚朴更长于理脾宽中。常在慢性心衰中、晚期加用此二药，寒温并重，以泄为补，气行则血行，血行则脉道通畅，津血本又同源，血脉畅则水湿之邪自除。

三、常用药物配伍分析

（一）瓜蒌-薤白-半夏

瓜蒌、薤白、半夏为《金匮要略》中瓜蒌薤白半夏汤的主要组成药物，临床中常用其治疗痰浊痹阻型胸痹心痛。瓜蒌甘寒滑利，可清热豁痰，化顽痰胶结。《本草便读》认为其有降痰火、涤痰瘀、消结胸之功。半夏味辛苦，性温燥，味辛则散，可理气宽胸、消散寒滞、除痞散结，味苦则燥，可降逆气、燥痰湿。《药性论》认为其可"消痰涎……止呕吐……下肺气"，《主治秘要》认为其消痰涎、散痰结，为"治湿痰之要药"。瓜蒌与半夏相辅相成，豁痰宽胸与消痞散结并重。薤白，其味苦，性温，可通行气机，宽胸散结，宣通阳气，如离照当空，驱散心胸痰浊。瓜蒌、薤白、半夏三药相合，以通为用，心胸阳气充盛，浊邪消散。

（二）人参 - 麦冬 - 五味子

人参、麦冬、五味子为《医学启源》中生脉散的组成药物，气阴双补，补中有收。吴昆释曰："脉得气则充，失气则弱。"心主血脉，心之阴血内藏心神，心气鼓动血脉运行。血行脉内，若脉道通利、心气盛则心神内守、周身得养。若心之气阴亏虚，心体失濡，神明无所依，血脉运行不畅而见心悸、怔忡、心神不宁。人参甘温，可大补元气，安心神，益肺生津，补后天营卫之本。五味子五味兼备，尤以酸温为著，可敛阴津，收天癸，实五脏之气。五味子、人参同用，酸甘化阴，充实脉体。气为血之帅，人参为扶元要药，可助心血化生。麦冬甘苦微寒，可养阴生津，清心泄热，除烦。三药合用，亦补亦清，使心气充，心阴复，心脉平，正如李东垣所言"气充脉复，故名生脉"。

（三）茯苓－桂枝－白术－甘草

茯苓、桂枝、白术、甘草为《金匮要略》中温阳化气之魁首——苓桂术甘汤的组成药物。茯苓甘淡，健脾宁心、利水渗湿。《世补斋医书》言茯苓为治痰之主药，既行水又行湿。仲景认为"病痰饮者，当以温药和之"，桂枝味辛，可温阳化气利水。茯苓、桂枝二药相伍，亦温亦利，使湿邪去则阳气得复，阳气复则湿易除。白术甘苦而温，专入脾胃，具有补脾气、燥湿邪的作用，配以茯苓，祛湿效果更著。甘草益气和中，配桂枝以辛甘化阳。甘草、白术相合，则益气健脾，实土制水，脾旺则水湿易除，痰饮难聚。四药相合，温阳化气，去湿化饮。

（四）白术－白芍－附子

《药性论》中对白术有"治水肿胀满"之论述，《新修本草》中特别强调其"利小便"之功效。诸家认为，白术虽温燥，但其燥湿与补脾之功相互为用，湿邪去则脾气健，脾气复则湿自除。白芍酸凉，为缓急之要药，入肝、脾二经，功专养血柔肝，敛阴止汗，其缓和酸收之力较强。《神农本草经》认为其有"利小便、益气"的作用；《本草别录》中更有"通顺血脉……去水气，利膀胱"之说；王好古认为其能理顺中焦气机，消痞满胀痛，止喘咳逆气。心主血、肝藏血，白芍禀火气而治心、禀木气而治火，同时，柔肝兼顾补益，肝木之气调达有度，气顺则脉畅无虞。附子辛甘大热，为回阳救逆之要药，专补心、脾、肾三脏之阳气，有补火助阳之功效。《本草正义》指出附子能通行十二经纯阳，其性走窜。慢性心衰终末阶段的病理本质为气血阴阳俱虚、脏腑功能衰惫，五脏虚则六腑失其所主，此时水湿停聚、血瘀留着，虽见大实之表象，但其证属虚。附子温阳之力峻烈，尤擅补元火，温肾水。久病及肾，而肾又为一身阴阳之根本，治阳首治肾。附子一味，既暖心脾之阳气而治其标，定悸安神，温脾散湿，又温肾之元阳治其本，使阳气生化不竭，恢复肾主司二便、蒸腾气化的功能。附子行水之枢机，绝非淡渗泻下之功，温脏阳以通腑气，腑气通则清气自升，浊阴自降。

白术、白芍、附子三药合用，为真武汤之精妙所在，白术与白芍相合，燥而不伤阴，柔而不恋邪。白芍合附子，补火而无升焰之虞，理血而无生湿之弊。张元素认为"附子以白术为佐，乃除寒湿之圣药"，白术可引药入脾经，二药合用可温散困脾之寒湿，恢复脾升清降浊之枢机。久病脉道虚涩，血行无力，水饮湿邪反复缠绵难去。白术燥水湿，白芍养血脉，加之附子峻烈温散之性，三药合用可推助气血运行，恢复血脉功能。

慢性心衰的终末阶段患者常出现恶性心律失常、顽固水肿、喘脱等危重症状，可危及生命。此阶段的病机本质在于阳气衰惫、实邪内阻，治当以温阳益气为基本大法，见水则利，见瘀则行，然而此时患者正气较虚，因此，应把握泻实的时机合理用药。白术、白芍、附子三药相伍，温阳气，健脾土，理血脉兼顾，虽无峻下逐水之药味，但其行水力彰，以补为通，实为治顽水之妙药。

四、常用药物组方分析

（一）龙骨、牡蛎、人参、麦冬、五味子、生地黄、甘草、牡丹皮、赤芍

血行脉内，若脉道通利、心气充沛、阴血充盈，则脉行畅通，心神内守，周身得养。若心之气阴亏虚则心体失濡、心神失养，血脉运行不畅则发为心悸、怔忡、心神不宁。在临证中，常以人参、麦冬、五味子三药为基础，一则补气实脉道，二则养阴柔脉体，针对心衰病的病机根本投以益气敛阴之法治之。气阴两虚常伴心悸不宁，其本质在于脉道不利、脉体失充，心神无所藏而神乱。临证中每见心悸之症，常加以龙骨、牡蛎二味。龙骨性平、味甘稍涩，牡蛎性微寒、味咸，二者皆能重镇安神、宁心定悸。在众多重镇安神药中，余唯独偏爱龙骨、牡蛎二药，龙骨味甘，有生津化阴之功效，而牡蛎本身产于水中，其性寒而助阴，二者合用，虽无补气之功，却有育阴之用。同时，二药性质沉降收敛，安神之功卓著。

若气阴两虚日久而生滞成瘀，形成气阴两虚兼血瘀之象。该阶段难治的根本在于用甘补滋养之味恐助瘀滞，用辛苦通散

之品则易伤阴耗气。以整体观念辨之，余认为该阶段患者出现的胸闷、胸痛、痛处不定等症状，其本质实为因虚致瘀，而脉体脉气的空虚也是导致其脉结代的根本原因。如在气阴两虚的基础上兼见瘀象则加生地黄、赤芍、牡丹皮三味。赤芍、牡丹皮为血药，入血脉逐瘀而畅脉道，生地黄为滋阴要药，滋肾水以助一身之阴液。对于气阴两虚兼血瘀的患者应分症治之，以上述八味药物为基础随症加减。甘草本就有缓急和脉之功，擅治心动悸、脉结代之症，与上八味药合用，益气养阴，重镇安神，理血通脉并重，临床上应根据患者气虚、阴虚、血瘀的偏重，灵活加减药量，对该类患者的治疗往往疗效显著。

（二）当归、川芎、黄芪、丹参

黄芪甘温，可补一身之气，《名医别录》指出黄芪能逐五脏恶血，行气以活血。当归甘辛而温，补血与活血并重，张景岳言当归"其味甘而重，故专能补血，其气轻而辛，故又能行血"。川芎辛香走窜可活血行气，黄元御认为其可"行经脉之闭涩……散滞气而破瘀血"。丹参专入心经，既有凉血之功，又有活血之用。心系疾病日久损伤心气，为慢性心衰的始动因素，气虚日久血行不利而瘀血内生，阻滞经络，凝滞气血，又可引起气滞、湿聚、水停，导致病情加重。气虚血瘀是慢性心衰的病机关键，纵贯始终。以黄芪补一身之气，培宗气，助心行血，心气盛则心血运行有力。亦可补脾气以助其运化，脾旺则心气、心血化生有源，血脉充盛，心脉得养。当归、川芎、丹参可祛瘀生新，养血和血。四药合用，取补阳还五汤补气活血之意，标本兼治，祛瘀而不伤正。

（三）茯苓、白术、半夏、陈皮、枳壳、厚朴、焦三仙

茯苓甘淡而平，最擅利水渗湿，张景岳认为其可"利窍去湿……逐水燥脾、补中健胃"。白术温而甘苦，能补能燥，具有补脾气、燥湿邪的作用，与茯苓合用，则祛湿健脾效果更著。陈皮辛苦而温，《本草备要》认为其"能燥能宣……辛能散，苦能燥、能泻，温能补、能和"，其性芳香，专入脾肺，为宽中理气、燥湿化痰之要药。半夏辛苦，辛开以化痰，苦降以下气。陈皮、半夏本为二陈，携茯苓则化痰除湿之效倍增，理气和胃之功更著。枳壳入肺经，归肺络，擅行肺与大肠之气，理气宽中，行滞消胀。厚朴辛苦而温，与枳壳同入脾、肺二经，有燥湿消痰、温中下气之功效，与枳壳相合，调整中焦脾胃之升降。焦三仙合用可消食化滞，改善饮食情况，有助气血化生。脾虚乃湿停之征象，若患者舌体转胖、舌苔转腻时应以上方为基础治疗，意在燥湿于饮停之前，防患于未然之时。

（四）葶苈子、五加皮、桂枝、白芍

肺为华盖而膀胱属水，葶苈子专入肺经而泻肺气。肺气壅塞，肃降失职，气机不畅，膀胱气化失常则水湿泛溢，发为喘满、浮肿、小便不利等症。葶苈子味辛能散、苦能泄，功专利水消肿。五加皮辛苦而温，入肝、肾，以皮治水，有辅助葶苈子利水消肿的作用，《本草经疏》认为其能散风、燥湿、除

寒、治湿气浸淫。葶苈子、五加皮相合，可泻肺，活血，利水。桂枝味辛甘、性温，归心、肺、膀胱经，可温阳化饮，化气利水，平冲降逆。水饮痰湿为阴邪，桂枝可振奋中阳、温化水湿，与葶苈子、五加皮合用，有增强利水消肿之功效。白芍味酸而入肝，养血、柔肝、舒筋、缓急并重。桂枝走表解肌，通卫阳之气；白芍入里调阴，养阴血，和营阴，二者一寒一热，相互制约，桂枝得白芍则辛散而不伤阴，白芍得桂枝则酸寒而不致邪留，二药相合，阴阳相资，营卫调和。两药配伍，协调阴阳，调和营卫，为葶苈子、五加皮利水逐饮提供了良好的前提。葶苈子、五加皮泻水之力迅猛，久用多用，恐伤正气，白芍酸敛，可防止其峻烈伤正。

五、治疗慢性心衰临证经验

（一）分期论治，随症加减

我在40余年的临证经验中发现，慢性心衰患者最早可出现胸闷、气短等心气虚的症状。气虚日久而阳虚，气虚不能推动血行，阳虚不能温化水液，则痰湿、水饮、瘀血内生。瘀血内阻经脉，阻滞气机，而水饮、血瘀又可相互影响，相互胶结，缠绵反复难愈，病程日久，正气亏虚，阴阳俱损，水湿泛滥，危及生命。我们团队将慢性心衰早、中、晚三期与中医辨证相结合，慢性心衰早期多为气虚血瘀证，治疗常用益气活血、强心通脉之法；慢性心衰中期多以气阴两虚为基础，兼夹血瘀表现，治疗常用益气养阴、活血通络之法，在补气活血的基础上，加用养阴和营之药；慢性心衰晚期多为阳虚水泛证，治疗常用温阳利水、强心通脉之法。分期辨治，以扶正为基础，活血、滋阴、温阳、利水等法贯穿始终。

（二）五脏同调，气血同治

慢性心衰病位虽在心，却与五脏密切相关。心病日久，母病及子，脾土受损则中焦气机升降失职，脾胃运化不及，气血化生乏源，造成心气、心血生成不足，心失所养。中焦为承上启下、升清降浊之枢机，若脾胃失健，则痰湿中阻，水湿停聚，痰饮上凌心肺则阻滞心肺之气，心病日久亦可损伤肺气。肺虚则宗气生化不足，无力助心行血，血脉瘀滞。心肾居南北之位，为水火之脏，心病日久心阳不振，久而损及肾阳，肾失蒸腾之机要，水湿泛溢肌表，上凌心肺，严重者可危及生命。在该病治疗中应注重调理五脏，调理中焦升降，燥湿醒脾，和胃蠲饮，中焦气机得复则心气、心血化生有源，血脉充盛，心脉得养；补肺以实宗气，宗气充盛可助心行血；疏肝理气，肝气升发有度，疏泄有节，气畅则脉通无虞；温肾助阳，温脏阳以通腑气，腑气通则清气自升，浊阴自降，恢复肾主司二便、蒸腾气化的功能；攻补兼施，扶正气以助邪去病愈，可改善临床症状，阻止疾病进展。

（三）未病先防，三焦分治

"未病先防，既病防变"，慢性心衰作为各类心系疾病的终末阶段，对其基础疾病及时进行治疗，是预防慢性心衰发生发展的重要手段。心悸日久，患者多为气阴两虚、脉道失养，预防慢性心衰当用益气养阴定悸之法。胸痹其本质为阳微阴弦，预防当用散寒化瘀、健脾祛痰、通阳宣痹之法。而胸痹日久，邪气深入血脉，当以温药以缓图之，切勿投大辛大热之品求速效，以防耗散心气之弊。对于久瘀久滞，也可应用虫类走窜，通久瘀，起沉疴。眩晕日久，其本质多为肝阳亢、肾水虚，预防慢性心衰当用平肝潜阳、滋肾平肝之法。心痹证的治疗关键在于防止四肢痹证内舍于心，常加用祛风除湿、舒筋活络药物，以除风寒湿邪及风湿热邪，以达消痹痛，宁心神之功用。肺病日久成肺胀，而肺气壅塞日久累及心气，发为心衰，对于肺胀患者，治以宣肺降气、化痰蠲饮、活血散瘀之法，防其病久传心。

对于心衰已成者，常灵活运用三焦辨证法详辨其证。当患者出现咳喘、胸闷、眩晕等上焦症状时，遵循"上焦如羽"的特点，常以轻宣开利、通窍升清之药物治疗，开清窍，提气机，非轻不举；当患者出现腹胀、纳差、呃逆等中焦症状时，守"中焦如衡"的原则，肝、脾、胃同调，疏肝行气、燥湿醒脾、和胃降逆同用，使肝气得升，胃气得降，脾气升降相宜，中焦气机调顺，非平不安；当患者出现水肿、喘脱等下焦症状时，其症状的出现皆因上实下虚所致，以"下焦如权"为宗旨，用重镇、趋下之药物治疗，利水饮，镇心神，纳肾气，非重不沉。以上述思想在临床中随症辨之，灵活用药，临床疗效十分显著。

附：慢性心衰的中药作用机制研究

在中医药现代化的进程当中，将中医中药与西医学研究技术成果相结合是一项关键的研究课题，持此之故，我们团队通过总结中医理论与临床经验，提出以"心肾相关"角度为切入点，在补肾活血自拟复方在临床中治疗心力衰竭疗效显著的基础上，可以进一步对其进行实验研究，以探究其中可能的作用机制，进一步验证其可靠性与有效性，推进中医药的现代化进程，并能够借此加深对中医药的理解，使其能够反馈至临床，并推动中医临床发展。

补肾活血复方治疗慢性心衰及其对心肌影响的相关实验研究

1.补肾活血复方对慢性心衰大鼠 CaMK Ⅱ 的影响

在慢性心衰的发展过程中，心肌重构是其发生发展的基本机制，而神经内分泌激活会加快心肌重构与心衰的进程。因此阻止神经内分泌激活与心室重构的交替发生，被认为是治疗慢性心衰的关键。多项研究证实 β-肾上腺素能受体和 α 肾上腺素受体可以通过增加细胞内 Ca^{2+} 浓度并与 CaM 结合，之后经过活化 CaMK Ⅱ，介导心肌肥厚和凋亡产生，致使心脏衰竭发生。心肌细胞凋亡及心室重构等信号通路均受到 CaMK Ⅱ 的调节。据研究，CaMK Ⅱ 会作用于多种信号通路的下游靶点，导致心血管疾病的发生发展，与心肌肥厚和心力衰竭密切相关。细胞内 Ca^{2+} 离子的稳态与调节也受到其活性的影响，当心肌长期损伤激活交感神经系统的兴奋性，导致 Ca^{2+} 释放增加，与 CaM 结合形成复合体，就会通过经典 Ca^{2+} / CaM 依赖途径激活 CaMK Ⅱ 的活性，导致细胞凋亡和慢性心衰的发生。许多研究表明，CaMK Ⅱ 抑制有利于改善心肌功能。徐瑶等通过实验验证了我们团队的补肾活血复方对心肌梗死后心力衰竭大鼠心肌中 CaMK Ⅱ 的表达有明显抑制作用，可以进一步延缓心室重构，改善慢性心衰[205]。

2. 补肾活血复方对慢性心衰大鼠 klotho 蛋白的影响

由于慢性心衰的心室长期压力或容量负荷过重，使心肌收缩力减弱，不能维持心排血量，从而心室代偿性地发生大小、形状、厚度等一系列病理生理改变，其主要表现为心肌纤维化、心肌细胞结构排列紊乱。Klotho 基因是于 1997 年首先由日本 Kuro-o 等学者偶然发现的衰老基因。随后该学者经过实验发现 klotho 蛋白与 AS、氧化应激、内皮功能密切相关，推测 klotho 蛋白对心血管疾病有一定影响。有学者发现，Klotho 蛋白可增加 NO 生成，上调 NO 活性，有舒张血管、降低血压、防治心肌肥厚等作用，对心血管系统发挥保护作用。有研究显示，klotho 蛋白通过促进生成 NO 来舒张血管、抑制血栓产生等起到保护心血管的作用。Klotho 蛋白可下调 TRPC6 进而抑制 Ca^{2+} 内流及钙调磷酸酶信号的激活，因此其对心肌细胞肥大有着抑制作用，进一步说明其对心肌肥厚及心室重构有抑制作用。此外，Klotho蛋白可通过促进FGF23/FGFR信号通路从而对磷酸盐代谢进行调节，这与血管钙化及衰老表现相关。孙增玉[158]等通过实验研究，发现通过4周补肾活血复方的治疗后，BNP浓度下降，补肾活血复方升高心肌组织klothom RNA与蛋白表达的作用明显，电镜下进行心肌组织的观察证明补肾活血复方可起到抑制或逆转心室重构的作用。孔繁达[156]等通过实验研究发现补肾活血中药可上调Klotho蛋白的表达，改善慢性心衰大鼠心肌细胞形态，改善大鼠心功能，延缓心室重构，有效治疗慢性心衰。

3.参草通脉颗粒对Ang Ⅱ诱导的心衰心肌细胞ACE2、MMP2及TIMP2的影响

ACE2属于肾素-血管紧张素（RAS）系统，可降解Ang Ⅱ，减少Ang Ⅱ对心脏的毒性作用，保护心脏。MMP2是基质金属蛋白酶家族的一员，其含量的增多与心衰进展密切相关。TIMP2可以抑制MMP2的效应，与MMP2共同维持细胞外基质的重构。参草通脉颗粒为临床验方，主要由黄芪、丹参、人参、葶苈子、茯苓、红花、益母草等药物组成，临床中治疗慢性心衰疗效颇佳。Ang Ⅱ是心血管疾病发生过程中重要的观察指标，Ang Ⅱ可以强烈的收缩血管，促使心肌细胞、血管平滑肌增生，胶原合成等，此外，Ang Ⅱ能够介导心肌细胞凋亡，在慢性心衰的发生发展过程中破坏心肌细胞凋亡和心肌纤维细

胞活化的动态平衡。ACE2是一种细胞膜蛋白，可降解 Ang Ⅱ，将 Ang Ⅱ转换为 Ang（1-7），Ang（1-7）具有扩张血管及抗纤维化的作用，拮抗心室重构。杨硕等通过实验研究，发现参草通脉颗粒能调节 Ang Ⅱ诱导的大鼠心衰心肌细胞中 MMP2、TIMP2、ACE2 表达[206]。

4.补肾活血复方对慢性心衰大鼠心肌线粒体能量代谢及 PGC-1α、NRF-1、mtTFA mRNA 表达的影响

当心力衰竭发生时，心肌内心肌能量代谢障碍加重，心脏的收缩功能是需要大量能量支持才可以进行的，当正常的心肌开始能量供应时，线粒体的氧化呼吸链和 ATP 的生成是偶联的，当心衰发生时线粒体的氧化功能受到抑制，偶联机制被破坏，线粒体数量增加，同时能量代偿增加，因此呼吸功能和 ATP 的合成会受到抑制。若心肌受损或长期处于高负荷工作状态下，便会出现一系列代偿反应，最终导致慢性心衰。有研究发现在心衰模型中会出现 PGC-1α 表达的降低，亦发现其下游的 NRF-1、mtTFA 也会相应地发生降低，也就是说，在心衰发生时，心肌内线粒体生物合成中出现了 PGC-1α/NRF-1/mtTFA 整条通路的下降，因此 PGC-1α/NRF1/mtTFA 通路是调节线粒体生物合成的重要通路之一。PGC-1α 是该通路中的关键转录辅助激活因子，对线粒体的生物发生起着至关重要的作用。而其下游信号分子 NRF-1 在线粒体的生物发展中承上启下，当 PGC-1α 与 NRF-1 结合后，便会立刻激活其下游目

标基因mtTFA，PGC-1α通过增强NRF-1对线粒体转录因子mtTFA的转录，三者协同作用，使线粒体DNA复制能力提升、DNA表达增加，从而调节心肌细胞能量代谢纠正慢性心衰。刘诗瑶等通过实验研究发现，补肾活血复方可使心梗后心衰大鼠心肌细胞PGC-1α、NRF-1、mtTFA mRNA的表达上调，促进PGC-1α、NRF-1、mtTFA蛋白含量增加，从而增加线粒体的生成和ATP产能，改进心肌细胞的能量代谢，以此来改善和纠正心衰[207]。

5.益气活血中药对心梗后心衰大鼠心肌骨桥蛋白的影响

骨桥蛋白（osteopontin，OPN）也称为细胞因子Eta-1，是一种分泌性非胶原型糖基化磷蛋白，参与骨代谢、肿瘤生长转移、免疫调节、细胞黏附等过程，是血管细胞的主要黏附及趋化因子。作为一种功能性ECM蛋白，OPN广泛分布于各种组织、细胞及血清中，通过介导细胞-细胞和细胞-基质之间的相互作用，参与骨代谢、肿瘤生长和转移、组织修复、免疫调节、炎症反应、血管生成等多种过程。生理条件下，成年人心肌组织中OPN表达呈低水平，当心肌损伤或心脏负荷增加时表达增强，并且其血浆水平与心功能分级、慢性心衰患者预后密切相关。心肌梗死后ECM的改变尤其是胶原的沉积是导致心室重构的重要原因。基质金属蛋白酶（matrixmet-alloproteinases，MMPs）是ECM的主要蛋白水解酶，OPN可以通过抑制IL-1β引起的MMP-2和MMP-9激活，在心梗后期增加胶原蛋白沉积，引起胶原分布失衡，促进心肌纤维化，引起病理性心室重构。并且，OPN可通过整合素依赖途径与整合素 α1、β3结合，介导Ang Ⅱ导致的心肌纤维化，参与心室重构过程。同时，TGF-β、成纤维细胞生长因子、表皮生长因子、结缔组织生长因子等，均可刺激OPN的大量分泌。OPN表达增加是引起心肌纤维化、心室重构、慢性心衰发生的重要因素。目前有研究表明，OPN在心肌损伤或心脏负荷增加时表达上调，OPN在血浆中的水平与心功能分级以及慢性心衰患者预后情况关系密切。孙晓宁等通过实验研究，发现益气活血中药可通过降低心肌组织中OPN表达水平，改善心室重构，起到提高心功能、防治心肌梗死后心力衰竭的作用[208]。

6.益气活血中药对心衰大鼠心肌PGC-1α能量代谢影响的实验研究

慢性心衰发生时，心肌细胞缺氧缺血和炎症损伤可导致心肌能量代谢障碍，引起心肌代谢重构。能量代谢障碍是慢性心衰发生的关键，贯穿于慢性心衰的始末。线粒体作为产能的主要器官，产能量多少关系到心脏的泵血量是否能够维持个体生命活动。过氧化物酶体增殖活化受体 γ 辅助活化因子1（PGC-1）作为一种通用核受体辅助激活因子主要在能量代谢中起作用，PGC-1α 是PGC-1的主要成员，大量存在于褐色组织中，如心脏、肝脏、骨骼肌等组织中，是线粒体生物发生的主导协调因子。PGC-1α 基因生理作用广泛，在线粒体合成、骨骼肌纤维类型转换、调节适应性产热等过程中发挥重要作用。心脏作为主要的耗能器官，需要大量能量，PGC-1α mRNA大量存在于心肌组织中，可整合转录因子，以促进线粒体氧化表达，作为辅助代谢调节因子，具有促进线粒体的生物合成的作用，通过作为PGC-1α效应器，可以调控线粒体功能及能量的动态平衡。PGC-1α与心肌线粒体氧化酶的表达有重要关系，若缺乏PGC-1α，在长期心脏收缩超负荷及氧化应激的影响下，会引起心肌线粒体抗氧化酶下降，保护心脏免受氧化应激刺激，改善心脏肥大及功能障碍等，是治疗慢性心衰的新靶点。刘景峰等通过实验研究，发现益气活血中药可通过激活PGC-1α因子，增加心肌能量代谢，增加线粒体的产能，以此来改善和纠正慢性心衰[209]。

7.益气活血复方对慢性心衰大鼠Na^+-K^+-ATP酶、$Ca^{2+}-ATP$酶及线粒体蛋白的影响

心脏作为高耗能器官，需要消耗大量的能量来维持本身的收缩和舒张功能。研究证明，在慢性心衰发病过程中，心肌能量代谢的改变起主导作用，当心脏发生功能障碍时，心肌能量产生障碍，甚至衰竭。ATP是心肌组织可直接利用的能量物质，它在心肌中表达的量与心脏功能呈正相关。$Ca^{2+}-ATP$酶即钙泵，其中心肌肌浆网钙泵（SERCA），参与约2/3的Ca^{2+}的转运，心肌细胞发生兴奋时，SERCA通过分解ATP时所产生的能量，逆浓度梯度对钙离子进行主动跨膜转运。SERCA功

能的发挥需要大量的ATP，对ATP的消耗量仅亚于肌球蛋白。因此，当ATP生成的数量减少时，SERCA功能下调，心肌肌浆网重新摄取钙离子的能力减低，引起心肌收缩功能降低。钠泵即Na^+-K^+-ATP酶，是一种广泛存在于各器官、组织细胞膜表面的酶蛋白，通过水解ATP时所释放的能量，将2个钾离子转入细胞内的同时又将3个钠离子转出到细胞外，以维持细胞内外电及化学梯度平衡。在发生慢性心衰的大鼠模型中，Na^+-K^+-ATP酶活性会减低。作为心肌细胞能量产生的中心，线粒体在调节能量代谢方面起着关键作用，发生慢性心衰的心肌细胞中，mtDNA突变率增长，发生突变的mtDNA的连续集聚，干扰了线粒体蛋白的合成和呼吸链相关复合体的活性，进而引起了线粒体的功能紊乱及慢性心衰的发生、发展。Na^+-K^+-ATP酶、Ca^{2+}-ATP酶及线粒体蛋白与心肌细胞能量代谢的过程密切相关，通过对Na^+-K^+-ATP酶、Ca^{2+}-ATP酶活性及线粒体蛋白浓度的检测，观察心肌细胞的能量代谢的机制和运行是否正常，对Na^+-K^+-ATP酶、Ca^{2+}-ATP酶及线粒体蛋白的系统研究意义重大。当Na^+-K^+-ATP酶、Ca^{2+}-ATP酶、线粒体蛋白三者活性或合成量下调时，心肌能量代谢发生障碍，心脏功能大幅下降，导致心室重构甚至心衰的发生。宁鑫等通过实验研究发现，益气活血复方可通过促进心肌细胞Na^+-K^+-ATP酶、Ca^{2+}-ATP酶活性的增强和提高线粒体蛋白浓度，参与调节心肌细胞的能量代谢过程，来发挥其治疗慢性心衰的作用[210]。

从心肾相关理论出发，并基于余多年的临床经验总结，以益气补肾活血复方为核心，灵活辨证化裁，治疗慢性心衰临床效果显著。在此基础上，余带领研究团队将其与现代分子生物学相结合，从微观层面研究其作用机制，从不同角度为切入点，进一步验证了其临床与实验之可靠性，也证实了中医药治疗慢性心衰之多靶点、副作用小且可以与西医治疗手段相配合的显著优势。

第七章

"脑心同治"在心脑血管病中的应用

第一节
心脑之生理联系

随着经济的发展、人民生活水平的提高、人口老龄化进程的加速，国内心脑血管疾病发生的危险因素持续增加，心脑血管疾病的患病人数及患病后死亡数不断增长。据《中国心血管病报告2015》数据显示：2014年中国心血管病死亡率居于我国人口疾病死亡构成的首位，高于肿瘤及其他疾病[211]。

提到心脑理论，一般情况下大家会觉得心和脑是两个孤立的部位，并且从病理上看，也是两类独立存在的疾病，其实不然。《素问·宣明五气》曰："心藏神。"《素问·灵兰秘典论》曰："心者，君主之官也，神明出焉。"由此可见，自《内经》以来，人们就认识到心与神的密切关系[212]。清代汪昂在《本草备要》中言："人之记性，皆在脑中。"王清任在《医林改错》中言："灵机记性不在心而在脑。"张锡纯在《医学衷中参西录》中对心、脑亦有独到的见解，他认为："人之神明，原在心与脑两处，神明之功用，原心与脑相辅相成[213]。"由此可见，心主神明，脑为元神之府，神出于心、脑。而心主血，血液上行濡养脑髓，血足则脑髓充足，故心脑相通。中医理论认为"脑为奇恒之腑"，有主管精神、意识、思维活动和运动感觉等功能，但同时又提出"心主神明"之说，将脑的功能归于心，由此可见二者在生理上息息相关，二者在病理上又存在着一定的关系。

中医认为，心脑血管病属于中医的"胸痛""中风"范畴，历代医家常分开论述。但是在临床实践中，"脑卒中"和"胸痛"经常同时发生。大脑是人体的最高统治者，可藏髓治心。首先，心主血管，这是血液和体液发挥滋养脑髓作用的前提。只有脉搏畅通、血液充盈，脉搏中的血液才能顺畅运行，滋养全身。心气足，则精神旺盛；心气不足，则血行无力，精神萎靡不振。同时，大脑对支配血管的心脏具有协调作用，通过经络系统的连接调节心脏对血液的促进作用。心脏搏动，脉搏中的血液流向大脑，脑中血脉得以滋养，从而对血液的正常流动发挥调节作用，当大脑的调节功能失调时，心脏的血液供给不足。二者关系密切，相互影响。其次，脑为神明之主，有统帅人体一切功能活动和主宰生命的作用。心主血脉，可生血行血不断供给血液营养脑神，是人体精神活动的物质基础。只有在充足的物质基础上，脑主神明之功能才能正常发挥出来。《素问·八正神明论》云："血气者，人之神。"《灵枢·营卫生会》

云："血者，神气也。"均说明心的气血旺盛，则神志活动正常。若心气虚，行血无力，血脉瘀阻，则可出现神疲、萎靡，甚则神思恍惚、反应迟钝、半身不遂、谵语等神志的异常。

第二节
心脑病理相关

"脑心同治"的方式体现了中医的整体观和异病同治理念。基于心脑相通、心脑患病的原理，所谓"元神在脑，识神在心，心脑息息相通"。脑与心同为神明之府，共主血脉，血脉相通。因此，古代医家认为"一处神明伤，则两处俱伤"。临床上心脑疾病患者的症状主要表现在心脑血管和神经精神方面[214]。心脑血管在全身脏器中的血液循环相当丰富，心肌和脑细胞对缺血缺氧的敏感度均很高，而心主血脉，统摄全身血脉的通利，心又生血，心血充盈，心气旺，血行上达于脑，则脑窍轻灵；否则心阳不振，心气衰亏，脑之血供亦异常。心脑共为神明之府，元神藏于脑中，而元神又为生命之枢机，心脑由血脉相连，故心脑同病，神机幻灭。临床上痰浊、痰火郁结、心血郁结可引起胸闷、心悸等心病症状，也可引起头晕、痴呆、癫痫、躁狂、失眠等脑病症状。近年来有研究发现 AS 是心脑疾病的主要病理基础。另外，神经、体液的调节和代谢紊乱也会影响 AS、高血压、高脂血症、糖尿病等患者的心脑功能。

总的来说，心脑血管疾病常见于中老年人，这是人体衰老过程中内脏生理功能持续下降，血供耗尽，导致五脏不足、精神衰退的结果。在此基础上，由于人体正气不足、阴阳不平衡或外邪、饮食、情绪、疲劳等造成的伤害都可以导致这种疾病的发生。体虚正气衰弱和外邪侵袭，都会影响人体的气血精津液传输和布散，津液停聚为痰，血液凝滞为瘀，痰瘀为内生邪气又可浸入体内而发病。故心脑合病的典型临床表现即五脏气血虚衰、气血亏少、痰瘀互结[215]。例如，严重影响心脑血管疾病的AS与中医中的"痰浊"和"瘀血"高度相关，痰瘀可以单独发病，也可以相互结合发病，它是引起心脑疾病发生、发展、恶化和复发的重要病理因素。心脏病痰瘀证、脑病痰瘀证和心脑痰瘀证的症状在临床中经常出现[216]。大脑负责精神意识、情感思维、感觉认知和身体运动，心脏支配着血管的正常工作。若痰瘀上蒙清窍，阻塞脑络，则脑络不通，神窍失用；若阻塞心络，则胸阳不展，发生心悸、胸痹等证，或见心脑同病、痰瘀互结之复杂难治之疾。

第三节
心脑同病的现代认识

现代研究中可以发现心脑同病的主要病理基础是AS，并且在 ACS 后状态（是指 ACS 急性发病期后的 2 周～12 个月所处的状态）此时循环系统中的动脉会因为粥样硬化影响而出现病理变化，颈动脉和冠脉是最容易受到影响的部位。在颈动脉的斑块形成以后，颈动脉壁会相应地增厚，由于斑块和动脉壁增厚的影响管腔会变得狭窄，其所受压力会相应增加，导致血小板聚集形成血栓，血栓阻塞脑动脉致脑组织缺血发生脑卒中[217]。颈动脉 IMT 数值越高，脑卒中的发生概率也会越高，当颈动脉内中膜厚度值＞1.15mm，卒中发生风险会增加将近 20 倍。高血压、高血糖、高血脂以及吸烟、肥胖等是 AS 发病的高危因素，而心脑血管病共同的发病基础是 AS[218]。血压长期异常、血液黏稠度高及吸烟饮酒导致的凝血异常、血管痉挛等血液流变学的改变，极易导致血管粥样硬化的发生。西医学研究认为，痰浊、瘀血两者与血脂的异常以及血液的高黏状态有高度相关性。血瘀证与血液循环障碍、血液高黏滞状态、血小板活化和黏附聚集以及免疫功能障碍等多种病理改变有关，尤以心脑血管病为著[219]。

余结合多年的临床经验发现心脑同病患者多见于中老年人群，人体在衰老过程中，脏腑生理机能衰退，津液血液耗竭，生化乏源，进而导致五脏虚弱、精气亏少。此外，中老年人正气虚、阴阳失和，御邪能力弱容易因外邪、饮食、情志、劳逸久病所伤等，导致该类疾病的发生。

第四节
心脑同病的中医治疗

无论是正气内衰还是邪气浸淫，皆可导致人体气血津液运行紊乱，津留为痰，血滞为瘀，痰瘀内生而浸淫于内。心脑疾病常见病机为脏腑亏虚、气血不足、痰瘀内停、经络瘀滞。病性属本虚标实，贯穿于疾病的各个阶段。我们根据中医理论将心、脑的生理病理机制联系在一起，提出了"心脑同治"的理论，主要涵盖"标本同治"和"痰瘀同调"两个方面。

一、标本同治

根据心脑同病本虚标实的病机特点，我们认为心脑同病以心、脑、肾之气、阴、阳亏虚为本，气滞、寒凝、血瘀、痰浊为标，既可因实致虚，又可因虚致实，虚实夹杂，标本互干。临证治疗应注重四诊合参，明辨虚实偏颇，从养心、温肾、健脑入手，再根据兼夹邪气之不同分别配伍化痰、活血、利水之品，使心气充沛，血脉畅通、水道通利。扶正与祛邪合用，调整体治局部，顾此及彼，使心血下行于肾以温肾助阳，上达于脑以健脑宁神，肾气与脑髓相顺接，使周身气脉调达，血液畅通。机体阴平阳秘，气血调和。

（一）补益心气

心气亏虚，贯穿于心脑同病发生、发展、传变的所有病理过程。气虚则弱，同时随着患者年龄日益增长，或久病劳心，脏腑机能日复一日地衰老退化，心气亏损日趋严重，气虚推动无力，机体气、血、津液无以运行，气滞、痰凝、血瘀等病理产物痹阻心窍，不通则痛，临床表现为胸痛、胸闷、心悸。心气不足，阳气不通，于外气不固津，于内清阳不得上达于脑，临床可见自汗、头晕、头痛。劳伤耗气，活动、劳累后气损更甚，故平素疲乏无力，劳累后病情加重。临床上可见患者活动后病情加重。因此，补益心气是治疗心脑同病的关键，气旺则血充，心气足则血脉畅，气血通畅，胸阳得振，气滞、痰凝、血瘀等病理产物得以推动，通则不痛，症状可平。临床可用人参、黄芪等大补元气之品，补虚益气，改善气虚之证；白术、茯苓、山药、大枣、甘草等为辅，补气益气，养心通脉；心悸、自汗、睡眠不安者可加酸枣仁、五味子等收气敛神；胸痛较重、痹阻较甚者可加丹参、川芎等养血活血之药，在改善心气不足的基础上，进一步活血行瘀，更加有效地达到除痹之用。

（二）益脑通络

脑是人体生命的中枢，处于"人体大主"之位，是统治、调节生命活动的主宰。心脑同病的患者不仅有胸痛、心悸等心系症状，也可出现头痛、头晕、失眠等脑部症状。张锡纯

《医学衷中参西录》云："人之神明，原在心与脑两处，神明之功用，原心与脑相辅相成。"心血瘀阻，气机不畅，血液无力上达于脑，脑失濡养，难主神明，可见心病伴有头痛、头晕、精神恍惚等临床表现。同时，脑窍受损，脑主宰、调节生命活动的功能受阻，进而影响心脏的行血功能，加重心脏负担，使病情进一步恶化。因此，我们应遵循中医学整体观念，心脑共同治疗，使心气充沛，脑脉畅通，以改善脑系症状。临床多用肉苁蓉、酸枣仁、益智仁等养脑开窍，配伍茯苓、茯神、石菖蒲、郁金、合欢皮等宁心安神，或加用龙骨、牡蛎等重镇安神，同时需用黄芪、当归、丹参等益气养血之品活血止痛，川芎、桃仁、木香等行气之品通络除痹。补脑养心，行气活血，功补兼施，对缓解心脑同病诸症起到明显疗效。

（三）养肾固精

心脑同病的治疗不仅局限在心和脑，肾脏也对心脑同病的治疗起着重要作用。心与肾的生理关系可概括为心肾相交，水火既济，互制互用；精血互生，经络相连，精神互用；君火相火，上下交济，各安其位。若心肾二者的生理功能无法维持平衡，临床会出现心悸、失眠、腰膝酸软、四肢厥冷等一系列表现。肾为一身阴阳之根本，患者机体虚弱，定会影响肾阴肾阳的生理功能，肾脏温煦滋润心窍的功能受损，导致诸多病理产物瘀阻心脉，肾连督脉与脑络相通，肾虚又会引起脑络不荣，引起诸多症状。若肾阴、肾精亏虚，心阴受损，脉道失养，不荣则痛，临床可用熟地、黄精、枸杞、石斛、墨旱莲、女贞子、山萸肉等滋补阴精，濡养心脉；若肾气、肾阳亏虚，不能温养、鼓动心脉，推动无力，进而引起气滞、痰阻、血瘀、寒凝等痹阻心脉，不通则痛，引起心痛、心悸等病理表现，临床可用仙茅、淫羊藿、杜仲等阳药，或加黄芪、菟丝子、制首乌、山药、远志等补益肾气，使元气得充，心脉得复，通而不痛。

（四）活血通脉

血瘀是心脑同病发病的重要因素，或因虚致瘀，或寒凝致瘀，或气滞而瘀，总之，在心脑同病发生、发展的过程中，血瘀为其关键病机。在中医学中，活血化瘀是治疗心脑同病的必要措施，适用于心脑同病的各个病理阶段。若机体血行不畅，脉道瘀滞，引起心脉、脑络阻塞不通，不通则痛，临床则引起一系列症状。临床中常用丹参、红花、赤芍、川芎、桃仁等活血化瘀，行痹止痛；同时加用黄芪、人参等补气益气，陈皮、柴胡等理气行气，气旺则血充，气行则血畅；或加薤白等通阳散结，行气止痛；在活血的基础上，可加当归、鸡血藤等药以补血活血，使祛邪不伤正。活血、补血、理气、通阳等诸药合用，祛瘀扶正，虚实同调，痹痛当消。

（五）利水通络

《素问·脉解》曰："所谓胸痛少气者，水气在脏腑也。"

血行不畅，瘀血停滞，阻滞气机，气、血、津液运行不调，"血不利则为水"，津液运行不畅聚集脉外则为水，加之心脑同病日久肾气不足、肾阳虚衰，"主水"失用，水湿泛滥于心脑，临床可见胸痛、胸闷、头痛、眩晕、心悸、呼吸困难、唇面青紫、水肿等症状。临床运用益气温阳，利水通络之法，水通则气机舒畅、血脉得通。医家多用丹参、益母草等活血利水；葶苈子利水平喘且具有强心之用；白术、茯苓、泽泻等皆可利水渗湿；附子上助心阳，下补肾阳，阳温则水利；或用桂枝温通心阳，利水消肿；配伍黄芪、紫苏叶、厚朴等补气行气之品。诸药合用，在温化水饮的基础上，兼行气、活血等法，通调水道，利水宁心。

二、痰瘀同调

在心脑病证中痰瘀是重要病因病机。比如对心脑血管有重大影响的 AS 与中医的"痰浊""瘀血"高度相关。痰瘀既可单独致病，又可互生互化相兼为患。观察心脑同病的病因病机可以得出，"心脑合病"治未病之首要防治就是防止痰瘀生成，消除痰瘀之源，抑制痰瘀发病，这也是临床上患者最为关心的问题。临床上心脑同病的患者病因虽有外感六淫、内伤七情等不同，但总的病机不外乎脏腑阴阳失衡，气血运行受阻，血瘀痰凝所在。所以心脑同病当从痰瘀论治。

（一）辨别痰瘀轻重

痰本于津，瘀源于血，津灼则为痰，血凝则为瘀，此二者皆为津血阻滞不化之病理产物[220]。故心脑同病的辨证应结合患者的病程、舌脉、面部口唇颜色来辨治[221-223]。在临床上根据患者症状的轻重程度一般可以分成三类痰瘀交阻型。①痰瘀交阻证：一般处于初期阶段，病程短，口唇色呈青紫或淡紫（+），面色暗淡，舌色微青紫或呈正常，舌有瘀点，舌体胖边无齿痕，舌苔白或灰或黄而薄腻，弦滑或细涩；②痰瘀黏滞证：病程较前者长，口唇紫（++），面色晦暗，舌面紫暗，舌下脉络较青紫迂曲，舌下散布较多青紫瘀点、瘀丝，舌体胖边有齿痕，舌苔白或灰或黄而较厚腻，弦滑或细涩；③痰瘀胶结证：病程长，口唇紫暗（+++），面色黧黑，舌面有瘀点、瘀斑，舌下脉络凸显青紫迂曲，舌下密布黑紫瘀点、瘀丝，舌体肿胀，齿痕严重，舌苔白或灰或黄而厚腻，弦滑硬或沉细涩。痰瘀交阻证时，痰饮、瘀血两者未结合呈浑悬状态，两病邪致病均较轻，病位较浅，故临床表现为病程短，治疗时以祛瘀、化痰为主，兼加理气之品，可根据临床兼证的不同随症加减。若有肝经热盛、腑实者加以清肝、通腑；若有气郁较甚者加以疏肝解郁，此证型预后也较好。痰瘀胶结者即死血顽痰胶结状态，由于痰浊阻滞日久，瘀血毒邪瘀滞，死血顽痰阻滞脉络，故病程长。治以破血通脉、豁痰解毒。久病脏腑功能失调，阴阳失衡，加以益气温阳；痰瘀黏滞者即痰瘀黏着状态，介于前两者之间，多虚实夹杂，治疗当扶正祛邪，以益气活血、化痰消浊为主。

(二)痰瘀同治，兼顾调气

气为血之帅，津血、津液的正常运行皆离不开气的推动。若气机失调，津血输布受阻，则津血瘀滞，形成痰瘀。而痰瘀阻滞可影响气机升降，长此以往导致恶性循环，加重病情。《血证论》云："凡治血者必调气。"《丹溪心法》云："善治痰者，不治痰者而治气，气顺则一身之津液亦随气而顺矣[224]。"以上观点也说明理气可助于痰瘀的治疗。《景岳全书》认为"病之生也，不离乎气；而医之治病也，亦不离乎气"[225]，治痰先治气，气行则血行，三者协调可达到气顺、祛瘀、络通的良好效果[226]。故在治疗本病时，运用活血祛痰药的同时，应兼用理气疏肝之品。临证也可多配伍人参、黄芪、白术、香附、郁金、陈皮、桔梗等疏肝、健脾、益气之品。

(三)痰瘀同治，兼顾温阳

由于当今社会的工作压力、不良生活习惯等因素的影响，痰瘀互结证患者有逐年增加的倾向。痰瘀之邪阻遏气血运行，日久影响心肌供血，心血虚心阴不足累及心阳，故痰瘀证患者常伴有心阳不足，心阳不足无法濡养脑窍则心脑同病。因此，在治疗时应在化痰祛瘀治其本的同时，配以温阳通脉之法，符合中医学标本兼治的治疗法则。心生化血液，推动血行的生理功能得以正常运转，全赖心阳的维持，心阳充足则血液运行通畅，津液运行有力。心阳虚，则无力推动血行，血不行则停滞成瘀，心阳虚亦会使津血渗灌功能失司，则停滞成痰，二者相互搏结，痹阻心脉发为胸痹。《血证论》云："心为火脏，烛照万物[227]。"由此可知，心之阳气的充沛是脏腑正常运行的基础，临床上针对除主证外兼有心阳虚的患者，我们多采用温阳益气之法，此法一方面可维持心脏的规律性跳动，另一方面可保证周身血液的正常运行，使脑中脉络得以濡养。对于痰瘀与素体虚弱共病的患者，在治疗时，应遵循治病必求于本的原则，用药时以化痰活血药为主，温补阳气药为辅，相互配合同时应用，故体虚阳微的患者临证之时在化痰祛瘀的同时应配伍桂枝、肉桂、细辛等温补心阳的药物。

（四）痰瘀同治，兼顾清热

西医学认为，心脑同病的危险因素包括高血脂、高血压、高血糖等，其中三高患者的发病多与饮食不节、饥饱劳倦有关，如高脂饮食、高糖饮食、喜好饮酒等。中医认为，肥人多痰湿。有研究表明，体型肥胖之人体内胰岛素分泌紊乱[228]，会导致该类人群更易嗜食肥甘之品，而肥甘油腻之物助湿助热，热邪蒸津炼液，又可生痰生瘀，导致痰、瘀、热互结为病。另外由于心脑同病的中医治疗中常用温阳活血之品，如瓜蒌、薤白、桂枝等，此类药物易生燥邪，久用易伤阴液。因此临床治疗时可多用黄连、黄芩、竹茹、麦冬、生地黄等清热化痰、清热滋阴的药物，不仅有助于化痰祛瘀，还能防止痰瘀生热，又可抑制温燥之药的副作用，充分发挥中医学用药之君臣佐使之功。

三、小结

中医学"心脑同治"理论贯穿心脑血管病发生、发展及治疗的整个过程，为治疗心脑同病拓展了新思想，开辟了新道路，在临床疗效上取得了一定的成果。"心脑同治"理论遵循中医学整体观念，从整体水平出发，辨明各阶段虚实主次，根据"标本同治，痰瘀同调"的原则，采用扶正祛邪、补偏救弊的治疗手法，灵活配伍，以求达到阴平阳秘、气血调和的状态。

下篇

临床验案

第一章

胸痹

1.冠心病稳定型心绞痛（胸痹——气滞心胸证）

李某，女，41岁。初诊时间：2022年3月11日。节气：惊蛰。

主诉：心前区疼痛反复发作1个月。

现病史：1个月前，患者在暴怒后自觉心前区有疼痛感，疼痛向左侧肩部放散，持续3分钟左右，含服硝酸酯类药物可缓解。为求中医治疗，故来我院门诊就诊。刻下症：胸闷胸痛，时发时止，痛处固定，善叹息，每遇情志不畅时加重，得嗳气则舒，饮食欠佳，睡眠可，二便调。

既往史：无。

体征：患者神志清楚，语言流畅，呼吸调匀，形体中等，查体合作，双下肢无水肿，四肢活动正常。血压135/80mmHg。

舌脉：舌淡红，苔薄黄，脉弦细。

辅助检查：实验室检查示TC 4.9mmol/L，HDL-C 1.5mmol/L，LDL-C 2.91mmol/L，TG 1.6mmol/L。心电图示ST

段下移。胸片：肺纹理增强。脉搏：58次/分。

西医诊断：冠心病稳定型心绞痛。

中医诊断：胸痛。

辨证：气滞心胸证。

治则：疏肝理气，活血通络。

处方：柴胡15g，白芍20g，厚朴15g，白术20g，茯苓25g，枳壳15g，木香10g，桔梗15g，丹参30g，陈皮15g，甘草10g。

6剂，水煎，每日1剂，每剂汤药煎至300mL，每日早中晚各服100mL。忌食油腻、凉硬、咸辣之品。嘱其调节情志，改善生活方式。

3月17日二诊：患者服药后胸闷胸痛、善太息的症状明显好转，无嗳气，饮食可，二便调，寐差，舌质淡，苔薄白，弦脉。以上方加合欢皮30g。6剂，水煎，服法同前。

10天后患者来电话说，心痛症状基本消失，精神状态好多了。嘱其不要生气，可以停药。

按语：胸痛发生的主要原因是心脉痹阻，其发病除心之外，还与肾、肝、脾等脏相关。五脏功能失司均可发为胸痛，此为本案之病机所在。患者平素好生气，故其病因正如《杂病源流犀烛·心病源流》所云："总之七情之由作心痛，七情失调可致气血耗逆，心脉失畅，痹阻不通而发心痛。"本医案以肝失疏泄为本。故首先应理气疏肝，见其心脉不和，应辅以活血通脉之法。本方为柴胡疏肝散化裁方，方中柴胡可调理气血，解郁散结，并能行气止痛。桔梗和枳壳二药，升浮与沉降相配，并有行气之功，使得气行推动血行。陈皮理气行滞和胃。厚朴下气宽中。白芍、甘草酸甘入肝，养血柔肝，缓急安中。对于肝气影响脾胃而发生胸痛者，所用疏解肝气之药多芳香干燥，此时用白芍可养阴缓其药之香燥，且加用白芍可以加强疏肝镇痛之功效。见肝之病，知肝传脾，当先实脾，故在此基础上加茯苓、白术，起到养胃健脾益气之效。丹参养血和血通络。木香疏肝理气，行气止痛。针对病机，此方组方合理，诸药配伍，共奏疏肝理气、活血通络之功而止胸痛。

2.冠心病急性心肌梗死、心律失常（胸痹——气虚血瘀证）

武某，女，64岁。初诊时间：2022年3月21日。节气：春分。

主诉：胸部满闷、气短3年，近半个月加重。

现病史：患者有冠心病病史，近2年胸部满闷，并时有胸部疼痛感，时间多在3分钟左右，服硝酸甘油后疼痛缓解。半个月前在过度用力后出现胸背疼痛，持续1小时，含服上药后无明显效果，于某医院诊断为冠心病急性心肌梗死、心律失常。出院后以上症状时有发作，患者拒绝放置支架，今为得到系统治疗，前来我院门诊就诊。刻下症：胸部满闷，短气，胸部时有疼痛感，偶有心慌，自觉全身乏力，纳可，寐可，二便自调。

既往史：冠心病病史3年。

体征：患者神志清楚，慢性病面容，表情痛苦，形体稍胖，查体合作。血压125/85mmHg。

舌脉：舌淡，苔薄白，脉沉细时有结代。

辅助检查：心电图示 Ⅱ、Ⅲ 导联的ST段上抬约0.4mV，室性早搏。

西医诊断：急性心肌梗死、心律失常。

中医诊断：胸痹。

辨证：心气亏虚，心血瘀滞证。

治则：益气养心，活血通脉。

处方：黄芪25g，当归10g，远志15g，川芎15g，桂枝15g，延胡索15g，小麦15g，檀香10g，石菖蒲20g，大枣5枚。

10剂，水煎，每日1剂，每剂汤药煎至300mL，每日早中晚各服100mL。忌食过腻、凉硬、咸辣之品。嘱其调节情志，改善生活方式。

4月5日二诊：患者服药后，胸闷气短、心前区疼痛、全身乏力的症状均有所减轻，心悸次数也减少，舌淡，苔薄白，脉沉细，然食欲减退。复查心电图示室性早搏。予上方加厚朴15g，枳实15g，焦山楂20g。10剂，水煎，服法同前。

按语：胸痹多是由于心气、心阳不足，痰浊、水饮、瘀血停滞于体内，使得血液运行受阻，闭阻于心，常表现为左侧胸部出现憋闷感及疼痛感。此案乃心气亏虚、心血瘀滞之证。气虚无力推动血脉运行，使得血液瘀滞于脉道，不通则痛，治疗时不但要补心气，还要通心血。方中黄芪补益心气；石菖蒲通利心窍并和远志共奏养心安神之效；当归、川芎、延胡索可活血养血，祛瘀生新；"损其心者，调其营卫"，故而加用桂枝；血瘀则气不通，故加用檀香、延胡索，疏气机以止疼痛；甘麦、大枣以缓肝之急，宁心之志。二诊时兼有脾胃不和之症状，故投以厚朴、枳实、焦山楂理气健脾和胃。本方中疏通中有补益，补益中有收敛，标本兼顾，故其疗效显著，而心痛自止。

3. 冠心病稳定型心绞痛（胸痹——痰瘀阻滞证）

王某，女，54岁。初诊时间：2022年5月27日。节气：小满。

主诉：胸部疼痛，伴胸痛彻背半年，加重3天。

现病史：患者6个月前出现胸部疼痛，每次约3分钟，自行缓解，并未引起重视。此后，胸部疼痛症状反复发作，在某医院被诊为冠心病，此后一直服阿司匹林、硝酸酯类等药物，病情较平稳，近3天来，患者症状较前加重，故来我院门诊就诊。刻下症：胸部疼痛，痛彻后背，刺痛，闷痛，活动或遇寒后加重，伴胸闷，气短乏力，夜间多梦，饮食尚可，二便调。

既往史：高血压病史7年。

体征：患者神识清楚，言语流利，呼吸均匀，形体适中，查体配合。血压168/96mmHg。

舌脉：舌淡，苔白腻，舌边有瘀点，脉沉弦。

辅助检查：实验室检查示CK-MB 25U/L。心电图示窦性心律、T波改变。

西医诊断：冠心病稳定型心绞痛。

中医诊断：胸痹。

辨证：痰瘀阻滞证。

治则：温阳化痰，益气活血。

处方：三七15g，茯苓20g，瓜蒌20g，黄芪25g，合欢皮30g，白芍20g，陈皮15g，薤白20g，当归10g，白术20g，益母草20g，桂枝10g。

6剂，水煎，每日1剂，每剂汤药煎至300mL，每日早中晚各服100mL。忌食过腻、凉硬、咸辣之品。嘱其调节情志，改善生活方式。

6月1日二诊：患者胸部疼痛的症状及发生频率明显缓解，偶有胸闷，舌淡红，苔白腻，脉弦。心电图示窦性心律。实验室检查示CK-MB 11U/L。续服原方6剂，服法同前。

按语：《灵枢·五邪》云："邪在心，则病心痛。"文中所说的邪，就是指"痰凝"和"血瘀"。心为血脉之主宰，心之血液是在阳气的推动和温暖作用下运行的。若阳气亏虚，心血运行障碍易致血瘀；阳气虚衰不能运行及化生水液，则易生痰饮。阳气亏虚是本病发生之根本，但见"痰""瘀"之象，本虚标实，虚实夹杂，权衡患者病情，考虑标本兼治。本虚宜补，治以益气温阳；标实当泻，治以活血化痰。方用冠心方合瓜蒌薤白半夏汤加减。方中黄芪补益元气，桂枝温阳通心，两药合用，可温阳益气，以补本虚。三七、益母草、当归养血活血，通脉而不伤血。瓜蒌善于理气宽胸，涤痰散结；薤白辛温，通阳止痛，理气宽胸，行气散结，温通滑利。两药相伍，化痰通阳，行气止痛。茯苓、白术健脾以助运化水湿，陈皮干燥温热，理脾气而健脾脏，行滞化痰，三药相伍，燥湿化痰，行气和中，用治湿痰阻滞之证。白芍缓中止痛。本案患者心阳不足，致痰瘀互结，心脉不畅而致心神不安，症见夜间多梦，故方中加合欢皮起到安心神之效。诸药合用，可恢复全身阳气，祛除心脉之痰浊血瘀，故胸痛即愈。

4. 冠心病不稳定型心绞痛（胸痹——心血瘀阻证）

陈某，男，63岁。初诊时间：2022年6月18日。节气：芒种。

主诉：胸闷气短1年，加重伴胸痛2天。

现病史：患者于1年前突然发生胸部满闷、气短之症，有时出现胸痛，在服丹参滴丸后得到缓解。患者2天前爬3层楼后出现胸闷气短，伴见胸部刺痛，有压榨感，并牵引左侧肩背部疼痛，服用丹参滴丸效果不明显，为得到系统治疗，前来我院门诊就诊。刻下症：患者胸部满闷气短，且有明显的刺痛感、压榨感，并牵引左侧肩背部疼痛，饮食可，睡眠可，二便调。

既往史：高血压病史3年。

体征：患者神志清楚，语言流畅，呼吸均匀，形体偏胖，查体合作，皮肤温暖湿润，皮肤无染黄，水肿，表情痛苦，四肢活动自如。血压146/96mmHg。

舌脉：舌紫暗，苔薄白，脉弦涩。

辅助检查：心电图示窦性心律，V2～V3导联J点上抬，T波高尖。冠脉造影示回旋支有散在斑块，发出钝缘支后可见60%管状狭窄，远端血流TIMI3级。实验室检查示TG 2.05mmol/L。

西医诊断：冠心病不稳定型心绞痛。

中医诊断：胸痹。

辨证：心血瘀阻证。

治则：活血化瘀，通脉止痛。

处方：川芎15g，当归15g，牛膝20g，郁金25g，红花10g，桔梗10g，丹参30g。

12剂，水煎，每日1剂，每剂汤药煎至300mL，每日早中晚各服100mL。忌油腻、辛辣、凉硬、过咸之品。嘱其调节心情，适当运动。

7月6日二诊：患者已无胸痛症状，劳后仍感胸闷气短，但比用药前症状稍轻，舌淡红，苔薄白，脉稍弦。复查心电图：窦性心律。TG 1.57mmol/L。予上方加黄芪25g，以补益心气。续服10剂，服法同前。

按语：治疗胸痹最重要的方法就是活血化瘀，但又不可只活血祛瘀。胸痹由于其本为虚，反复发作，加之病程长，病机较为复杂，因此较少数患者仅属于血瘀型，在论治时，要与具体证型相结合，将各类药物与活血化瘀药相结合，以加强祛瘀的疗效。本案患者因脉有弦象，故加用理气之品。方中川芎、红花可以调和血脉中的瘀滞；牛膝、桔梗理气机以促进血液运行；当归滋阴养血；丹参、郁金可增强全方理气活血之功。胸痹之证，在临床中应少用破血之品，若长期用大量活血之品，以恐耗伤正气。血瘀多由气虚而成，可以适当加些益气药物。二诊时，加用黄芪补气，以助行血。诸药合用，不但祛除瘀血，还可止疼痛，疗效显著。

5. 冠心病心肌桥、陈旧性下壁心肌梗死、高血压（胸痹——阳虚痰浊证）

王某，男，58岁。初诊时间：2022年8月8日。节气：立秋。

主诉：胸闷痛气短1个月。

现病史：患者在1个月前不定时出现胸部满闷，气短，时有胸部疼痛感，伴倦怠乏力等症状。为求中医治疗来诊。现症见胸闷气短，时有胸痛，倦怠乏力，咯吐白痰，纳可，寐可，二便调。

既往史：高血压病史10余年。

体征：患者神志清楚，语言流畅，呼吸均匀，形体偏胖，查体合作，皮肤温润，无染黄或水肿，神情痛苦。血压144/90mmHg。

舌脉：舌质淡，苔白腻，舌边有齿痕，脉滑。

辅助检查：冠脉CT检查示左前降支近段心肌桥。心电图示窦性心律，陈旧性心梗。动态心电图示Ⅱ、Ⅲ导联出现异常Q波。

西医诊断：冠心病心肌桥、陈旧性下壁心肌梗死、高血压。

中医诊断：胸痹。

辨证：阳虚痰浊证。

治则：通阳散结，行气祛痰。

处方：瓜蒌25g，薤白20g，党参25g，甘草15g，半夏10g，石菖蒲15g，陈皮15g，枳壳15g，白术20g，丹参30g，川芎15g。

6剂，水煎，每日1剂，每剂汤药煎至300mL，每日早中晚各服100mL。忌食过腻、凉硬、咸辣之品。嘱其调节情志，改善生活方式。

8月17日二诊：患者胸闷气短、胸痛、倦怠乏力症状已明显好转，仍有少量白痰，舌淡，苔白腻，脉稍滑。复查心电图：窦性心律、陈旧性下壁心梗。动态心电图：窦性心律，Ⅱ、Ⅲ导联出现异常Q波。实验室检查：TG 1.33mmol/L。予上方续服10剂，服法同前。

按语：胸痹，痹者，闭也，不通也。胸痹在《金匮要略》中被认为是"阳微阴弦"，揭示了其发病机理为本虚标实、虚实夹杂。胸中阳气不足是主因，痰浊阻滞为标，痰浊又可反过来阻遏心阳，造成心脉受阻，气机不畅，不通则痛，而发为胸痹。方中瓜蒌、半夏可疏通胸部气机，除痰痞，散郁结；薤白可温通阳气，消散郁结，行气止痛；党参、甘草、白术健脾补气；石菖蒲、陈皮、枳壳理气宽胸。心阳不振，不能促进血行运行，使痰湿积聚，阻遏血脉，不通则痛，故加丹参、川芎活血通脉以利血行。诸药合用，共奏散结通阳、行气祛痰、活血通脉之效。

6. 冠心病稳定劳累型心绞痛（胸痹——寒凝心脉证）

刘某，女，70岁。初诊时间：2022年10月5日。节气：秋分。

主诉：前胸后背疼痛1年，近2个月加重。

现病史：患者近1年出现前胸及后背部无定时疼痛，近2

个月加重，多因气候突然变冷而加重，喘不得卧。现症见胸背疼痛，心悸不寐，喘促，食欲尚可，二便正常。

既往史：无。

体征：患者神志清楚，语言流畅，呼吸不匀，形体偏胖，查体合作，表情痛苦，肺部听诊呼吸音粗，心律不齐。血压：129/89mmHg。

舌脉：舌淡，苔薄白，脉沉紧。

辅助检查：TC 5.62mmol/L，LDL-c 3.49mmol/L。心电图示心肌缺血。

西医诊断：冠心病稳定劳累型心绞痛。

中医诊断：胸痹。

辨证：寒凝心脉证。

治则：辛温散寒，宣通心阳。

处方：枳实15g，薤白15g，桂枝15g，白芍20g，瓜蒌25g，当归20g，细辛5g，茯神20g，厚朴15g，甘草10g。

6剂，水煎，每日1剂，每剂汤药煎至300mL，每日早中晚各服100mL。忌食过腻、凉硬、咸辣之品。嘱其调节情志，改善生活方式。

10月14日二诊：患者胸闷气短、心痛、喘不得卧、不寐、心悸等症状明显减轻，舌红，苔薄白，脉弦。血压130/90mmHg。予上方加黄芪20g，丹参30g。7剂，水煎，服法同前。

10月26日三诊：患者以上症状基本消失，疗效显著，继服10剂，巩固疗效，服法同前。

按语：患者年老，脏器衰弱，气阴两虚，尤以阳虚为主，心阳虚衰，阳虚寒盛，寒性凝滞，遇风寒则寒凝心脉，气血痹阻，不通则痛而发胸痹。方中选用桂枝温补阳气，以驱散寒邪，解除疼痛；薤白温补阳气，化除痰饮，疏通气机，解除疼痛；当归、甘草既可补血又可促血行；厚朴行气，气行则血行；枳实破气行滞，使气血得通。二诊患者症状明显好转，为加强活血之力，故加黄芪益气活血，丹参活血养血。

7. 冠心病不稳定型心绞痛、高血压3级（胸痹——气阴亏虚，痰结血瘀证）

王某，男，59岁。初诊时间：2022年10月18日。节气：寒露。

主诉：反复发作胸闷隐痛2年，加重3天。

现病史：患者2年前开始出现不明原因的胸部满闷及隐痛，于某医院就诊，确诊为冠心病。此后一直口服西药，然而胸痛症状仍反复发作。3天前未见明显诱因，胸部疼痛症状加重，发作时间最长达35分钟。为求中医治疗，故来我院门诊就诊。刻下症：心胸隐痛，心痛彻背，气短乏力，动则益甚，倦怠食少，睡眠可，二便调。

既往史：高血压病史7年，最高血压185/110mmHg，临时服用降压药物不详。

体征：患者神志清楚，语言流畅，呼吸均匀，形体偏胖，查体合作，皮肤温暖湿润，心肺听诊均正常，周身无浮肿。血压 145/85mmHg。

舌脉：舌红，苔白腻，脉细弦。

辅助检查：LDL 3.62mmol/L。心电图示窦性心律、T波倒置。

西医诊断：冠心病不稳定型心绞痛、高血压3级、心功能2级。

中医诊断：胸痹。

辨证：气阴亏虚，痰结血瘀证。

治则：益气养阴，活血豁痰通脉。

处方：茯苓25g，益母草30g，红花15g，葶苈子15g，瓜蒌25g，薤白20g，桂枝10g，延胡索20g，白芍20g，生地黄25g，太子参20g，麦冬20g。

6剂，水煎，每日1剂，每剂汤药煎至300mL，每日早中晚各服100mL。忌食过腻、凉硬、咸辣之品。嘱其调节情志，改善生活方式。

10月24日二诊：患者胸痛症状好转，但见腹胀，食少，舌红，苔白腻，脉细。复查心电图：ST-T较前无明显动态变化。予前方加砂仁15g，鸡内金15g。6剂，水煎，服法同前。

10月30日三诊：亲属代述患者服药后已无胸痛症状。复查 LDL 3.30mmol/L。心电图：窦性心律。予上方续服10剂，以巩固疗效。

按语：胸痹总属本虚标实之证，虚为气、血、阴、阳俱虚，实为气滞、寒凝、血瘀、痰阻。《素问·阴阳应象大论》云："年四十，而阴气自半也。"盖气为血之帅，气行推动血行，心气亏虚，无力推动血液的正常运行，长期如此致使血瘀，气虚无法输布津液，导致痰浊内阻，故痰浊与瘀血同时并见。故本案胸痹，当治以益气养阴为主，兼活血豁痰以通脉。方中太子参可补益元气，麦冬、生地黄滋补心阴，以上三味药均为君药，益气养阴以治本。益母草、红花养血活血；茯苓健脾化湿；葶苈子辛苦，除胸中痰饮。本方投以瓜蒌甘寒，可涤痰宽胸，理气散结；薤白辛温，可通阳止痛，温通滑利，行气散结，二药配伍，可以温化痰浊，疏解气机。白芍敛阴止痛；桂枝温通心阳；延胡索疏理气机，促血行，止疼痛。综观全方，诸药合用，共奏益气养阴、活血豁痰通脉之功效。

8. 冠心病不稳定型心绞痛（胸痹——痰瘀互结证）

李某，女，56岁。初诊时间：2022年10月18日。节气：寒露。

主诉：心前区出现间歇性沉闷伴疼痛4年，近2周加重。

现病史：4年前因情志不调和劳累，出现心前区沉闷感，伴有后背酸痛感，多在休息片刻后得到缓解，但以上情况反复发生，曾于 2021 年 9 月在某医院接受诊疗，被确诊为冠心病、不稳定型心绞痛。冠脉造影显示前降肢狭窄，故诊疗医生建议行支架手术，但由于经济问题，未能施行，坚持服用硝酸甘油、阿司匹林片等药物，症状无明显改善。近 2 周，症状有所加重，心前区闷痛剧烈，为求中医治疗来诊。现症见心前区有满闷感及疼痛感，乏力，腹胀纳呆，睡眠欠佳，二便可。

既往史：无。

体征：患者神志清楚，语言流畅，呼吸均匀，形体偏胖，查体合作，心肺听诊正常，腹部平软，无压痛、叩痛、反跳痛。

舌脉：舌质红，苔黄腻，脉沉弦。

辅助检查：TC 7.2mmol/L。心电图示窦性心律、心肌缺血。

西医诊断：冠心病不稳定型心绞痛。

中医诊断：胸痹。

辨证：痰瘀互结证。

治则：祛痰化浊，活血化瘀。

处方：薤白 20g，红花 15g，陈皮 10g，茯苓 25g，半夏 15g，石菖蒲 15g，丹参 30g，生姜 10g，瓜蒌 20g，甘草 10g，川芎 15g。

10 剂，水煎，每日 1 剂，每剂汤药煎至 300mL，每日早中晚各服 100mL。忌食过腻、凉硬、咸辣之品。嘱其调节情志，改善生活方式。

11月2日二诊：患者心前区满闷感及疼痛感均有明显的改善，疲劳无力感减轻，食欲不振、腹胀有缓解，仍睡眠不佳，舌暗淡，舌胖大，舌尖有红点，脉细弦。心电图显示缺血有所好转。予上方加三七6g。15剂，服法同前。

11月17日三诊：患者以上症状均有明显好转，舌胖大，舌尖部仍可见到红点，舌质淡，弦细脉。心电图显示已无明显缺血改变。续服上方10剂。

按语：胸痹为中医病名，该病的主要表现为胸部憋闷，胸部疼痛，甚至胸痛彻背，短气，喘息不得平卧。该案患者因脾虚运化失司，使得痰浊攻心，阻碍血行，发为本病。该患者由于饮食不当，损及脾胃，使其功能失调，痰浊内生。浊脂一词指的是食物中的稠度，可以理解为西医学中的"血脂"一词。痰浊源于脾虚，而浊脂是由痰所化生，痰浊黏滞、沉涩，并随着气的运行在血脉中流动，痰浊内阻，血脉不通，血瘀和痰浊经常相互交织而为病，症状会因痹阻部位而有差别。本案患者胸部出现痹阻，所以症状为胸部出现沉闷感、疼痛感以及疲乏无力等。方中瓜蒌涤痰散结；薤白、半夏祛痰；陈皮、茯苓祛除痰湿，疏理气机，解除疼痛；石菖蒲补心气，安心神；丹参、川芎、红花可活血祛瘀。诸药合用，共奏祛痰化浊、活血祛瘀之功效。

9. 冠心病不稳定型心绞痛（胸痹——痰浊阻滞证）

赵某，女，65岁。初诊时间：2022年10月23日。节气：霜降。

主诉：胸部闷痛3年，加重4天。

现病史：患者于3年前出现间歇性的胸部满闷、胸部隐痛感，发作时间多为4分钟，休息后得到缓解，于某医院被确诊为冠心病心绞痛，后坚持服用西药。近4天上述症状多发，含服硝酸甘油后未得到缓解。病来无发热，无咳血，胸痛与体位、呼吸无明显相关，伴有脘腹痞满，纳呆，恶心。现症见胸闷，心前区疼痛，脘腹痞满，恶心，纳呆，睡眠可，二便可。

既往史：无。

体征：患者神志清楚，语言流畅，呼吸均匀，形体偏胖，查体合作，皮肤温润，无染黄，水肿。

舌脉：舌质红，苔白腻，脉沉滑。

辅助检查：心电图示 I、avL 导联 ST 段下移约 0.2mV。心脏超声示二尖瓣轻度反流、EF 62%。

西医诊断：冠心病不稳定型心绞痛。

中医诊断：胸痹。

辨证：痰浊阻滞证。

治则：益气健脾，泄浊化痰。

处方：瓜蒌15g，半夏20g，陈皮15g，石菖蒲10g，党参

15g，川芎10g，黄芪15g，茯苓15g，丹参20g，白术15g。

10剂，水煎，每日1剂，每剂汤药煎至300mL，每日早中晚各服100mL。忌食过腻、凉硬、咸辣之品。嘱其调节情志，改善生活方式。

11月7日二诊：患者胸部满闷感、脘腹部痞满感、胃纳及恶心均有好转，但是疼痛症状改善并不明显，查舌质较为淡暗，苔薄白，脉象沉涩。复查心电图示Ⅰ、avL导联ST段下移0.1～0.2mV。因血瘀之象明显，予上方去半夏、陈皮，加入红花15g，益母草20g。10剂，水煎，服法同前。忌食过腻、凉硬、咸辣之品。嘱其调节情志，改善生活方式。

11月22日三诊：患者胸部满闷感、脘腹部痞满感、胃纳及恶心均有明显的好转，疼痛也得到减轻，嘱其继服上方1个月，煎服法同上。

12月22日四诊：患者胸部满闷感及心前区的憋闷与疼痛感已基本消失，其余症状也得到减轻，体力得到增强。复查心电图：V2～V6导联ST段下移0.1mV。以上方继续服用6剂，以巩固疗效。

按语：胸痹是因正气不足，又出现气滞、痰瘀等实邪阻滞心脉，发为胸闷痛的一类疾病。因为胸痹病机存在虚实两个方面，本案患者在内为正气亏虚，在外为痰瘀阻滞。虽其形体较盛，但属于形胜气衰。患者又见腹部痞塞不通、胃纳呆滞、恶心、白腻苔、沉滑脉等痰浊的症状，故选用瓜蒌薤白半夏汤合六君子汤的化裁方，起到健脾益气、泄浊化痰之效。患者服药后，痰浊逐渐化解，但阻滞于经络的瘀血并不通畅，疼痛也未得到减轻，舌质淡暗，因此二诊时去半夏、陈皮，加红花、益母草起到活血止痛、化瘀通络之功效，正所谓痰瘀同治，因此见效甚速。除此之外，还应重视胸痹患者的日常调护，调节情志，改善生活方式，尽量清淡、低盐饮食，避免摄入过饱以及戒烟限酒等。

10. 冠心病陈旧性心肌梗死、不稳定型心绞痛（胸痹——阳虚寒凝证）

吕某，女，58岁。初诊时间：2022年10月14日。节气：寒露。

主诉： 前胸后背痛半年，加重1周。

现病史： 半年前未见明显诱因出现前胸后背痛，稍休息后有所好转，每逢天气骤冷后加重，伴手足发凉，喘不得卧。1周前因夜间受冷，又出现上述症状，于某医院行心脏彩超检查示陈旧性心梗、左心室肥大、心尖部有血栓，胸部CT显示双肺有炎症并伴有少量的胸腔积液，给予相应的对症治疗，但未得到明显改善。今为得到系统治疗，前来我院门诊就诊。现症见前胸后背疼痛，胸闷气短，喘不得卧，手足发凉，纳可，寐差，二便调。

既往史： 阵发性房颤病史1年，否认其他病史。

体征：患者意识清楚，言语流利，呼吸均匀，体态适中，查体配合，皮肤温暖湿润，无染黄及水肿，表情痛苦。

舌脉：舌淡，苔白，脉弦紧。

辅助检查：cTnI 0.052ng/mL，Mb 42.9ng/mL，CK-MB 1.5ng/mL，Pro-BNP 2375pg/mL。

西医诊断：冠心病、陈旧性心肌梗死、不稳定型心绞痛、阵发性房颤、心衰。

中医诊断：胸痹。

辨证：阳虚寒凝证。

治则：辛温散寒，宣痹通阳。

处方：当归15g，黄芪20g，白芍20g，甘草15g，桂枝15g，细辛5g，薤白15g，瓜蒌15g，枳实15g，厚朴15g，龙骨25g，牡蛎25g。

6剂，水煎，每日1剂，每剂汤药煎至300mL，每日早中晚各服100mL。忌油腻、辛辣、凉硬、过咸之品。嘱其调节心情，适当运动。

11月6日二诊：患者胸闷气短、喘不得卧症状减轻，然睡眠差，舌淡，苔薄白，脉弦。复查Pro-BNP 2375pg/mL。cTnI 0.041ng/mL，Mb 41.1ng/mL，CK-MB 1.51ng/mL。心电图：窦性心律。予上方加酸枣仁25g，茯神20g，首乌藤30g。6剂，水煎，服法同前。

按语：《素问·举痛论》云："寒气入经而稽迟。"血得寒则凝，得温则行，胸痹一证，寒证居多，胸阳不振是其主要病机。该案患者素体阳虚，血脉得不到阳气的温煦温化，阴寒凝滞，气血瘀阻，以致寒凝心脉引发胸痹。方中甘草、当归、黄芪、白芍补气活血养血；细辛、桂枝温阳散寒，通阳止痛；枳实、厚朴理气通脉以助血行；瓜蒌、薤白温通心阳，消散郁结，行气止痛；龙骨、牡蛎镇静安神。二诊时因有夜寐差的症状，故配以酸枣仁、茯神宁心安神，首乌藤养血安神以助睡眠。睡眠的改善对胸痹的恢复有很好的促进作用，因此我们团队在临床中治疗胸痹时加用养血安神之品，"心主血脉""心主神明"互相为用。

11. 冠心病稳定型心绞痛、2型糖尿病（胸痹——气阴亏虚，瘀血阻滞证）

王某，男，67岁。初诊时间：2022年10月31日。节气：霜降。

主诉：反复发作胸部闷痛、气短2周，近2日加重。

现病史：患者2周前在长跑后出现胸部满闷、气短、疼痛等表现，在短暂休息后有所缓解，但是上述症状时有发生。昨天因晨练后感胸闷、心痛、心前区不适，立即休息及含服硝酸甘油3分钟后得到缓解，今为得到系统治疗，前来我院门诊就诊。现症见胸部满闷，隐隐作痛，时发时止，心中悸动不安，乏力气短，面色苍白，劳累后上述症状加重，口渴多饮，纳少，睡眠尚可，二便正常。

既往史：糖尿病病史4年，空腹血糖最高时可达12.1mmol/L，规律服用格华止，现血糖为6.23mmol/L ~ 6.50mmol/L。

体征：患者神志清楚，语言流畅，呼吸均匀，形体中等，查体合作，心尖搏动及浊音界无异常。

舌脉：舌质暗红，苔少，脉细弱无力。

辅助检查：心电图示窦性心律、ST段有改变。心脏彩超示左心有轻度增大、EF 68%。微量血糖10.6mmol/L，餐后血糖12.3mmol/L。脉搏67次/分。

西医诊断：冠心病稳定型心绞痛、2型糖尿病。

中医诊断：胸痹。

辨证：气阴亏虚，瘀血阻滞证。

治则：益气活血，生津止渴。

处方：生地黄25g，麦冬20g，白芍25g，炙甘草10g，丹参30g，川芎15g，茯苓25g，白术20g，天花粉25g，瓜蒌20g，玉竹15g，当归15g，黄芪25g，延胡索20g，葛根30g，陈皮15g，薤白20g。

7剂，水煎，每日1剂，每剂汤药煎至300mL，每日早中晚各服100mL。忌食过腻、凉硬、咸辣之品。嘱其调节情志，改善生活方式。

11月6日二诊：患者胸闷隐痛、心悸气短、口渴多饮、头晕等症状均有好转。予上方10剂续服，嘱患者服降糖药，检测血糖，自备糖块，预防低血糖。

按语：胸痹最典型的临床表现为胸闷、胸痛，情志、劳力、饮食、年老体弱等原因皆可以引起本病，病位在心，但是与肝、肺、脾、肾等脏相关。本案患者为劳累过度，年老体虚，肾气逐渐衰弱，无法激发五脏的阳气，心气不足，肾阴虚，无法营养五脏之阴，损耗心阴，使心阴不足，心阳不振，又可导致气血瘀积，造成气滞血瘀，从而使心阳失于运化，心脉痹阻，发生胸痹。患者体质本就属于阴偏衰，易发为虚火向上迁延，蒸腾肺胃，因而导致消渴发生。本病主要属于虚证，虚实相互交织。方中黄芪补气，生地黄、麦冬清热养阴生津，茯苓、白术健脾和胃，瓜蒌、陈皮、薤白宽胸理气，天花粉、玉竹、葛根生津止渴，丹参、川芎、当归、延胡索活血通脉，白芍缓急止痛。配合降糖药，中西医结合，综合治疗，疗效显著。

第二章

心衰病

1. 右心衰、慢性肺源性心脏病（心衰——气虚血瘀证）

孙某，女，77岁。初诊时间：2020年1月20日。节气：大寒。

主诉：心慌心悸4年，加重1周。

现病史：患者4年前受凉感冒后出现突发乏力、心慌心悸、咳嗽咳痰、气短等症状，于某医院诊为肺心病，住院治疗后，症状好转。出院后坚持口服ACEI、利尿剂等药物，病情较平稳。1周前，患者因劳累后出现心前区不适，心慌心悸、倦怠乏力、气短等症状较前加重，咳白痰，口服之前药物未见明显好转，现患者为求中医治疗，遂来我院门诊就诊。现症见心慌心悸，气短，倦怠乏力，心前区不适，咳嗽，咳白痰，纳差，寐差，夜间气短明显，二便尚可。

既往史：慢性肺心病、心衰。

查体：患者神识清楚，形体适中，语言流利，呼吸欠均匀，配合查体，皮肤无染黄，周身淋巴结无肿大，端坐呼吸，口唇轻度发绀，颈静脉怒张明显。双肺听诊可闻及两肺满布细小湿啰音，心界向左扩大，剑突下出现收缩期搏动，肺动脉瓣区第二心音亢进，三尖瓣区出现收缩期杂音。腹部稍显膨隆，移动性浊音阴性，无压痛、叩痛、反跳痛、腹肌紧张。血压138/70mmHg。

舌脉：舌淡红，苔白略腻，脉弦细。

辅助检查：X线检查示右肺下动脉扩张、心右室增大。心电图示重度顺钟向转位，V1呈RS型、V5R/S>1、肺性P波。心脏彩超示右室增大（右室内径27mm）、EF 38%。

西医诊断：慢性肺源性心脏病、右心衰竭（心功能3级）。

中医诊断：心衰。

辨证：气虚血瘀证。

治则：补益气血，化痰散瘀。

处方：丹参30g，益母草30g，茯苓25g，生地黄、白芍、川芎、黄芪、白术各20g，紫苏子、白芥子、莱菔子、陈皮、红花各15g，当归、炙甘草、半夏、杏仁各10g。

7剂，水煎，每日1剂，每剂汤药煎至300mL，每日早中晚各服100mL。忌食辛辣、咸寒、油腻之品。

1月27日二诊：患者服药后自觉咳嗽症状改善，但仍时有心悸、乏力、汗出等症状，舌淡红，苔薄略腻，脉弦细。予前方减莱菔子，加栀子15g，牡丹皮15g，以滋阴清热。7剂，水煎，服法同前。

2月3日三诊：患者服药后心悸、倦怠乏力、气短等症状均明显改善，仍有小便频数，前方加猪苓15g，以滋阴利水祛湿。7剂，水煎，服法同前。

按语：患者心衰是因外感引起素疾内伤，因气血阴阳均有所亏虚，日久心失所养，痰饮水肿瘀血阻滞，脉道不畅，导致心悸明显，惊悸不安，不能自主。本案由于素体虚弱，心气失养，气血推动无力，导致血瘀痰凝。证属气阴不足，痰瘀互结日久，心失所养所致心衰。治疗当以益气养阴，祛瘀化痰之法，方以三子养亲汤化痰、当归补血汤以养血补血，兼加四君子汤以益气，再佐以丹参、红花、益母草等活血之药。

本案患者年老体虚，故方中当归、黄芪、生地黄甘温益气，滋养心阴。白术、茯苓以健脾燥湿，运脾化湿，兼以补利。佐以陈皮、半夏行气化滞，辛温而燥，降逆祛痰。白芥子、紫苏子、莱菔子、杏仁降气化痰，止咳平喘。白芍性寒味酸，敛阴养血，柔和气营。丹参、益母草、红花养血活血。川芎味辛性温善于走窜，祛瘀活血，行气止痛。诸药合用，亦行亦补，补而不滞，标本兼治，功效极佳。

2.冠心病、心功能不全（心悸——气阴两虚证）

李某，男，70岁。初诊时间：2020年1月16日。节气：小寒。

主诉：持续性心悸半年，加重1周。

现病史：患者半年前无明显诱因出现心悸心慌、咳嗽、胸闷气短，就诊于某医院，诊为冠心病、心功能不全。半年来一直口服阿司匹林、欣康、螺内酯等药物，病情较平稳。1周前，患者因与邻居吵架情绪激动，导致心悸症状加重，伴胸闷、气短、后背疼痛，口服之前药物，效果不明显，现为求系统中医治疗，遂来我院门诊就诊。现症见心悸较前明显加重，胸闷，心慌，口干口苦，气短，活动后加重，乏力，后背疼痛，纳寐尚可，二便调。

既往史：冠心病、心功能不全、心包积液。

体征：患者由家人扶入诊室，神志清楚，语言清晰流畅，呼吸欠匀，配合查体，皮肤温润，无黄染。双肺听诊可闻及两肺底细小湿啰音、呼吸音粗。心脏叩诊示心浊音界扩大，心率72次/分，双下肢轻度水肿，四肢活动自如，肌力、肌张力正常。体温36.1℃，血压134/60mmHg，呼吸16次/分，脉搏72次/分。

舌脉：舌质红，舌边暗，苔少有裂纹，脉细沉。

辅助检查：心电图示ST段改变、胸导低电压。DR正常。心脏超声示左室舒张期内径52mm，心包内径38～42mm，心包积液3.5cm，左心室收缩功能减退，EF 50%。

西医诊断：冠状动脉粥样硬化性心脏病、心功能不全（心功能2级）。

中医诊断：心悸。

辨证：气阴两虚证。

治则：益气滋阴，活血通脉。

处方：黄芪25g，太子参25g，茯苓25g，白术20g，丹参30g，麦冬20g，五味子15g，红花15g，莱菔子15g，猪苓25g，白芍20g，益母草30g，生地黄20g，泽泻20g，当归10g，苦参20g。

7剂，水煎，每日1剂，每剂汤药煎至300mL，每日早中晚各服100mL。忌食辛辣、咸寒、油腻之品。

1月22日二诊：患者服药后自觉诸症好转，现症见心悸，气短，胸闷，倦怠乏力，唾液多，舌红苔白略腻，脉弦细。予前方加陈皮20g，酸枣仁30g，菟丝子20g。7剂，水煎，服法同前。

1月29日三诊：患者自述服药后诸症明显缓解，但仍有心悸，活动后严重，寐差，舌红，苔略白腻，脉弦细。予前方加首乌藤20g。7剂，水煎，服法同前。

2月5日四诊：患者服药后诸症消失，仅偶有心慌心悸，舌淡红，苔略腻，脉弦细。继服上方7剂，以巩固疗效。

按语：心悸病机可分为虚实两端，实证为痰浊、血瘀、气滞、水饮、火郁等上扰心神；虚证为气、血、阴、阳亏损，导致心神失养，发为心悸。治疗时，实证者，或行气化痰，或清心泻火，或祛瘀逐饮，祛邪扶正，安定心神。虚证者，应调阴阳盛衰，或补气血不足，以求阴平阳秘，气血调和，心神得养。本患者属气阴两虚所致之心悸，故应治以滋阴益气，通脉活血定悸，同时痰瘀内生所致气虚者，治疗时当兼顾活血化痰。

3. 右心衰、慢性肺源性心脏病、慢性支气管炎、肺气肿（心悸——血瘀痰凝，心气不足证）

方某，女，81岁。初诊时间：2020年3月16日。节气：惊蛰。

主诉：心悸伴咳嗽1年，加重1周。

现病史：患者10年来反复咳嗽，咯痰，每年持续4个多月，曾诊断为"慢性支气管炎、肺气肿"。1年前患者咳嗽、咯痰症状加重，同时伴有心悸，胸闷胸痛，气短，活动后加重。就诊于我院，诊断为"肺心病"，经住院治疗后症状好转出院。但1年来反复有咳嗽伴心悸，1周前因受凉感冒，症状加重，胸闷胸痛明显，心前区不适，活动后加重，乏力，现为求系统中医治疗，遂来我院门诊就诊。现症见咳嗽，咯白痰，心慌心悸，倦怠无力，胸闷胸痛，心前区不适，夜间呼吸困难，不能平卧，纳寐可，二便调。

既往史：慢性支气管炎、肺气肿十余年。

体征：患者由轮椅推入诊室，查体配合，神志清晰，语言流畅清晰，呼吸欠匀，形体略胖，端坐呼吸，喘息严重，口唇发绀，颈静脉怒张明显，桶状胸。两肺听诊可闻及干湿啰音，叩诊呈过清音，心界向左稍扩大，三尖瓣区可闻及收缩期杂音，肺动脉瓣区第二心音亢进明显。心率76次/分，心律齐。腹软，移动性浊音阴性，肝脏轻度压痛，无腹肌紧张。脾及双侧肾区无压叩痛。体温36.2℃，血压120/70mmHg，呼吸16次/分，脉搏76次/分。

舌脉：舌红，舌边暗有瘀点，苔白腻，脉弦细。

辅助检查：心电图示电轴右偏，V1R/S>1，肺性P波。心脏彩超示右心室大，二、三尖瓣轻度反流，E/A<1。肺功能检查示$FEV_1/FVC < 70\%$，$FEV_1 < 80\%$预计值。

西医诊断：慢性支气管炎、肺气肿、慢性肺源性心脏病、右心衰竭（心功能3级）。

中医诊断：心悸。

辨证：血瘀痰凝，心气不足证。

治则：益气豁痰，活血通脉。

处方：黄芪30g，葶苈子15g，陈皮15g，白芍25g，生地黄20g，太子参20g，茯苓25g，丹参30g，益母草30g，红花15g，桂枝10g，炙甘草15g，桔梗10g，前胡15g，紫苏子10g，苦参20g。

7剂，水煎，每日1剂，每剂汤药煎至300mL，每日早中晚各服100mL。忌食辛辣、咸寒、油腻之品。

3月23日二诊：患者服药后咳嗽、咯痰、心悸、胸闷等症状明显好转，但时有恶心，饮食不佳。察其舌淡苔白腻，脉细弦。予前方加半夏6g，鸡内金15g。7剂，水煎，服法同前。

4月2日三诊：患者服药后，诸症改善，可以自行行走，生活自理能力逐渐提高，纳寐可，二便调。舌淡苔白，脉细弦沉。予上方10剂，水煎服，以巩固疗效。

按语：此证属心气不足，血瘀痰凝之心悸，由病久体虚，心气不足，血行瘀滞，痰浊盘踞，扰动心神所致。当治以益气豁痰，活血通脉。方拟强心通脉汤加减。

心脏的搏动正常赖以血液在脉道内正常流动，以及心主神志的正常以维持思维活动正常，这些均赖于心气的振奋和鼓动。本案患者因久病体虚，耗伤心气，心气亏虚，无以维持心神正常活动，而出现心神失养，气血津液运行失司，脉道不畅，痰浊凝滞。心位于胸中，心气亏虚，心失其养，胸中阳气不振则见心悸，气短，胸闷；气虚血瘀则见心前区不适，舌边有瘀点；气虚痰凝，痰浊阻肺，肺失宣降，则见咳嗽，咯白痰，苔白腻。就此证而言，当治以益气豁痰，活血通脉。方中黄芪、太子参大补元气以固其本，桂枝、白芍、甘草化气调阴阳，红花、丹参、益母草活血化瘀，葶苈子、桔梗、紫苏子、前胡止咳宣肺平喘，陈皮、茯苓理气健脾。诸药合用，达到标本同治的效果。

4. 全心衰竭（水肿——水湿浸淫证，心悸——心阳不足证）

吴某，男，68岁。初诊时间：2017年5月18日。节气：立夏。

主诉：心慌伴下肢浮肿1年，加重2周。

现病史：患者1年前淋雨着凉后，出现双下肢浮肿，气短咳嗽，治疗后症状略改善，但常出现心慌，2周前症状加重，并出现喘咳不能平卧，夜间加重，心慌严重，心悸气短，头晕头胀目眩，胸脘满痞，咳嗽痰白黏稠，眼睑浮肿，尿少，下肢水肿加重按之凹陷不起，遂来就诊。现症见心悸心慌，气短，咳嗽，痰白黏稠，纳寐差，小便不利，大便调。

既往史：慢性支气管炎、阻塞性肺气肿、慢性阻塞性肺病病史10年。

体征：患者神识清楚，语言流利，呼吸欠匀，配合查体，端坐呼吸，喘息严重，颜面浮肿严重，口唇发绀，颈静脉怒张明显，桶状胸，双肺听诊可闻及满布细小湿啰音，心尖搏动明显，心脏叩诊示心界稍向左侧扩大，二尖瓣听诊区可闻Ⅱ级吹风样收缩期杂音。心率76次/分，心律不齐。全腹稍显膨隆，移动性浊音阳性，全腹无压痛、叩击痛及反跳痛。下肢水肿按之凹陷不起。体温36.4℃，血压128/56mmHg，呼吸16次/分，脉搏76次/分。

舌脉：舌质暗淡有齿痕，苔白略腻，脉涩弦。

辅助检查：肺功能检查示 $FEV_1/FVC < 70\%$ ，$FEV_1 < 80\%$ 预计值。DR示双肺出现条索状、斑片状阴影，右心室段显著膨隆延长。心电图示胸导联QRS波群 V_1 导联呈 Qr，$V_5R/S < 1$ ，$Rv_1+Sv_5 > 1.1mV$ ，P波高尖呈肺型P波。心脏彩超检查示右心室增大（右心室内径24mm）。血气分析 $PaCO_2$ 40mmHg，SaO_2 90%，PaO_2 65mmHg。血常规示 $WBC\ 16 \times 10^9/L$ ，NE% 75.5%。

西医诊断：全心衰竭。

中医诊断：水肿、心悸。

辨证：水湿浸淫，心阳不足证。

治则：化痰活血，温补心肾，利水消肿。

处方：丹参30g，牛膝30g，白术25g，桂枝25g，桑白皮、菟丝子、猪苓各20g，茯苓、车前子、川芎、甘草各15g，杏仁、红花各10g，葶苈子5g。

6剂，水煎，每日1剂，每剂汤药煎至300mL，每日早中晚各服100mL。忌食辛辣、寒咸、油腻之品。

5月24日二诊：患者服药后咳喘减轻，但双下肢浮肿较前减轻不明显，故去葶苈子、杏仁，加泽兰15g，以加强利水消肿之力。6剂，水煎，服法同前。

5月30日三诊：患者服药后小便增多，下肢水肿明显改善，眼睑浮肿消失，仍偶有心悸心慌气短等症，以上方加陈皮、厚朴各10g，以理气宽胸。6剂，水煎，服法同前。

按语：此案患者证属痰饮瘀阻于肺所致之水肿。心肾阳虚，不能运化水液，炼液为痰，痰饮阻滞，血脉不通，导致心悸心慌。治以温补心肾，活血行水化痰，方以真武汤合苓桂术甘汤加减治疗。

心悸，多数医家辨证以虚为主。本案心悸属本虚标实证，以标实为主要表现，有痰饮阻肺的症状，以真武汤合苓桂术甘汤益气温阳利水，葶苈子、桑白皮均有泻肺平喘之功效，但桑白皮亦可消肿利水，而心悸又属虚证故应少量应用。加杏仁以止咳化痰，咳嗽症状好转，下肢仍浮肿，于是调汤药方以加强利水之力，水肿消退后仍有心悸气短，加用陈皮、厚朴宽胸理气。方中以菟丝子补肾，肾气充足则能化气利水。以丹参、川芎相配加强活血通脉之力量，血行有利于痰消，化痰有利于活血。心悸的治疗既要考虑其主要的发生机理，也要根据兼证对主方进行加减，这样才能取得较好疗效。

5.房颤、全心衰竭（水肿——血瘀水泛证，心悸——气阴两虚证）

黄某，男，67岁。初诊时间：2020年1月16日。节气：小寒。

主诉：心悸心慌伴有双下肢浮肿2年，加重2周。

现病史：患者2年前受凉后，开始出现咳嗽气喘短气并咳白痰，双下肢水肿，肿至膝盖，住院治疗后好转，但仍常出现心悸心慌，2 周前症状加重，心悸心慌，胸闷气短，咳嗽，双下肢水肿，夜间常憋醒，饮食可，二便调。自服硝酸酯类药物及利尿剂、ACEI 类，效果不明显，遂来我院就诊。现症见心悸心慌，胸闷气短，咳嗽，双下肢水肿，按之不易浮起，夜间时有憋醒，饮食可，二便调。

既往史：房颤、高血压病史多年。

体征：患者步入诊室，神识清楚，语言流利，呼吸欠均匀，形体略显肥胖，配合查体，端坐呼吸，口唇发绀，颈静脉怒张明显。两肺听诊可闻及双肺布满细小湿啰音。心脏叩诊示心界向左下扩大，第一心音强弱不等，心律不齐。双下肢浮肿按之不易浮起，四肢活动稍受限。体温 36.4℃，血压 170/100mmHg，呼吸 16 次/分，脉搏 82 次/分，心率 94 次/分。

舌脉：舌红，苔少边暗淡，脉细弦沉。

辅助检查：DR 示心影增大，左心房左心室，均显示膨隆，呈烧瓶心，双肺肺纹理紊乱。心电图示 P 波消失，心律不齐，房颤。心脏彩超示全心增大，心包积液（少量），LVEF 42%。

西医诊断：房颤、全心衰竭。

中医诊断：水肿、心悸。

辨证：血瘀水泛，气阴两虚证。

治则：益气滋阴，活血利水通络。

处方：丹参、葛根、益母草各 30g，猪苓、泽泻各 25g，麦冬、白术、茯苓、黄芪、生地黄各20g，川芎、当归、桂枝、天麻各15g，地龙10g。

6剂，水煎，每日1剂，每剂汤药煎至300mL，每日代茶饮，一日饮毕。忌辛辣、咸寒、油腻之品。

1月23日二诊：患者自述服药后诸症缓解，时伴有心前区隐痛，多梦，乏力，舌红，苔白，脉细弦。予前方加瓜蒌25g，薤白20g，以化痰通阳，行气止痛。6剂，水煎，服法同前。

1月30日三诊：患者自述服药后诸症明显好转，但仍时感乏力，舌淡红，苔白略腻，脉涩结代。予前方加炙甘草15g。6剂，水煎，服法同前。

2月7日四诊：患者自述目前无心悸，偶有胸闷，乏力，查其双下肢无浮肿，舌红，苔白，脉细弦。处以前方6剂，以巩固疗效。

按语：此证属气阴两虚，血瘀水泛之心悸、水肿。由年老久病，气阴两虚，血瘀络阻，水停湿滞，心失所养，水泛肌肤所致。治当以益气滋阴，活血利水通络，方拟定心方合五苓散加减。

本病以本虚标实，虚实夹杂为病机特点，缓解期以本虚为主，发作期以标实为主。治疗时应先治标，后治本，以达到标本同治的目的。然而本案患者久病伤正，正虚标实，虚实共见，故治当虚实兼顾。本虚宜补，见其气阴两虚，当益气养阴；标实当泻，针对血瘀水泛，当活血利水。方中黄芪、白术、生地黄、麦冬益气滋阴，桂枝温通心阳，葛根舒经生津，当归、川芎、丹参、益母草养血活血，茯苓、猪苓、泽泻利水消肿，地龙、天麻通经活络。诸药合用，以达到利水活血通络，益气滋阴之功效。

6. 冠心病、左心衰、高血压（胸痹——气虚血瘀证）

石某，男，58岁。初诊时间：2021年7月24日。节气：大暑。

主诉：胸闷痛气短半年余，加重1周。

现病史：患者曾患有高血压病多年，自服卡托普利片，血压控制较差，但无头晕头痛等症状，偶发胸闷痛，心悸，乏力，气短等症，常在活动及劳累后加重。曾诊为高血压、冠状动脉粥样硬化性心脏病、心功能不全，经中西医结合治疗后好转。1周前，因受凉感冒后病情加重来诊。现症见胸闷疼痛，喘促气短，心悸等症状逐渐加重，夜间憋醒明显，双下肢轻度水肿，进行体力活动后喘促明显，小便少，四肢发凉，纳寐欠佳。

既往史：高血压、冠状动脉粥样硬化性心脏病、心衰病史多年。

查体：患者神识清楚，步入诊室，语言流利，呼吸不均匀，形体瘦弱，查体配合，皮肤温，无黄染，表情痛苦，太息气喘明显，口唇发绀。听诊可闻及双肺底部水泡音明显，呼吸音较为正常，心尖搏动明显，心浊音界正常。双下肢轻度浮肿，按之凹陷。体温36.4℃，血压190/100mmHg，呼吸20次/分，脉搏82次/分。

舌脉：舌质暗红有瘀点，苔白，脉细涩。

辅助检查：心电图示ST段改变，电轴左偏，左室高电压。心脏彩超示左心室肥大，左心功能降低。

西医诊断：高血压、冠状动脉粥样硬化性心脏病、左心室功能不全。

中医诊断：胸痹。

辨证：气虚血瘀证。

治则：益气活血通脉。

处方：益母草、丹参、桑白皮、葛根各30g，黄芪、茯苓、猪苓各25g，白术、瓜蒌、薤白各20g，当归、红花、川芎、砂仁、陈皮各15g。

6剂，水煎，每日1剂，每剂汤药煎至300mL，每日早中晚各服100mL。忌食辛辣、寒咸、油腻之品。

配以西药：地高辛片0.125mg，每日1次，1次1片，口服，3天后减为半片以改善心衰；螺内酯片20mg，每日1次，1次1片，口服，治疗双下肢水肿；赖诺普利片10mg，每日1次，1次1片，口服，以控制血压。

7月30日二诊：患者心悸、胸闷痛、夜间憋醒症状明显改善，水肿减轻，但时有口干口苦及夜间汗出等症状，舌暗红，苔少，脉细涩。血压142/88mmHg。因患者出现气阴两虚症状，予上方加人参、麦冬、五味子各20g。10剂，水煎，服法同前。配以西药减半服用。

8月10日三诊：患者诸症好转明显，平日进行一般常规活动，不会引起乏力、胸痛、心悸、胸闷、喘促气短等症状，生活自理能力逐渐恢复，但时时出现口干口苦等症状，舌淡红，苔白，脉弦细。予上方去桑白皮，加白芍、牡丹皮各15g。6剂，水煎，服法同前。可停用西药。

按语：此案患者久病体虚导致心气虚，气虚出现血脉瘀阻，血瘀阻遏心阳，出现心阳不振，心血痹阻，脉道不通不利，水湿内生，出现痰饮水肿等病理产物，水停心下，而致"不通则痛"，发为胸痹。治以益气活血通脉，方拟补中益气汤合瓜蒌薤白半夏汤加减。

7. 冠心病、陈旧性下壁心梗、PCI术后、左心衰（胸痹——气虚血瘀水停证）

赵某，男，78岁。初诊时间：2019年9月2日。节气：处暑。

主诉：胸闷气短10年，加重3天。

现病史：患者10年前无明显诱因出现胸闷气短，5年前在某医院诊断为冠心病、急性心肌梗死，于急诊科行PCI手术，术中植入支架2枚。后继发心衰，自服氢氯噻嗪片、卡托普利片，具体用量不详，症状未改善。3天前因淋雨后症状加重来我院就诊，现症见气短，胸闷疼痛，心悸，心前区不适，自汗明显，活动后加重，双下肢水肿，尿少，纳可，寐差，大便调。

既往史：冠心病、心衰病史多年。

查体：患者由轮椅推入诊室，神识清楚，语言流利，呼吸不均匀，喘息明显，形体适中，查体配合，皮肤无染黄，周身淋巴结未发现异常。双肺听诊可闻及双肺底部水泡音，叩诊呈浊音，心尖搏动及心浊音界正常，心尖部可闻第二心音亢进。腹部平软，无压痛、反跳痛、腹肌紧张。双下肢水肿明显，按之凹陷不起。体温36.7℃，血压138/70mmHg，呼吸13次/分，脉搏58次/分。

舌脉：舌暗红，苔白腻，舌边尖有瘀点，脉沉细。

辅助检查：心电图示窦性心动过缓，ST段改变，Ⅱ、Ⅲ、avF呈病理性Q波。心脏超声示二尖瓣、三尖瓣轻度反流，室间隔增厚，左室收缩功能减低，EF 38%。

西医诊断：冠心病、陈旧性下壁心梗、PCI术后、左心衰。

中医诊断：胸痹。

辨证：气虚血瘀水停证。

治则：益气活血，通脉利水。

处方：益母草、丹参各30g，黄芪、茯苓各25g，人参、当归各20g，葶苈子、红花、桂枝、猪苓、白术各15g，五加皮15g。

10剂，水煎，每日1剂，每剂汤药煎至300mL，每日早中晚各服100mL。忌食辛辣、寒咸、油腻之品。嘱其保暖，避风寒，慎起居。

配以西药：地高辛片0.125mg，每日1次，1次1片，口服，三天后减为半片以改善心衰；螺内酯片20mg，每日1次，1日1片，口服。

9月13日二诊：患者自述胸闷、气短等诸症状明显改善，但仍有心悸，心前区刺痛等症状。舌暗红，苔白，脉沉细，纳寐可。予上方加苦参、白芍各20g。7剂，水煎，服法同前。忌食辛辣、寒咸、油腻之品。西药减半量口服。

9月23日三诊：患者自述诸症明显好转，生活自理能力较前加强。偶有头晕头痛，自测血压150/85mmHg，舌红，苔白，脉细弦沉，纳可，寐差。予上方加天麻、葛根、钩藤各15g，7剂，水煎，服法同前，西药再减半服用。

10月3日四诊：患者再次服药后，症状基本消失，运动能力提高，生活自理能力正常。继续服用上方10剂，以巩固疗效，西药停用。

按语：四诊合参，本案患者证属气虚无力行血，血瘀水停，不通则痛所致之胸痹，治当益气活血，通脉利水，方拟强心通脉汤加减。

患者患冠心病、心肌梗死10年，后继发心衰多年，单用西药治疗效果不理想，西药应用日久，产生部分耐药性。3天前又因着凉后诸症加重，根据中医辨证，此类患者病情复杂，应分别针对气虚、血瘀、水停来分而论治。治疗原则为益气活血，利水通脉。我们以自拟强心通脉方为底方进行加减。方中选用人参大补元气；黄芪补气升阳，利水消肿；白术、茯苓健脾燥湿利水；丹参、红花、当归活血化瘀止痛；桂枝温阳化气；益母草、猪苓、葶苈子利水消肿。三诊时，患者时有头晕，睡眠欠佳，以天麻、钩藤止眩晕。诸药合用，整体调节，全面调理阴阳平衡，增强自身体质，疗效显著。

8. 冠心病、心律失常、心衰、糖尿病（水肿——阳虚水泛证，心悸——心阳不振证）

陈某，男，71岁。初诊时间：2020年2月5日。节气：立春。

主诉：心悸胸闷伴双下肢浮肿1年，加重2周。

现病史：患者1年前因着凉后出现心悸，胸闷气短，咳嗽痰白，乏力，双下肢浮肿，喜温恶寒。1年来自用药，具体药物及药量不详，未见好转。2周前无明显诱因诸症加重，现为求系统中医治疗，遂来我院就诊。现症见心悸，胸闷气短，咳嗽痰白，乏力，双下肢水肿，喜温恶寒，活动后诸症加重。

既往史：冠心病、心律失常、心功能不全病史多年。具体用药不详。

体征：患者神识清楚，步入诊室，查体配合，语言流利，呼吸欠匀，形体偏胖，皮肤温润，无黄染，颈静脉怒张，口唇发绀明显。听诊可闻及双肺呼吸音粗，双肺底可湿啰音，心脏叩诊示心界向左下扩大，二尖瓣区可闻及Ⅱ级吹风样收缩期杂音，心率83次/分，心律齐，可闻及舒张期奔马律。腹软，无压痛、叩痛、反跳痛、腹肌紧张。双下肢浮肿，指压痕（+）。体温36.4℃，血压136/82mmHg，呼吸16次/分，脉搏83次/分。

舌脉：舌淡红，苔白略腻，脉细弦沉。

辅助检查：心电图示完全性右束支传导阻滞，ST-T改变，室性早搏。心脏彩超示左心室增大，左心功能减低，EF 42%，BNP 536pg/mL。指尖随机血糖11.6mmol/L，尿常规示WBC 5/HP，尿糖（++++）。

西医诊断：冠心病、左心衰、心律失常、糖尿病。

中医诊断：水肿、心悸

辨证：阳虚水泛，心阳不振证。

治则：温补心肾，化气行水。

处方：半夏、陈皮、红花各12g，猪苓、茯苓、白芍、黄芪、杜仲、槟榔皮、白术各20g，当归、桂枝各10g，丹参、益母草各30g，炙甘草12g。

6剂，水煎，每日1剂，每剂汤药煎至300mL，每日早中

晚各服100mL。忌食辛辣、寒咸、油腻之品。

配以西药：地高辛片0.125mg，每日1次，口服以强心；螺内脂片20mg，每日1次，口服；赖诺普利片10mg，每日1次，口服。

2月12日二诊：患者服药后诸症改善，但仍时有心悸、气短、乏力，舌淡苔白腻，脉细弦，予前方加葛根30g，川芎12g，以行气活血。6剂，水煎，服法同前。

2月19日三诊：患者症状明显缓解，现症见乏力，时有胸部刺痛感，舌红苔白边暗，脉细弦，考虑其为气虚血瘀所致，予前方加太子参20g，以补心气。6剂，水煎，由原来每日1剂改为2日1剂。

3月6日四诊：患者心悸、胸闷、气短、双下肢水肿症状消失，偶感乏力，舌红，苔薄白，脉细弦，汤药再服用7剂后，予补心气口服液口服。

按语：此证属心肾阳虚，水饮内停，上凌于心所致心悸、水肿，由素体虚弱，久病伤正，损伤心肾，阳虚水停所致。治以温补心肾，化气行水，方拟苓桂术甘汤合二陈汤加减。

《血证论》曰："心中有痰者，痰入心中，阻其心气，是以心跳动不安。"可见痰饮内扰是心悸发病的重要原因。本案患者除了心悸外，亦可见双下肢水肿，乃是水饮内停，泛溢肌肤所致。而痰饮水湿是水液代谢障碍的病理产物，四者同出一源。本案患者正是由心肾阳虚，水饮内停，上凌于心所致心

悸、水肿，故当治以温补心肾，化气行水。方用苓桂术甘汤合
二陈汤加减，前方振奋心阳，化气行水，宁心安神；后方燥湿
化痰，理气和中，被誉为"痰饮之通剂"。

方中黄芪甘温补气；杜仲补中益精气；茯苓、猪苓健脾
利水，渗湿化饮，既消已聚之饮，又杜生痰之源；半夏辛温而
性燥，燥湿化痰；陈皮理气行滞，气顺则痰消水行；桂枝温阳
化气，合茯苓有温化痰饮之功；白术健脾燥湿；炙甘草合桂枝
辛甘化阳，以助温补中阳之功，合白术益气健脾，以崇土而增
制水之功。阳气不足，行血无力，易为血瘀，故加丹参、红
花、益母草、当归养血和血；槟榔皮行水消肿。诸药合用，共
奏温补心肾、化气行水之功。

9. 扩张型心肌病、左心衰竭（心悸——心肾阳虚证）

陈某，男，73岁。初诊时间：2020年8月5日。节气：
大暑。

主诉：心悸气短伴双下肢浮肿，加重1周。

现病史：患者患心肌病5年余，自服中西药时好时坏，1
周前因劳累过度，出现双下肢浮肿，按之凹陷，心悸，气短，
喘息不能平卧，于某医院进行输液及口服西药治疗，具体用药
及用量不详，未见好转。为求中医治疗遂来我院门诊就诊。现
症见双下肢浮肿，按之凹陷，心悸，气短，喘息不能平卧，夜
间明显，纳可，寐差，尿少，腹胀，腹泻。

既往史：心肌病。

体征：患者由轮椅推入诊室，精神萎靡，少气懒言，表情痛苦，呼吸欠匀，形体稍胖，查体配合，皮肤温润，无黄染。双肺听诊可闻及肺底明显湿啰音，叩诊呈浊音。心尖搏动向左下移位，心脏叩诊示心浊音界向左及左下扩大，三尖瓣区可闻及明显收缩期吹期风样杂音，心率89次/分，心律不齐。双下肢水肿，肿至膝盖，按之凹陷不易恢复。体温37.0℃，血压138/74mmHg，呼吸21次/分，脉搏89次/分。

舌脉：舌淡，苔白，脉沉细弦。

辅助检查：心电图示电轴左偏，左心室增大，ST-T改变。心脏彩超示左室扩大，心肌室壁活动减弱，左室收缩功能减低。

西医诊断：扩张型心肌病、左心衰竭（心功能3级）。

中医诊断：心悸。

辨证：心肾阳虚证。

治则：温阳益气，活血利水。

处方：红参15g，炙附子10g，白术20g，茯苓20g，白芍25g，黄芪25g，薏苡仁20g，猪苓20g，丹参30g，川芎20g，当归15g，桂枝15g，煅牡蛎30g，甘草15g。

6剂，水煎，每日1剂，每剂汤药煎至300mL，每日早中晚各服100mL。忌食辛辣、寒咸、油腻之品。嘱其调节情绪，避免受凉，避免劳累。

8月10日二诊：患者服药后心悸、气短明显缓解，小便增多，双下肢浮肿消减，舌淡，苔薄白，脉沉。予上方继续服用6剂，汤药日服3次改为日服2次。

8月19日三诊：患者继续服药后诸症明显好转，但仍时有乏力，活动后稍有气短，舌淡苔白脉细。予上方加山药、益母草各25g。10剂，水煎，服法同前。

1个月后随访，患者生活基本自理。

按语：扩张型心肌病的发病原因诸多且复杂，疾病后期多以心衰为主，出现呼吸困难、水液潴留、活动受限等表现，中医多归属于"喘证""水肿""心悸"等范畴。多因平素体虚，久病伤及心肾，导致心肾阳气亏虚，不能推动及温煦血行，致使血瘀脉中，阻滞脉道，脉道不通，水湿内停，出现水肿等临床表现。老年心衰者，其病位常在心、肾，多累及肺、脾等。其病理特点多以正虚为主，标实为辅，虚实夹杂，本虚标实。其病机属心肾阳虚，兼加瘀血、痰饮、水肿等病理产物。治疗当以温补心肾阳气，活血祛瘀，化痰利水之法，以扶正为主，兼顾祛邪，故当以真武汤为底方。方中以红参为君药，取其大补元气之功效；附子能上助心阳以通脉，中温脾阳以健运，下补肾阳以益火，可温三焦之阳气，两者相伍，可振奋心肾阳气，益气固脱。白术、黄芪、甘草补肺健脾；茯苓、薏苡仁、白芍、猪苓利水消肿；川芎、丹参、当归祛瘀活血通络；桂枝通阳化气利水；牡蛎收敛潜降，宁心安神，使阳气得壮而不亢。诸药合用，共奏益气温阳、活血利水之功。心主血脉，气行则血行，气滞则血瘀，心气不足，不能推动血脉运行，血脉不通，故三诊时加益母草以活血通脉，利水健脾；加山药以加强益气之功，因"有胃气则生，无胃气则死"之故也。

10. 冠心病、高血压、左心衰（喘证——阳虚痰湿水泛证）

王某，女，65岁。初诊时间：2019年5月6日。节气：立夏。

主诉： 心悸喘促加重1周。

现病史： 患者近6年来，反复出现心悸、咳嗽痰白、气喘等症状，可自行缓解，生活可自理，劳动能力尚可，曾多次于当地医院进行治疗，均未见好转。近1年来，心悸、咳嗽、气喘发作频繁，严重时常卧床不起。来诊前1周诸症加重，心悸，喘促气急，咯吐粉红色泡沫样痰液，不能平卧，常出现夜间阵发性咳嗽，时有憋醒，纳寐差，上腹部胀满，时有疼痛，口渴不欲饮，双下肢浮肿，按之不起，服用强心利尿药疗效较差，遂来我院门诊就诊。现症见心悸，胸闷，喘促，不能平卧，咯吐粉红色泡沫样痰液，常出现夜间阵发性咳嗽，时有憋醒，上腹部胀满，纳寐差，双下肢水肿，尿少，大便不调。

既往史： 冠心病、高血压、慢性心功能不全病史多年。

体征：患者神识清楚，步入诊室，语言流利，呼吸欠均匀，时有喘息，形体略瘦，查体配合，口唇轻度发绀，颈静脉怒张明显。双肺叩诊呈清音，听诊可闻及两肺满布干啰音。心尖搏动明显，心脏叩诊示心浊音界向左下扩大，心率112次/分，心律齐，心尖区闻及轻度吹风样杂音，主动脉瓣第二心音亢进，下肢呈凹陷性水肿，四肢活动略受限，四肢肌力、肌张力正常。体温37.0℃，血压172/104mmHg，呼吸21次/分，脉搏112次/分。

舌脉：舌暗淡，苔白腻，脉细数。

辅助检查：心电图示窦性心动过速，电轴左偏，左心室高电压。DR示心影普遍增大，左心室，左心房显示膨隆，呈"烧瓶心"肺纹理紊乱增粗，双侧肋膈消失。心脏彩超示左心增大，肺动脉瓣，二尖瓣、三尖瓣轻度反流，左心功能减低。EF 46%。BNP 572pg/mL。

西医诊断：冠心病、高血压、左心衰（心功能3级）。

中医诊断：喘证。

辨证：阳虚痰湿水泛证。

治则：温肾助阳，化气行水。

处方：泽泻30g，山茱萸（制）、茯苓、桂枝各20g，熟地黄、瓜蒌、鸡内金、车前子、山药各15g，葶苈子12g，牛膝10g，附子（制）、白术、干姜各6g。

7剂，水煎，每日1剂，每剂汤药煎至300mL，每日早中

晚各服100mL。忌食辛辣、寒咸、油腻之品。

5月16日二诊：患者服药后，心悸胸闷症状明显改善，尿量明显增加，双下肢浮肿明显减退，但仍时有咳喘、短气等症状。以上方去茯苓、泽泻，加紫苏子10g，以降气止咳平喘。10剂，水煎，服法同前。

5月26日三诊：患者咳喘已止，诸症基本缓解，心衰症状基本控制，生活自理能力较前加强，予上方去紫苏子、附子。予上方再服2周，煎煮方法及用法同前。

按语：此案患者证属阳虚水泛，水饮凌心之喘证、心悸、水肿。多由久病失调，心阳、肾阳亏虚，气不化水所致。治疗原则为温肾助阳，化气行水。方拟真武汤合济生肾气丸为底方进行加减。

心主血脉，肺主气司呼吸，肾者主水，本案患者平素体虚，且心肺气虚日久，累及于肾，肾阳不足，气化失衡，致水湿内停，泛溢于下肢故见双下肢浮肿。水湿泛滥，阻遏气机，则出现心下痞满，上腹部胀满时有疼痛，食后尤甚。膀胱气化失司，故尿少。水气凌心，阻遏心阳生发之气，则致心悸。水饮日久泛化为痰，上逆肺气，导致肺失宣降，则见咳喘，咯吐泡沫痰液。患者脉细数沉迟无力，舌苔薄白，质淡，为心肾阳气亏虚，水湿内停之征象，以真武汤合济生肾气丸为底方进行加减，可温阳化气以行水，服药后患者尿量明显增加，水肿明显减退。但仍有咳喘症状故去茯苓、泽泻，加紫苏子以宣肺降气平喘。根据症状选择相对之药物或药对，以底方为基础，根据症状改变对药物进行加减，对本病及诸症的治疗效果明显。

11. 高血压、慢性心功能不全（水肿——阳虚水泛，瘀水互结证）

栾某，女，85岁。初诊时间：2018年2月20日。节气：雨水。

主诉：双下肢浮肿伴胸闷痛3年余，加重1个月。

现病史：患者5年前无明显诱因出现喘咳、胸闷痛、气短等症状，于某医院诊断为慢性心力衰竭，经治疗，病情好转。3年来，患者反复出现双下肢水肿，按之凹陷，常伴胸闷痛、气短、喘促，活动后严重，来诊1个月前症状加重。自服呋塞米，效果不明显，为求系统中医治疗，故来就诊。现症见双下肢浮肿，胸痛，气短，咳喘，时有胸前刺痛，睡眠差，食少，尿少，大便不调。

既往史：高血压、慢性心力衰竭。

体征：患者神识清楚，呼吸欠均匀，语言流利，形体适中，轮椅推入诊室，配合查体，皮肤温润，无黄染，患者端坐呼吸，口唇轻度发绀，颈静脉怒张明显。双肺听诊可闻及两肺满布细湿啰音。心界明显扩大，心率108次/分，律齐。腹稍膨隆，移动性浊音阴性，腹部无压痛、叩痛、反跳痛及腹肌紧张。双下肢凹陷性水肿，四肢活动轻度受限，肌力、肌张力正常。体温36.9℃，血压165/90mmHg，呼吸19次/分，脉搏110次/分。

舌脉：舌红，苔白腻边暗，脉细弦。

辅助检查：DR示心影增大，左心室、左心房膨隆，肺纹理增强。心电图示电轴左偏，左室高电压。

西医诊断：高血压、左心衰竭（心功能3级）。

中医诊断：水肿。

辨证：阳虚水泛，瘀水互结证。

治则：化气行水，活血祛瘀。

处方：丹参、合欢皮、益母草各30g，首乌藤10g，茯苓、黄芪、生地黄各25g，白芍、猪苓、泽泻各20g，红花、炙甘草、川芎、陈皮、牡丹皮、砂仁、当归各15g。

6剂，水煎，日1剂，每剂汤药煎至300mL，每日早中晚各服100mL。忌食辛辣、寒咸、油腻之品。

2月27日二诊：患者服药后，尿量增加，水肿、胸闷痛等诸症缓解，但自诉食少，食欲不振，时有脘腹胀满。舌红苔少边暗，脉细弦。予前方加莱菔子、神曲各20g，以健脾消食。10剂，水煎，服法同前。

按语：此案患者证属心肾两虚，气不化水，瘀水互结所致之水肿，患者年老久病，心肾两虚，气虚不能温化水饮，水湿阻遏，形成瘀血等病理产物。治当以温补心肾，活血祛瘀，行水化气，方拟桃红四物汤合五苓散加减。

从气血津液辨证角度看，气、血与水液代谢关系密切。而从脏腑辨证来讲，水液由心气推动作用及肺之输布、脾之运化、肾之气化、肝之疏泄，五脏共同作用而成。水肿是由于多种原因所致的五脏输布、运化、气化、疏泄及推动作用失常，从而导致水湿代谢之异常，水液泛溢肌肤出现水肿。故在水肿的诊治过程中，不仅要选用调治归经脏腑之品，更应适当选用调气行血养血之品，二者合用，对于疾病的治疗具有重要意义。

泽泻淡渗之力可直接作用于肾与膀胱，逐水祛湿，二苓均可利水消肿，三药和用，可使湿邪从小便去；砂仁行气化湿；陈皮行气以助化瘀行水。以上药物合用，可共奏利水之功。丹参、红花、川芎、牡丹皮、益母草可活血养血，调经通络；黄芪合当归共同补气；合欢皮、首乌藤助睡眠，养心神；生地黄、白芍滋养心阴，阴中求阳；炙草益气，调和诸药。诸药合用，共奏化气行水、活血祛瘀之功。

12. 慢性喘息性支气管炎、肺气肿、慢性肺源性心脏病、慢性心衰（水肿——脾肾阳虚，痰湿内盛证）

陈某，男，74岁。初诊时间：2020年6月6日。节气：芒种。

主诉：双下肢水肿加重伴心悸咳喘3天。

现病史：患者素有慢性支气管炎，近一段时间经常出现双下肢浮肿。近3天突然心悸加重，双下肢浮肿已延至大腿，按之凹陷，不易回弹，咳嗽痰多难咯，四肢寒凉，小便不利，为求中医治疗来诊。现症见双下肢浮肿，按之凹陷，不易回弹，心悸，咳嗽痰多难咯，气喘，时有呼吸困难，夜间加重，休息后可部分缓解，纳寐差，尿少，大便溏，时有里急后重。

既往史：慢性支气管炎、肺气肿、肺源性心脏病、心衰病病史多年。

体征：患者神识清楚，表情痛苦，语言欠流利，呼吸欠均匀，形体肥胖，查体配合，四肢不温，端坐呼吸，上眼睑浮肿，口轻度发绀，颈静脉怒张。心界向左扩大，心率77次/分，律齐。双下肢浮肿明显，按之凹陷，不易回弹。

舌脉：舌质暗，苔厚灰腻，脉弦滑。

辅助检查：心电图示电轴右偏，肺型P波，V1呈Rs型，V5R/S＜1。DR示右肺下动脉扩张，右室增大，双肺纹理增粗紊乱。心脏彩超示右室增大，肺动脉瓣、二尖瓣、三尖瓣轻度反流。肺功能检查示$FEV_1/FVC＜70\%$，$FEV_1＜80\%$预计值。

西医诊断：慢性喘息性支气管炎、肺气肿、慢性肺源性心脏病、慢性心衰。

中医诊断：水肿。

辨证：脾肾阳虚，痰湿内盛证。

治则：温肾健脾，活血利水。

处方：熟附子15g（先煎），黄芪25g，当归10g，葶苈子

30g，杏仁15g，生姜皮10g，紫菀15g，姜半夏12g，茯苓皮30g，丹参30g，川芎15g。

6剂，水煎，每日1剂，每剂汤药煎至300mL，每日早中晚各服100mL。忌食辛辣、寒咸、油腻之品。嘱其调节情绪，适当运动，避免劳累与受凉。

6月14日二诊：患者自述服上方后尿量剧增，颜面部及双下肢浮肿肿势大减，腿部水肿减退消失，足背尚有部分浮肿，但仍时有四肢发凉，咳喘气急。舌质暗淡，苔薄白腻带灰，脉弦滑。予前方加桑白皮、胆南星各15g。6剂，水煎，服法同前。

6月22日三诊：患者颜面部及下肢水肿全面消退，咳喘气急大有好转但未全退，痰量减少，食欲不振，纳少。舌淡，苔薄灰腻，脉弦滑。此时需振发心阳，平利肺气。予上方去茯苓皮，加蜜麻黄10g。6剂，水煎，服法同前。

6月30日四诊：患者服药后肿退喘平，几近正常，续服上方6剂，以巩固疗效。

按语：本案患者系喘息性支气管炎、肺气肿、肺源性心脏病、心衰，病情危急。中医属于"水肿"范畴，水肿之病，是全身气化功能出现障碍的一类疾病。其基本病理变化为肺失通调、脾失转输、肾失开阖，三焦气化不利发为水肿。其病位在肺、脾、肾三脏，而关键病位在肾。肾中阳气为全身阳气之根本，肾阳有温化水湿寒痰的作用。但由于患者久病导致全身肾阳衰微，膀胱气化失司，从而出现四肢寒凉，尿少，小便不利等症状；脾主升清，脾阳不足，脾不升清，脾之运化作用减弱，出现水湿泛滥于肌肤，以致水液停聚，颜面肢体浮肿；肺气不足，肺之宣发肃降功能失调，故不能通调水道，水气凌心，以致出现心悸，咳喘气急之诸症。

此患者病机为肺失肃降，脾肾阳虚，气不摄纳，水液泛滥。患者久病高龄，素体正虚，且邪势较盛，治当补虚祛邪并重，急宜温肾健脾以祛水肿，肃肺化痰以降喘息。故方中重用附子温补肾阳，强心益气以利尿逐水，且先煎40分钟以祛除附子之毒性；黄芪健脾益气，调畅气机以利尿泄水，且黄芪、当归合用亦有平补正虚之功；葶苈子泻肺定喘，利尿行水；紫菀、杏仁、半夏肃肺平喘，化痰止咳；生姜皮、茯苓皮健脾行水；丹参、川芎活血利水。二诊时，患者气急甚剧，如用麻黄容易伤津耗气，加重病情，故不宜用。方中桑白皮、葶苈子及杏仁均可平喘，无麻黄之峻性，故用之无碍。三诊时，患者气急已减，故用麻黄以宣肺平喘。四诊时水肿退，咳喘息，诸症均去，守方以巩固其疗效。

第三章

心悸

1. 病毒性心肌炎、偶发室早（心悸——气虚血瘀证）

秦某，女，43岁。初诊时间：2022年9月26日。节气：秋分。

主诉：心悸2个月，加重1周。

现病史：患者于2个月前出现咳嗽、发烧、乏力，未予治疗后出现心慌、胸闷、胸痛。于当地某医院诊断为病毒性心肌炎，住院治疗好转后出院。1周前因劳累心悸又发，服用西药效果不显，为寻求中医治疗来诊。症见心悸，胸闷，胸痛，乏力，纳呆。

既往史：无。

体征：患者精神不振，语言流畅，呼吸均匀，形体略消瘦，面色淡白，血压118/74mmHg。

舌脉：舌淡红，边有瘀点，苔白腻，脉细弦。

辅助检查：心电图示S-T段下移，偶发室早。

西医诊断：病毒性心肌炎、偶发室早。

中医诊断：心悸。

辨证：气虚血瘀证。

治则：补益气血，振奋心阳，活血复脉。

处方：党参20g，黄芪25g，当归20g，炒白芍20g，炙甘草15g，桂枝10g，丹参15g，炒白术10g，茯苓20g，菟丝子30g，生地黄10g，熟地黄10g。

10剂，水煎，每日1剂，每剂汤药煎至300mL，每日早中晚各服100mL。忌辛辣、刺激、油腻、寒凉之品，适量补充维生素、蛋白质等。

10月12日二诊：患者按医嘱服用汤药后，症状稍有好转，舌淡苔薄，脉结代，现仍感乏力，考虑其体虚较甚，于原方中加阿胶15g。续服10剂，服法同前。

10月27日三诊：患者心悸早搏减少，体力有所增加，仍予原方10剂。嘱患者每2个星期复查1次。

前后共历2个多月，服药40余剂，诸症日减，患者终于告愈而恢复工作。

按语：本案由病后体虚，正气未复，又因劳累，而致气血不足，心阳不振，心脉不畅，所致心悸，治以补益气血，振奋心阳。《伤寒论·辨太阳病脉证并治》云："伤寒脉结代，心动悸，炙甘草汤主之。""损其心者，调其营卫"，故方用十全大补汤温补气血，用炙甘草汤益气滋阴，通阳复脉。炙甘草汤由益心气、振心阳、补气血、养心阴诸药组成，适用于气阳不振、阴血不足之脉结代、心动悸之症。诸药合用，共奏补益气血、振奋心阳之功。

2. 冠心病、心律失常（胸痹——气阴虚血瘀证）

姜某，女，60岁。初诊时间：2022年11月7日。节气：立冬。

主诉：心前区疼痛7天。

现病史：患者7天前出现心前区疼痛，运动后自觉心率明显加快，心前区不适，胸闷，头晕，耳鸣，心烦易惊。冠状动脉造影检查示前降支狭窄50%。为求中医治疗，故来我院专家门诊就诊。现症见心悸，心前区疼痛，头晕，伴胸闷，略有耳鸣，纳可，眠差，二便调。

既往史：高血压病史5年，血压最高可达160/100mmHg。

体征：患者神志清楚，语言流畅，呼吸调匀，形体偏瘦，查体合作，血压150/90mmHg。

舌脉：舌红，苔薄白边暗，舌下络脉呈暗红色，脉沉细。

辅助检查：心电图示房早、ST-T改变。

西医诊断：冠心病、心律失常（房性早搏）。

中医诊断：胸痹。

辨证：气阴虚血瘀证。

治则：益气活血，补虚止痛。

处方：黄芪20g，当归10g，桂枝10g，陈皮10g，茯神

15g，茯苓 15g，白术 10g，赤白芍 20g，川芎 15g，丹参 15g，酸枣仁 15g，桃仁 15g，焦三仙各 10g，远志 15g，生龙骨 20g，牡蛎 20g，钩藤 10g，首乌藤 10g。

10剂，水煎，每日 1剂，每剂汤药煎至 300mL，每日早中晚各服 100mL。忌辛辣、油腻、过寒、过咸之品。嘱患者注意休息，避免过于操劳。

11月21日二诊：患者按医嘱服药并避免了过度劳累，服药后已无心痛症状，头晕、胸闷有所好转，睡眠改善，舌红苔薄白边暗，舌下络脉转为红色，脉细。予上方续服 10剂，以巩固疗效，用法同上。

按语：本案例是由于患者素体亏虚，气血阴阳匮乏，心脉痹阻，血行不畅，发为胸痹，治疗以补气行血，补虚止痛为原则，方用八珍汤合桂枝甘草龙骨牡蛎汤加减。方中当归、川芎、白芍、白术、茯苓、黄芪合用，补气生血，以资气血生化之源；桂枝温补心阳；龙骨、牡蛎重镇安神；茯神、远志、酸枣仁宁心安神；焦三仙、陈皮、白术相伍可治疗健脾消食。二诊时，患者诸症均有所好转，可见此方切中病机，故继续服用以巩固疗效。

3. 冠心病、心律失常（心悸——气阴两虚证）

杨某，女，53岁。初诊时间：2022年10月20日。节气：寒露。

主诉：心悸1年余，加重1周。

现病史：患者3年前无明显诱因出现心慌，伴有胸闷，乏力，被某医院诊断为心律失常、频发室早、室速，行住院治疗，好转后出院。2周前，患者再次出现心悸，胸闷，左侧前胸后背疼痛，缩窄性痛，饭后加重，伴头晕，头痛，乏力，活动后加重，故来我院就诊。症见心悸，胸闷，左侧前胸及后背疼痛，缩窄性痛，饭后加重，伴头晕，头痛，乏力，活动后加重。

既往史：冠心病、心律失常病史1年。

体征：患者步入诊室，言语流畅，呼吸均匀，形体偏瘦，查体合作。血压130/80mmHg。

舌脉：舌红，苔薄黄，脉细弦。

辅助检查：心电图示频发室早。

西医诊断：冠心病、心律失常（频发室早）。

中医诊断：心悸。

辨证：气阴两虚证。

治则：益气滋阴，复脉定悸。

处方：生地黄20g，麦冬15g，黄芪20g，太子参15g，当归10g，丹参20g，桂枝10g，白芍15g，红花10g，茯苓20g，炒白术15g，炙甘草10g。

6剂，水煎，每日1剂，每剂汤药煎至300mL，每日早中晚各服100mL。忌辛辣、油腻、过寒、过咸之品。予补心气口服液以补益心气，提高心率。

10月27日二诊：患者服药后心悸、胸闷、头晕等症状均好转，舌红苔白，脉细。继服上方，10剂，水煎，服法同前。

按语：此患者为素体虚弱，气阴皆虚，脏腑功能失调，致心血亏虚，心脉失养，发为心悸。气阴两虚，清阳不振，脑失所养又见头晕。故治当以益气滋阴，复脉定悸，方用炙甘草汤加减。方中生地黄滋阴养血；麦冬、白芍滋养心阴；太子参、黄芪大补元气。上五味共用，益气滋阴，以补气阴之不足。桂枝温通心阳，柯韵伯言："仲景于脉弱者，用芍药以滋阴，桂枝以通血，甚则加人参以生脉。"桂枝配伍生地黄、麦冬、白芍，可使诸滋阴药滋而不腻。气为血帅，气行则血行，心气不足，则血行无力，而渐为血瘀，故加丹参、红花、当归养血活血。气虚无力输布津液，易为痰湿，加茯苓、白术健脾化湿。炙甘草益气养心，调和诸药。以上诸药合用，组方原则谨守古训，但亦有衍化，切中病机，故而大效。

4. 冠心病、起搏器术后（胸痹——气阴虚痰瘀结证）

吴某，女，66岁。初诊时间：2022年8月10日。节气：立秋。

主诉：胸闷气短伴头晕10年余，加重2天。

现病史：患者10年前出现胸闷，气短，偶有胸痛，头晕等症状，自行服用复方丹参滴丸疗效不佳，遂于当地医院就诊，并诊断为冠心病、缓慢性心律失常，植入支架1枚，并安装心脏起搏器。2天前因受惊吓，胸闷症状加重，为求中医治疗，于我院门诊就诊。现症见胸闷，气短，全身乏力，伴有头晕，纳可，睡后易醒，醒后难以入睡，二便调。

既往史：冠心病病史10年。

体征：患者神志清楚，面色萎黄，体态自如，查体合作，心率63次/分，血压120/64mmHg。

舌脉：舌红，苔白腻，脉沉细。

辅助检查：心电图示ST-T改变。

西医诊断：冠状动脉粥样硬化性心脏病、起搏器术后。

中医诊断：胸痹。

辨证：气阴两虚，痰瘀内结证。

治则：益气滋阴，化痰活血。

处方：黄芪40g，太子参30g，茯苓25g，麸炒白术25g，丹参30g，五味子15g，麦冬20g，红花15g，葶苈子15g，益母草30g，川芎15g，猪苓20g，苦参20g，延胡索20g，当归10g，砂仁15g。

6剂，水煎，每日1剂，每剂汤药煎至300mL，每日早中晚各服100mL。忌辛辣、油腻、过寒、过咸之品。

8月16日二诊：患者服药后心悸症状好转，但自诉头胀，腹胀，食少，血压155/90mmHg。予前方加天麻15g，钩藤25g，鸡内金15g。6剂，水煎，服法同前。

8月24日三诊：患者自诉心悸，胸闷，气短，头胀等症状均明显缓解，但腹胀重，行胃肠钡透示大致正常。予前方6剂续服，以巩固疗效，同时予六味安消胶囊，以健脾和胃，导滞消积。

9月2日四诊：患者自诉服药后仍时有心悸，胸闷，气短，但较前明显好转，时觉口干，易汗出，舌红，苔少，脉沉细。予前方加生地黄20g，牡丹皮15g。6剂，水煎，服法同前。同时予补心气口服液口服。

9月11日五诊：患者症状基本消失，坚持原方不变，予前方6剂，以助巩固疗效，服尽即可。

按语：此案患者心气亏虚，心阴不足，痰瘀内结，心脉闭阻，属本虚标实之证。投以黄芪、太子参益气养心；五味子收敛心气；麦冬滋养心阴；四味配伍，以补其气阴之不足。丹参、红花、益母草、川芎、当归和血通痹；延胡索行气活血，散瘀止痛；茯苓、猪苓利水化湿；白术补气健脾化湿；砂仁化湿行气；苦参苦寒，荡涤水湿；葶苈子辛寒，化痰饮。纵观全方，诸药标本兼顾，共奏益气滋阴、化痰和血之功效。

5. 房颤，心功能不全，双房、左室增大，二、三尖瓣重度反流，甲亢（心悸——气阴两虚血瘀证）

周某，男，57岁，农民。初诊时间：2022年9月22日。节气：白露。

主诉：心悸2年，加重3天。

现病史：患者终日劳作，2年前因劳累过度，出现心悸、气短等症，未予重视，但此后活动耐力明显减低，已不能耐受重体力劳动。近2年来反复心悸，气短，3天前突然症状加重，为求中医治疗，遂来我院门诊就诊。现症见心悸，伴有气短，乏力，面色少华，口唇发绀，饮食睡眠可，二便调。

既往史：甲亢。

体征：患者神志清楚，步入诊室，语言流畅，呼吸欠匀，查体合作，皮肤温润，面色少华，无黄染、水肿。心浊音界向两侧扩大，心率72次/分，心律绝对不齐，第一心音强弱不等，二尖瓣区、三尖瓣区可闻及杂音。

舌脉：舌紫暗，苔少，脉结代。

辅助检查：心脏超声检查示双房、左室增大，二、三尖瓣重度反流。心电图示心房颤动。

西医诊断：心律失常（心房颤动），心功能不全，双房、左室增大，二、三尖瓣重度反流，甲亢。

中医诊断：心悸。

辨证：气阴两虚血瘀证。

治则：益气滋阴，养血活血。

处方：黄芪25g，丹参30g，炙甘草10g，生地黄25g，麦冬20g，生龙骨30g，牡蛎30g，甘松20g，桃仁15g，红花15g，茯苓25g，泽泻20g，赤芍15g，当归15g，川芎15g，益母草

30g，牡丹皮15g。

6剂，水煎，每日1剂，每剂汤药煎至300mL，每日早中晚各服100mL。忌辛辣、油腻、过寒、过咸之品。

9月29日二诊：患者服药后就诊时，诉心慌症状明显好转，其舌质由暗转红，苔少，脉由结代变为细弦。继续原方10剂，水煎，用法同前。并予补心气口服液以大补心气。

按语：患者为农民，终日体力劳动负担较重，过劳伤脾，气血亏虚，血运不畅，扰乱心神，发为心悸，《丹溪心法·惊悸怔忡》云："人之所主者心，心之所养者血，心血一虚，神气不守，此惊悸之所肇端也。"辨此证为心悸之阴虚血瘀，治疗当益气滋阴，养血活血。纵观全方，黄芪、茯苓益气健脾助生化；丹参、当归、赤芍、川芎养血活血；桃仁、益母草、红花行血通络；生地黄、麦冬、牡丹皮养阴清热；生龙骨、牡蛎重镇安神。"血不利则为水"，《血证论》指出"瘀血化水，亦发水肿"，故此方加茯苓、泽泻健脾利水。甘松醒脾开胃。炙甘草调和诸药，补中益气。诸药合用，标本同治，药到病除。

6. 冠心病、心律失常、不寐、心悸（痰热扰心证）

肇某，男，66岁。初诊时间：2021年7月12日。节气：小暑。

主诉：失眠、心悸2个月，加重1周。

现病史：患者1周前出现失眠、心悸、纳呆等症状，未经系统治疗，为求中医治疗，来我院专家门诊就诊。症见失眠，纳呆，心悸，睡眠可，大便黏腻不爽。

既往史：无。

体征：患者神志清楚，语言流畅，呼吸均匀，形体瘦弱，查体合作，四肢发凉，表情痛苦，心肺听诊正常。

舌脉：舌红，苔薄黄腻，脉细弦。

辅助检查：冠脉CT示前降支狭窄45%。心电图示左前分支传导阻滞，R波升高不良，T波倒置。

西医诊断：冠心病、心律失常、失眠。

中医诊断：不寐、心悸。

辨证：痰热扰心证。

治则：清化热痰，和中安神。

处方：陈皮10g，半夏10g，茯苓、茯神各15g，炒白术15g，红曲6g，川芎10g，丹参15g，石菖蒲10g，酸枣仁25g，合欢皮10g，首乌藤15g，枳壳15g，厚朴10g，黄芩10g，香附15g，酒大黄6g，生甘草10g，焦三仙各15g，郁金10g，鸡内金10g，葶苈子15g。

10剂，水煎，每日1剂，每剂汤药煎至300mL，每日早中晚各服100mL。忌辛辣、油腻、过寒、过咸之品。嘱其调节情绪，适当运动。

7月26日二诊：患者服上方后，失眠、心悸明显好转，纳可，大便每日1行。仍出现胸闷气短等症状，舌脉同前。予前方基础上加黄连10g，牛膝10g，续服10剂。

按语：入睡困难或时寐时醒，醒后难以入睡，精神不振为不寐病的主要特征。《素问·举痛论》云："惊则心无所倚，神无所归，虑无所定，故气乱矣。"此证以舌苔黄且腻为主要辨证要点。故可用黄连温胆汤或选用温胆汤加黄连、石菖蒲等以化痰清热，和中安神。

7. 心律失常、冠心病、慢性支气管炎、肺气肿（心悸、咳嗽——气虚血瘀，痰凝渍肺证）

陶某，男，75岁。初诊时间：2022年9月1日。节气：处暑。

主诉：心悸伴咳嗽3年，加重1周。

现病史：患者3年来反复出现心悸，伴咳嗽，咳痰，每年持续3个月，自服药物，具体不详，症状可基本缓解。1周前，突然咳嗽，流涕后症状加重，自服抗生素症状不缓解，故来我院门诊就诊。现症见心悸，咳嗽，咳白痰，伴胸闷，偶有气短，纳可，睡眠可，二便正常。

既往史：心律失常、慢性支气管炎病史3年。

体征：患者神清，言语自如，呼吸欠匀，形体偏瘦，口唇发绀，双肺呼吸音粗，心界不大。

舌脉：舌暗，苔白腻，脉结代。

辅助检查：胸片提示慢性支气管炎合并肺气肿改变。心电图示频发房早、ST-T改变。

西医诊断：心律失常（房早）、冠心病、慢性支气管炎、肺气肿。

中医诊断：心悸、咳嗽。

辨证：气虚血瘀，痰凝渍肺证。

治则：益气活血通脉，化痰止咳。

处方：黄芪20g，当归10g，红花12g，丹参30g，益母草30g，川芎12g，陈皮12g，苦参20g，茯苓20g，白术20g，葶苈子10g，枳壳12g，桂枝12g，桔梗12g。

6剂，水煎，每日1剂，每剂汤药煎至300mL，每日早中晚各服100mL。忌辛辣、寒凉、油腻之品。

9月8日二诊：患者诉服药后咳嗽、咳痰明显缓解，心悸减轻，但胸闷，气短，活动后明显加重，胃部不适，呃逆，纳差，睡眠可。察其舌苔白边暗，脉由结代变为细弦。予上方加砂仁15g，三七3g，瓜蒌20g，薤白20g，猪苓20g，焦山楂20g。6剂，水煎，服法同前。

9月17日三诊：患者服药后自述明显好转，但偶有胃胀，察其舌质红苔稍白，脉稍细。予前方加炒鸡内金15g，莱菔子20g。6剂，水煎，服法同前。中病即止，无须再次就诊。

按语：心为五脏六腑之大主，其他脏腑病变常累及于心，而心的病变亦常影响其他脏腑。本案例便为心系与肺系病证同时存在，但是以心系病证为主。从病机上看，此证为病久体虚，心气不足，血行瘀滞，内扰心神所致心悸，以及痰凝渍肺，肺失宣降，肺气上逆所致咳嗽咳痰。故治当以益气活血通脉，宣肺化痰止咳，方用强心通脉汤加减。综观全方，黄芪、白术健脾益气以助活血化痰；当归、红花、丹参、益母草、川芎养血活血；陈皮、桔梗、枳壳宽胸行气；桂枝温通心阳；葶苈子、茯苓化胸中痰饮以平咳喘；葶苈子为泻肺平喘之要药；现代药理研究表明苦参有抗心律失常之功效。诸药合用，其虚得补，其实得泻，故治而大效。

8. 冠心病、房颤、左室肥大、青光眼、下肢动脉硬化闭塞（心悸、胸痹——气阴不足，瘀血痹阻证）

朱某，男，78岁。初诊时间：2022年8月22日。节气：立秋。

主诉：心悸伴胸闷痛1周。

现病史：患者1周前出现心悸，伴胸闷痛，每次可持续2~4分钟，自行服用麝香保心丸，胸闷痛立刻缓解，但心悸症状未见明显好转，为求中医治疗，遂来我院门诊就诊。症见心慌不安，气短，胸闷，心痛时作，痛如针刺，饮食可，睡眠欠佳，二便调。

既往史：青光眼、下肢动脉硬化闭塞症病史2年。

体征：患者神志清楚，由家属扶入诊室，语言流畅，呼吸欠匀，查体合作。心浊音界向左下扩大，心率71次/分，律不齐。血压135/80mmHg。

舌脉：舌红，苔白，脉细弦。

辅助检查：心电图示房颤、左心室肥大、ST–T改变。

西医诊断：冠心病、心律失常（房颤）、左心室肥大、青光眼、下肢动脉硬化闭塞。

中医诊断：胸痹。

辨证：气阴不足，瘀血痹阻证。

治则：益气滋阴，活血化瘀。

处方：生地黄20g，麦冬20g，白芍20g，炙甘草15g，丹参30g，牡丹皮15g，珍珠母30g，桂枝15g，生牡蛎30g，砂仁15g，合欢皮30g，茯苓25g，白术25g，黄芪25g，当归10g。

6剂，水煎，每日1剂，每剂汤药煎至300mL，每日早中晚各服100mL。忌辛辣、油腻、过寒、过咸之品。

8月29日二诊：患者自诉服药后仍有心悸，气短，伴胸闷，腹胀，饮食，睡眠可，二便正常，舌质红，苔少边暗，脉细弦。心电图示频发房早、短阵房速、ST–T改变、左室大。予前方减桂枝、茯苓，加牡丹皮15g，川芎15g，沉香10g，甘松10g，玄参20g。6剂，水煎，服法同前。

按语：本案从患者的表现来看，证属气阴不足，瘀血痹阻之心悸、胸痹，由素体虚弱，气阴不足，气虚血瘀，心失所养所致。故治以益气滋阴，活血化瘀之法。方中投甘温之黄芪大补元气；炙甘草补脾和中；白术、茯苓补气健脾，以资气血化生。其气既虚，营阴易亏，故加生地黄、麦冬、白芍滋养心阴，桂枝温通阳气，使上几味药滋而不腻。丹参、当归、牡丹皮养血活血，生牡蛎、珍珠母重镇安神，合欢皮养心安神。综观全方，标本兼顾，共奏益气养心、理气活血之功。

9. 房颤、肺内感染（心悸，咳嗽——心肺两虚，血瘀痰凝证）

袁某，男，71岁。初诊时间：2022年8月18日。节气：立秋。

主诉：心悸1年，加重3天。

现病史：患者1年来反复出现心悸，气短，尚可耐受，故未予重视。3天前出现咳嗽，咳白痰，伴心悸，气短加重。为求中医治疗，故来我院门诊就诊。症见心悸，胸闷，伴有气短，活动后加重，咳嗽，咳白痰，汗出，腹胀，寐差，饮食可，二便调。

既往史：房颤病史1年。

体征：患者神清，面色少华，口唇发绀，呼吸欠匀，查体合作。双肺呼吸音略粗，可闻及少量散在干湿性啰音，第一心音强弱绝对不等。心率71次/分，律不齐。

舌脉：舌暗，苔白腻，脉细弦。

辅助检查：心电图示房颤。胸片示肺内感染。

西医诊断：心律失常（房颤）、肺内感染。

中医诊断：心悸、咳嗽。

辨证：心肺两虚，血瘀痰凝证。

治则：益气活血，化痰止咳。

处方：茯苓25g，炒白术25g，太子参25g，炙甘草15g，黄芪25g，当归15g，鸡内金15g，益母草30g，砂仁15g，合欢皮30g，首乌藤30g，葶苈子15g，红花15g，猪苓25g，泽泻20g，莱菔子20g。

6剂，水煎，每日1剂，每剂汤药煎至300mL，每日早中晚各服100mL。忌辛辣、油腻、过寒、过咸之品。同时处以欣康缓释片以改善心肌供血，美丰片以抗感染。

8月25日二诊：患者自述服药后心悸，胸闷等明显好转，但仍有咳嗽，咳白痰，活动后汗出，腹胀，睡眠欠佳，饮食可，二便调，舌红苔白腻，脉细弦。予前方去太子参，加人参15g，防风15g，五加皮15g，浮小麦15g，桂枝15g，桔梗15g。6剂，水煎，服法同前。

9月3日三诊：患者自述服药后心悸，胸闷，咳嗽，咳白痰较初诊时明显好转，仍有汗出，夜寐多梦，饮食可，二便调，舌质红，苔白而干，脉沉细数。予前方去鸡内金、五加皮，加陈皮15g，白芍20g，五味子15g。6剂，水煎，服法同前。

9月10日四诊：患者自述诸症都已基本消失，为巩固疗效，本人要求续服6剂汤药以巩固疗效，病情变化门诊随诊。

按语："邪之所凑，其气必虚"。患者已过古稀之年，年老久病，心肺两虚，气虚无力行血，心营痹阻，心失所养，发为心悸；气不化水，痰饮内停，上渍于肺，肺失肃降，发为咳嗽。本病病位在心、肺，故治以益气活血，化痰止咳。方中太子参、黄芪大补脾气；当归、红花、益母草养血活血；茯苓、白术健脾化湿，猪苓、泽泻利水渗湿，四药合用，化痰饮以复肺之肃降之性；葶苈子泻肺化痰止咳喘，为治疗痰饮咳喘之要药；鸡内金、砂仁、莱菔子健脾和胃；合欢皮、首乌藤宁心安神；炙甘草以补中，调和诸药。诸药合用，共奏强心通脉、止咳化痰之效。

第四章

水肿

1. 心力衰竭、肾小球肾炎（水肿——肾阳衰微证）

侯某，男，57岁。初诊时间：2022年9月28日。节气：秋分。

主诉：心悸气短，喘促伴双下肢反复浮肿5年，加重2周。

现病史：患者自述5年前无明显诱因出现心悸气短，喘促伴双下肢浮肿，于当地医院诊断为心力衰竭、肾小球肾炎，应用强心、扩张血管、利尿、抗炎等治疗后浮肿消失。但劳累后易反复发作。2周前患者心悸、气短、双下肢浮肿加重，为求中医治疗，来我院门诊就诊。现症见心悸，气短，周身乏力，腰膝酸软，双下肢水肿，小便不利。

既往史：心力衰竭、肾小球肾炎病史7年。

体征：患者神志清楚，语言流畅，呼吸均匀，形体肥胖，查体合作，腹部略膨隆，无压痛、叩痛、反跳痛，移动性浊音（±），双肾区无叩痛，双下肢指压痕（++）。血压

150/100mmHg。

舌脉：舌淡红，舌边有齿痕，苔白腻，脉沉细弦。

辅助检查：BNP 2203ng/L。尿常规示PRO（++），RBC 15～20/HP，WBC 2～3/HP。肾功能示BUN 33.1mmol/L，SCr 470μmol/L，CO_2-CP 20mmol/L，Hb 83g/L。

西医诊断：心力衰竭（心功能3级）、肾小球肾炎。

中医诊断：水肿。

辨证：肾阳衰微证。

治则：补脾益肾，利湿化浊。

处方：山萸肉20g，枸杞20g，牛膝20g，女贞子20g，茯苓20g，藿香10g，佩兰10g，半夏10g，砂仁20g，厚朴10g，车前子20g，泽泻20g，炒白术15g，黄芪25g，党参15g，炮附子3g。

6剂，水煎，每日1剂，每剂汤药煎至300mL，每日早中晚各服100mL。忌辛辣、油腻、过寒、过咸之品。

10月8日二诊：患者自述服药后小便量增多，双下肢水肿稍有缓解，但食欲不振，胃胀，大便黏腻不爽。舌质淡，苔薄黄腻。尿常规：PRO（+），RBC 8～14/HP，WBC 0～3/HP；肾功能：BUN 22.3mmol/L，SCr 295μmol/L，CO_2-CP 28mmol/L，Hb 95g/L。予上方加黄连10g，竹茹15g，小蓟50g。6剂，水煎，服法同前。

10月15日三诊：患者服药后诸证缓解。继服上方以巩固疗效。注意监测血压及定期复查肾功能。

按语："劳则气耗"，劳累过度，正气受损，又复感冒以致邪盛正衰，肾为气之根，肾气虚衰，阳不化气，水湿下聚，故见双下肢水肿，按之凹陷不起；腰为肾之府，肾虚而水湿内盛，腰失所养，肾与膀胱相表里，则腰膝酸软疼痛，小便量少不爽；舌淡红，边有齿痕，苔白腻，脉沉细弦，均为阳气虚衰，水湿内盛之候。脾气虚，脾之运化功能失常，气血亏虚，水湿内盛，故周身乏力，恶心，腹胀，纳呆。治疗时选用济生肾气丸合真武汤以温肾助阳，利湿化浊，加用黄芪、党参益气健脾行水，共奏补益脾胃之功效。

2. 心力衰竭、肾衰竭、痛风（水肿——脾阳虚衰证）

杜某，男，30岁。初诊时间：2022年2月16日。节气：立春。

主诉：咳嗽，低热伴双下肢水肿10天。

现病史：患者3个月前急性心梗发作，于某医院住院后诊断为急性心梗、心力衰竭、肾功能Ⅳ期，10天前出现咳嗽痰少，低热伴双下肢水肿等症状，服用西药治疗效果不显，为求中医治疗来我院就诊。症见气短胸闷，烦躁，倦怠乏力，双下肢浮肿，按之凹陷不易恢复，夜间端坐呼吸，眠差，食少纳呆，小便少，大便溏。

既往史：心力衰竭、肾衰竭、痛风。

体征：患者神志清楚，表情呆滞，言语流畅，呼吸调匀，形体适中，查体合作，双下肢指压痕（++），脊柱无异常发现。

舌脉：舌淡，苔白滑，脉沉缓。

西医诊断：心力衰竭（心功能3级）、肾衰竭（肾功能Ⅳ期）、痛风。

中医诊断：水肿。

辨证：脾阳虚衰证。

治则：健脾温阳，行气利水。

处方：黄芪20g，当归6g，桂枝10g，干姜10g，制附片10g，陈皮10g，茯苓、茯神各15g，白术15g，川芎10g，丹参15g，枳壳15g，厚朴10g，猪苓15g，西洋参1袋，麦冬10g，五味子10g，生甘草10g，延胡索15g，焦三仙各15g，葶苈子10g。

10剂，水煎，每日1剂，每剂汤药煎至300mL，每日早中晚各服100mL。忌辛辣、油腻、过寒、过咸之品。嘱其调节情绪，避免劳累。

2月23日二诊：患者服药后，症状明显好转，浮肿减轻，已无明显不适，继服10剂，以巩固疗效，用法同上。

按语：中医认为水肿多责之于肺、脾、肾三脏的功能失调，肺主制水，脾主运水，肾主化水。久行伤及脾阳，脾阳不振，运化无权，土不制水，发为水肿。《金匮要略·水气病脉证并治》云："诸有水者，腰以下肿，当利小便；腰以上肿，当发汗乃愈。"故本病以健脾温阳利水为法。方中干姜、制附片、桂枝温阳散寒利水；猪苓可助膀胱气化而行水，利小便以实大便；黄芪、白术、茯苓、炙甘草、茯神健脾补气安神；西洋参、麦冬益气养阴；陈皮理气健脾；五味子益气生津，收敛固涩；当归、川芎、丹参、延胡索活血行气止痛；葶苈子利水消肿；枳壳、厚朴理气行水；焦三仙消食化积和胃。诸药合用，使水去而肿消。

3. 房颤、心衰、肾衰（水肿——脾肾亏虚，水湿内盛证）

张某，男，65岁。初诊时间：2018年11月7日。节气：立冬。

主诉： 心悸1个月，周身浮肿7天。

现病史： 患者近1个月心慌持续加重，活动后尤甚，7天前洗澡后外出出现头痛、头晕、恶寒、发热、鼻流清涕等症状，口服感冒药物效果不明显，又出现颜面浮肿，以及全身浮肿，小便不利。为求中医治疗，故来我院门诊就诊。现症见心悸，活动后加重，全身浮肿，腰部不适，口干口黏，眠差，小便不利。

既往史： 心力衰竭、房颤、肾衰竭病史5年。

体征： 患者神清语明，全身浮肿，双下肢尤甚，双肺呼吸音粗，心音弱，心脏各瓣膜听诊区未闻及病理性杂音，双肾区叩击痛（＋）。血压168/100mmHg。

舌脉：舌淡红，舌胖大边有齿痕，苔薄白腻，脉沉滑。

辅助检查：肾功能示CO_2-CP 15mmol/L，BUN 9mmol/L，SCr 2500μmol/L，高钾。尿常规示PRO（＋＋），RBC 9～13/HP，WBC 0～2/HP。

西医诊断：肾衰竭、心力衰竭、房颤。

中医诊断：水肿。

辨证：脾肾亏虚，水湿内盛证。

治则：益气养阴，化湿泄浊通腑。

处方：黄芪20g，生地黄15g，当归10g，佩兰10g，茯苓15g，川芎10g，党参15g，白术15g，白芍15g，麦冬15g，天麻10g，车前子10g，钩藤30g，白茅根20g，半夏15g。

6剂，水煎，每日1剂，每剂汤药煎至300mL，每日早中晚各服100mL。忌辛辣、油腻、过寒、过咸之品。

11月14日二诊：患者服药后全身水肿症状减轻，双下肢稍有浮肿，小便正常，大便调，舌淡红边有齿痕，苔白，脉沉。血压160/94mmHg，心率80次/分，双肺呼吸音清。上方继服，用法同前。

11月21日三诊：患者服药浮肿消失，二便调，舌淡红有齿痕，脉沉细。血压150/85mmHg。尿常规：PRO（－），RBC 4～7/HP，白细胞少许。肾功能检查各项指标均有好转，效不更方，继服10剂，巩固治疗。

按语：根据患者所表现的症状，此证属素体脾肾亏虚，正气衰弱，气血不足，无力运化水湿，湿浊内盛，困于脾胃，阻遏三焦，水湿内盛，故诊断为水肿病。本案水肿病，属本虚标实证，以气血亏虚为主，气虚不化水，脾主运化，肾主水，脾肾虚，运化水湿功能失调，水湿内阻，湿浊内盛而致。治疗时以八珍汤加减益气养血，补益气血扶正。

第五章

头痛

1. 脑供血不足（头痛——血瘀痰浊证）

许某，女，82岁。初诊时间：2010年2月12日。节气：立春。

主诉：头痛2年，加重3天。

现病史：患者2年来无明显诱因反复出现头痛，呈阵发性，加重3天，于当地多家医院诊治，效果均不明显。3天前，患者因劳累后，头痛症状加重，伴昏蒙，心悸失眠，面色少华，周身乏力，胸脘满闷，饮食、睡眠可，二便调。

既往史：冠心病病史20年。

体征：患者表情痛苦，面色少华，语言流畅，呼吸调匀，形体肥胖，双肺叩诊清音，呼吸音正常，无啰音，心尖搏动及心浊音界正常，心率71次/分，血压130/80mmHg。

舌脉：舌淡，苔白腻，脉弦细。

辅助检查：颅内多普勒彩超示血流速度减慢。

西医诊断：脑供血不足。

中医诊断：头痛。

辨证：血瘀痰浊证。

治则：燥湿化痰，养血止痛。

处方：天麻15g，白芷15g，白术20g，葛根30g，川芎15g，藁本10g，白芍20g，炙甘草15g，半夏10g，陈皮15g，防风15g，茯苓25g。

6剂，水煎，每日1剂，每剂汤药煎至300mL，每日早中晚各服100mL。忌辛辣、油腻、过寒、过咸之品。嘱其调节情绪，适当运动。

2月18日二诊：患者自述服药后头痛缓解，舌淡苔白，脉弦细。予原方6剂水煎，服法同前。药尽即可。

按语：头痛为临床常见的自觉症状，可分为由外感六淫所致之外感头痛和由内伤杂病所致之内伤头痛两大类。本案患者属内伤头痛，然其病性多复杂，且有虚实之分，其中气血亏虚、肾精不足所致为虚，肝阳、痰浊、瘀血所致为实。本案证属痰浊阻于中焦，脾胃日久受损，气血生化乏源，窍络失养所致头痛，属虚实夹杂证，故当治以燥湿化痰、养血止痛，方用半夏白术天麻汤合芍药甘草汤加减。方中半夏、陈皮和中化痰，白术、茯苓健脾化湿，天麻平肝息风。本案患者有明显的阴血虚象，故投芍药甘草汤养血止痛，该方在《伤寒论》中原用治阴血不足所致的"脚挛急"，但治疗诸痛之属阴血不足者，亦颇有良效。防风疏风止痛；葛根疏经止痛；川芎上行头目，通经活络，并且能够加强芍药甘草汤止痛的功效；白芷入足阳明胃经，专治阳明经头痛，凡前额、眉棱骨处疼痛均有效；藁本擅治颠顶部之厥阴头痛。本案关键在于精辨病机，抓住"血虚""痰浊"之病因，投以合理方药，故而大效。

本病例体现了中医"分经论治"的特点，根据患者头痛的部位从而选定归经的药物，将八纲辨证与六经辨证相结合，在进行药物组成选择的过程中就会得心应手，水到渠成。对于年轻临床医生来说，患者无明显诱因的头痛可能比较棘手，但只要静下心来，认真询问伴发症状，抽丝剥茧找到"主证"，就可以做到有的放矢，不必慌张。

2. 血管神经性头痛（头痛——中焦虚寒，浊阴上逆证）

孙某，女，42岁。初诊时间：2010年5月28日。节气：小满。

主诉：头痛加重伴呕恶1日。

现病史：患者素有头痛，特别是颠顶部，时发时止，曾在西医院诊断为血管神经性头痛，服用止痛药后症状暂时好转。1日前因琐事与邻居争吵，情绪激动，头痛再次发作，并伴随恶心呕吐症状，急服止痛药，然服药后又将药片呕出。为求中医治疗来诊。

既往史：无。

体征：患者精神不振，语言流畅，形体适中，查体合作，心率73次/分，律齐，腹部平软，无压痛、叩痛、反跳痛。

舌脉：舌淡，苔薄白，脉濡弱。

辅助检查：颅内多普勒彩超示血管痉挛。

西医诊断：血管神经性头痛。

中医诊断：头痛。

辨证：中焦虚寒，浊阴上逆证。

治则：温中补虚，降逆止呕。

处方：吴茱萸10g，党参15g，大枣20g，生姜3片，姜半夏10g，川芎15g，藁本10g，蔓荆子10g。

6剂，水煎，每日1剂，每剂汤药煎至300mL，每日早中晚各服100mL。服药时缓缓将药饮下，服后卧床休息片刻，保证药液进入胃部且不会引起呕吐。忌辛辣、油腻、过寒、过咸之品。嘱其调节情绪，适当运动。

6月6日二诊：患者服药后精神好转，自述服药后第1日恶心呕吐症状减轻，二三日上症已除，现头痛仍在，但已能忍受，舌淡，苔薄白，脉缓。在原方基础上加焦白术20g，茯苓15g，生甘草15g。6剂，水煎，服法同前。

按语：本案患者虽被西医院诊断为血管神经性头痛，但中医诊治仍须辨证分型，谓之"同病异治"，这是中医学独有的特色。患者头痛以及呕恶是由于中焦虚寒，清阳不升，浊阴不降之故。《伤寒论·辨厥阴病脉证并治》云："干呕，吐涎沫，头痛者，吴茱萸汤主之。"按六经辨证，该患者表现为厥阴头痛典型症状，故选用吴茱萸汤，温中补虚，降逆止呕。但吴茱萸仅为引经之药而已，仅仅使用吴茱萸汤不足以缓解头痛，因此加用川芎、藁本，两药皆入肝经，且止痛力强。佐以蔓荆子轻清上浮，共奏通窍止痛之效。又见呕恶，故引半夏成小半夏汤，增该方降逆止呕之效。复诊时患者呕恶症状俱止，但呕必伤胃，此时应健脾扶正，故再加白术、茯苓、甘草成四君子汤，以速其正气之恢复。本案的治疗体现了六经辨证与脏腑辨证相结合，灵活用药，故收效显著。

3. 神经性头痛（头痛——风寒头痛证）

杨某，男，49岁。初诊时间：2010年8月29日。节气：处暑。

主诉：头痛2天。

现病史：患者2天前因夜间开窗睡觉，醒后便觉头痛连及项背，拘紧难以转侧，2天内未服用任何药物，病未愈，现为求中医治疗，故来我院门诊就诊。

既往史：无。

查体：患者神志清楚，表情痛苦，语言流畅，呼吸均匀，形体适中，查体合作。双肺叩诊清音，呼吸音正常，无啰音。心尖搏动及心浊音界正常，心率71次/分，律齐，无杂音。

舌脉：舌淡，苔薄白，脉浮紧。

西医诊断：神经性头痛。

中医诊断：头痛。

辨证：风寒头痛证。

治则：疏散风寒止痛。

处方：川芎15g，白芷15g，藁本10g，羌活15g，细辛5g，荆芥10g，防风15g，白芍20g，生姜10g，桂枝15g。

6剂，水煎，每日1剂，每剂汤药煎至300mL，每日早中晚各服100mL。忌辛辣、油腻、过寒、过咸之品。嘱其调节情绪，适当运动。

9月7日二诊：患者服药后头痛已除，项背仍稍有拘紧，恶寒减轻。续服上方4剂，以巩固疗效。

按语：风寒头痛是由于患者起居不慎，感受寒邪，邪气上犯头目，清阳之气升发受到阻碍，气血运行不畅而凝滞，因此发生头痛。风为百病之长，此病多由风邪夹杂其他邪气侵袭导致。本案患者为风邪夹寒邪而致之头痛。方中川芎有祛风止痛之功，可治风寒、风热、风湿等头痛；白芷、藁本、羌活、细辛、荆芥、防风疏风解表，散寒止痛；白芍、生姜、桂枝温经散寒，取桂枝汤调和营卫之功，以缓解表寒的症状。

4. 血管性头痛（头痛——肝风上扰证）

聂某，女，36岁。初诊时间：2010年6月18日。节气：芒种。

主诉：反复头部两侧疼痛，加重3天。

现病史：患者1年前因与家人争吵后感到头部疼痛，有胀闷感，两侧为重，休息后稍有好转，之后每逢情绪激动就出现头痛，严重时休息和服用止痛药可好转，一直未经系统治疗。3天前又因情绪激动而旧病复发，服止痛药后镇痛效果不甚明显，为求中医治疗来诊。症见头痛，心烦易怒，眠差，口干口苦，大便秘结。

既往史：无。

查体：患者神志清楚，查体合作。双肺叩诊清音，呼吸音正常。心尖搏动及心浊音界正常，心率88次/分，律齐，无杂音。腹部平软，无压痛、叩痛、反跳痛。

舌脉：舌红，苔薄黄，脉弦数。

辅助检查：各项检查基本正常。

西医诊断：血管性头痛。

中医诊断：头痛。

辨证：肝风上扰证。

治则：平肝潜阳，息风止痛。

处方：天麻15g，钩藤20g，石决明30g，栀子20g，黄芩10g，牡丹皮15g，牛膝20g，益母草30g，白芍20g，首乌藤30g，生地黄20g，麦冬20g，麻子仁20g。

10剂，水煎，每日1剂，每剂汤药煎至300mL，每日早中晚各服100mL。忌辛辣、油腻、过寒、过咸之品。嘱其调节情绪，适当运动。

7月2日二诊：患者服药后头痛、心烦稍减，夜寐较前也有所好转，大便2天1次，口干、口苦症状减轻，舌红，苔薄黄，脉稍数。续服上方10剂，用法同上。

按语：本案患者是由于情绪激动而致头痛，情志不畅，肝气不舒，肝气郁结，气郁日久化火，伤及肝阴，肝阳偏亢，肝风上扰则头痛。因此选用天麻钩藤饮为底方，方中天麻、钩藤均入肝经，有平肝息风之效；石决明平肝潜阳；栀子、黄芩、牡丹皮清泄肝热，使肝热不致上扰；益母草活血清热，利水消肿；牛膝活血调血，引血下行，肝体阴而用阳，调血下行以安肝阳，同时寓"治风先治血，血行风自灭"之理；首乌藤入心、肝经，能养血安神；因有口干之症，故加用生地黄、麦冬以滋阴生津；麻子仁润肠通便。因切中病机，故而奏效。

5. 高血压（头痛——肝阳头痛证）

张某，女，46岁。初诊时间：2010年4月1日。节气：春分。

主诉：头胀痛2周。

现病史：患者5年前于某医院体检时，血压为170/110mmHg，诊断为高血压，平素一直口服降压药，血压控制尚可，但2周前因生气，出现头胀痛，血压明显升高，同时伴有项部不舒，心烦易怒，夜寐不安，面色潮红，时觉口苦，为求中西医结合治疗，故来我院门诊就诊。症见头胀痛，伴有项部不舒，心烦易怒，夜寐不安，面色潮红，时觉口苦。

既往史：高血压病史5年。有高血压家族史。

体征：患者神志清楚，面色潮红，双肺呼吸音清，未闻及干湿啰音。心尖搏动及心浊音界正常，心率82次/分，心音纯，律齐。血压165/105mmHg。

舌脉：舌红，苔薄黄，脉细弦。

辅助检查：头部CT未见明显异常。

西医诊断：高血压3级。

中医诊断：头痛。

辨证：肝阳头痛证。

治则：平肝潜阳，息风止痛。

处方：天麻15g，钩藤25g，决明子30g，杜仲20g，牛膝20g，合欢皮30g，首乌藤30g，酸枣仁25g，丹参30g，白芷15g，菊花10g，葛根30g。

6剂，水煎，每日1剂，每剂汤药煎至300mL，每日早中晚各服100mL。忌辛辣、油腻、过寒、过咸之品。嘱其调节情绪，适当运动，避免精神刺激，注意休息。

4月7日二诊：患者服药后头胀痛即除，血压正常。患者要求续服中药6剂，以巩固疗效，用法同前。嘱其日后严格控制血压，病情变化随诊。

按语：肝阳头痛乃肝阳上扰所致头痛。肝郁化火，肝阳上亢，故头胀痛，伴项部不舒，面色潮红；肝气不舒，气机郁滞，故心烦易怒；肝阳偏亢，上扰清窍，神志不宁，故见夜寐不安；舌淡红，苔薄黄，脉细弦，为肝阳上亢，火热上扰之候。故治当平肝潜阳、息风止痛。方用天麻钩藤饮加减。

方中以天麻息风止痉，平抑肝阳；钩藤清热平肝，息风止痉；决明子苦寒入肝经，善泻肝火以明目，可治头痛眩晕；杜仲补益肝肾；牛膝、丹参活血调血，引血下行；症见头胀痛，伴有项部不舒，故加葛根舒筋止痛；合欢皮、首乌藤、酸枣仁养心安神；白芷通窍止痛；菊花清利头目，《本草纲目》言菊花"昔人谓其能除风热，益肝补阴，益不知其得金水之精英尤多，能益金水二脏也。补水所以制火，益金所以平木，木平则风息，火降则热除，用治诸风头目，其旨深微"。以上诸药合用，共奏平肝潜阳、息风止痛之功。尤宜高血压证属肝阳上亢者。

头痛有风、寒、湿、热等邪气上扰清窍之外感头痛，亦有内伤杂病所致之内伤头痛，病机复杂。临床诊治，首当辨别病机，方能明确治法方药，临床医生当切记。

6. 紧张型头痛（头痛——气血亏虚证）

王某，男，19岁。初诊时间：2010年8月23日。节气：处暑。

主诉：头痛伴眩晕2个月，加重2天。

现病史：患者近2个月经常熬夜，劳累后出现头晕，近2天因久坐于电脑前玩游戏，感到头痛、头晕，不能自止，其母怕服用西药损及大脑，故带其来我院就诊。症见头痛，头晕，面色少华，疲乏无力。

既往史：无。

体征：患者神志清楚，语言流畅，呼吸均匀，形体适中，查体合作，表情痛苦。双肺叩诊清音，心尖搏动及心浊音界正常，心率77次/分，律齐，无杂音。

舌脉：舌淡，苔薄白，脉细弱。

辅助检查：各项检查正常。

西医诊断：紧张型头痛。

中医诊断：头痛。

辨证：气血亏虚证。

治则：养血滋阴，和络止痛。

处方：当归15g，生地黄25g，白芍20g，川芎15g，菊花15g，蔓荆子15g，五味子25g，远志15g，炒枣仁20g，党参25g，黄芪25g，白术25g。

6剂，水煎，每日1剂，每剂汤药煎至300mL，每日早中晚各服100mL。忌辛辣、油腻、过寒、过咸之品。嘱其调节情绪，适当运动。

9月30日二诊：患者服用上方后头痛、乏力好转，时有头晕，因患者住校，故嘱其服八珍颗粒，每次10g，每日2次，口服，以固疗效。

按语：此患者久坐于电脑前打游戏，又经常熬夜，耗气伤血，气血不足，不能荣养头窍，乃发为气血亏虚之头痛。"脑为髓之海""精血同源""脑髓失常"，故治以养血和血以充脑髓。方中当归、生地黄、白芍来源于四物汤，用于养血滋阴；川芎活血行气，祛风止痛，为血中之气药，并且可引药上行；菊花、蔓荆子疏散风热，清利头目，可治风热上攻导致的目赤疼痛；五味子、炒枣仁、远志养心安神；党参、白术、黄芪益气养血。诸药合用，共奏养血滋阴、和络止痛之效。

7. 腔隙性脑梗死（头痛——痰浊头痛证）

宋某，女，35岁。初诊时间：2010年4月6日。节气：春分。

主诉：头痛1周。

现病史：患者1周前因工作紧张劳累出现头痛，胸脘满闷，呕恶痰涎，夜寐差。自服正天丸等药物未见明显好转，故来我院门诊寻求正规中医治疗。症见头痛昏蒙，胸脘满闷，呕恶痰涎，夜寐差。

既往史：无。

体征：患者神志清楚，语言流畅，呼吸均匀，形体肥胖。双肺呼吸音清，心尖搏动及心浊音界正常，心率60次/分，血压145/95mmHg。

舌脉：舌淡，苔白腻，脉弦滑。

辅助检查：头部CT示腔隙性脑梗死。

西医诊断：腔隙性脑梗死。

中医诊断：头痛。

辨证：痰浊头痛证。

治则：化痰降逆，通窍止痛。

处方：天麻12g，钩藤20g，白芷12g，陈皮12g，川芎12g，葛根30g，丹参30g，半夏6g，茯神20g，酸枣仁20g，珍珠母30g，首乌藤30g，白芍20g，炙甘草15g。

6剂，水煎，每日1剂，每剂汤药煎至300mL，每日早中晚各服100mL。忌辛辣、油腻、过寒、过咸之品。嘱其调节情绪，适当运动。

4月12日二诊：患者服药后症状好转，偶有头痛，饮食睡眠可，苔白腻，脉弦滑。予上方加蔓荆子15g。6剂，水煎，用法同前。

4月18日三诊：患者症状消失，遂停药。嘱其适劳逸，畅情志，移情易性。

按语：头痛是由外感或内伤导致的脉络拘急或失养，清窍不利所引起的以头部疼痛为主要临床表现的一类疾病。本案患者脾虚，水液运化失制，上蒙清窍，症见头痛昏蒙；痰湿内阻，胃失和降，故胸脘满闷，呕恶痰涎；脾虚血亏，心神失养，故而夜寐差；舌淡，苔白腻，脉弦滑为痰浊湿盛之象。

天麻、钩藤二药平肝息风，为治头痛、眩晕之要药；陈皮、半夏健脾化痰，降逆止呕；川芎、白芍养血调血，川芎可行血中之气，上行头目，为治头痛之要药；丹参活血通络；白芷通窍止痛；茯神、酸枣仁、珍珠母、首乌藤安神；葛根舒筋止痛；甘草调和诸药。诸药合用，共奏化痰降逆、通窍止痛之功。

8. 血管神经性头痛（头痛——外感风寒证）

李某，女，32岁。初诊时间：2010年4月22日。节气：谷雨。

主诉：头痛反复发作3年，加重1天。

现病史：患者头痛已有3年，时作时止，精神紧张时或感冒后常见，初次发作时疼痛尚可耐受，随病程加重，近半年来发作日渐频繁，发作时伴恶心呕吐，四肢不温，于当地医院诊断为血管神经性头痛，初次服用止痛药尚可见效，现今服药缓解有限，往往经过数天后疼痛才可好转，之后常伴有疲乏无力感。昨日下班途中淋雨感受风寒，头痛再发，服用止痛药效果不明显，为寻求中医治疗，故来求诊。

既往史：无。

查体：患者神志清楚，语言流畅，呼吸均匀，体型稍瘦，查体合作，皮肤温润，无染黄、水肿。体温36℃，脉搏86次/分，呼吸20次/分，血压120/76mmHg。

舌脉：舌淡，苔白，脉紧。

辅助检查：其他检查未见异常。

西医诊断：血管神经性头痛。

中医诊断：头痛。

辨证：外感风寒证。

治则：散寒止痛，和中降逆。

处方：羌活15g，藁本15g，蔓荆子15g，全蝎3g，桂枝10g，姜半夏15g，陈皮15g，茯苓20g，焦白术20g，炒谷芽、炒麦芽各30g，生姜3片。

6剂，水煎，每日1剂，每剂汤药煎至300mL，每日早中晚各服100mL。忌辛辣、油腻、过寒、过咸之品。嘱其调节情绪，适当运动。

4月30日二诊：患者服药后疼痛明显缓解，呕恶已止，肢寒转温，舌淡，苔薄白，脉弦。原方去全蝎，加砂仁3g（后下）。6剂，水煎，服法同前。

按语：本案患者头痛是由外感风寒、寒邪阻滞而致。方中羌活、全蝎、蔓荆子、藁本祛风寒而止痛。风寒之邪伤及胃气，胃失和降，胃气不和则出现呕恶，故投以半夏、陈皮和中降逆以止呕。桂枝发汗解肌，治疗外感风寒，且桂枝温通经脉、散寒止痛，又可解患者四肢不温，一举两得。白术、茯苓、谷芽、麦芽健脾开胃，胃气和则病安，可防止头痛复发。

第六章

眩晕

1. 高血压（眩晕——脾虚湿蕴证）

张某，女，44岁。初诊时间：2009年4月12日。节气：春分。

主诉：头晕、恶心反复发作1年，加重伴头痛1周。

现病史：患者自述1年前无明显诱因出现头晕，恶心，反复发作，视物昏花，头脑昏沉，偶有头痛，头枕部麻木，就诊于当地医院测血压160/110mmHg，被诊断为高血压，未规律口服药物。近1周因情绪激动后出现头晕、恶心，症状加重，偶有头痛，伴有记忆力下降。现为求中医诊治，遂来我门诊处就诊。现症见头晕，头痛，恶心，无呕吐，神疲乏力，面色少华，纳呆，便溏，睡眠不佳。

既往史：无。

体征：患者神志清楚，语言流畅，呼吸均匀，形体适中，查体合作。体温36.3℃，脉搏86次/分，呼吸16次/分，血压170/110mmHg。

舌脉：舌淡胖，边有齿痕，苔薄白，脉细缓。

辅助检查：头部 CT 未见明显异常。

西医诊断：高血压。

中医诊断：眩晕。

辨证：脾虚湿蕴证。

治则：健脾祛湿，化痰开窍。

处方：半夏 15g，白术 15g，天麻 15g，陈皮 15g，白芷 15g，茯苓 15g，黄芪 35g，人参 15g，当归 15g，炙甘草 6g。

10 剂，水煎，每日 1 剂，每剂汤药煎至 300mL，每日早中晚各服 100mL。忌辛辣、油腻、过寒、过咸之品。

4 月 22 日二诊：患者服药后头晕、头痛症状消失，乏力症状明显缓解，饮食尚可，二便调。但睡眠仍不佳。予上方加远志 15g，首乌藤 25g。10 剂，水煎，服法同前。忌辛辣、油腻、过寒、过咸之品。

5 月 2 日三诊：患者服药后病情缓解，劳累后稍有头部不适，疲乏无力，舌淡，苔薄白，脉沉细，继服上方。10 剂，水煎，服法同前。忌辛辣、油腻、过寒、过咸之品。

按语：眩晕是目眩和头晕的总称，以眼花、视物不清、昏暗发黑为眩；以视物旋转，或如天旋地转不能站立为晕，因两者常同时并见，故称眩晕。中医认为"无痰不作眩"，脾为气血生化之源，生痰之器，脾失健运，内有痰湿，上扰清窍，即有头脑昏沉之症状；脾气不足，脾失健运，生化乏源，肢体失养，则见乏力，神疲；脾主运化，胃主受纳腐熟，脾胃气虚，受纳、腐熟、运化功能减弱，故见纳呆；脾虚水湿不运，流注肠中则大便溏；气血不荣，则症见面色少华；舌淡有齿痕，苔薄白，脉细缓为脾气虚之象。故选用半夏白术天麻汤燥湿化痰，配以四君子汤补气健脾。两方合用，共奏燥湿化痰、补气健脾之功。加白芷一为引药上行，二为白芷开窍止晕效果好。

2. 高血压（眩晕——肾精不足证）

路某，男，50岁。初诊时间：2009年6月13日。节气：芒种。

主诉：头晕反复发作5年，加重1周。

现病史：患者自述5年来无明显诱因出现头晕反复发作，视物出现旋转感觉，伴有头重脚轻，如坐舟车之感，头脑昏沉，腰膝酸软，少寐多梦，记忆力减退，曾于当地医院测血压160/95mmHg，间断口服药物控制血压。近1周上述症状加重，伴周身乏力，心烦易怒，坐卧不宁，心慌，口干苦，为求中医系统诊治，遂来我院门诊就诊。现症见头晕，头痛反复发作，乏力，伴有心慌，口干苦，寐欠佳。

既往史：冠心病病史2年、颈椎病病史12年。

体征：精神萎靡，语言流畅，呼吸均匀，形体偏瘦，查体合作。体温36.5℃，脉搏78次/分，呼吸16次/分，血压160/100mmHg。

舌脉：舌质红，苔少，脉细数。

辅助检查：头部CT示未见明显异常。

西医诊断：高血压。

中医诊断：眩晕。

辨证：肾精不足证。

治则：滋养肝肾，填精益髓。

处方：生地黄20g，天麻15g，枸杞30g，山茱萸20g，川牛膝15g，鹿角胶20g，龟甲胶20g，菟丝子30g，炒枣仁30g，菊花25g，夏枯草15g，石决明25g，茯苓25g，白芷15g。

6剂，水煎，每日1剂，每剂汤药煎至300mL，每日早中晚各服100mL。忌辛辣、油腻、过寒、过咸之品。

6月19日二诊：患者头晕明显好转，舌质红，苔薄白，脉细。上方继服7剂，服法同前。

6月27日三诊：患者头部无不适，时有胸闷气短，口苦，舌质红，苔薄白，脉沉。予上方加郁金15g，柴胡15g，白芍15g。7剂，水煎，服法同前。忌辛辣、油腻、过寒、过咸之品。嘱其调节情绪，适当运动。

按语：根据患者表现，此证属肾精不足，髓海空虚，以致脑失所养，故而发为眩晕，方用左归丸，滋养肝肾，益精填髓，又因患者伴有周身乏力、心烦易怒、坐卧不宁、心悸、口干苦等症状，故加用菊花、茯苓等药疏肝解郁，益气健脾。服药后患者仍存肝气不舒之症，宜调畅气机，故在原方中加入郁金、柴胡、白芍以疏肝解郁、柔肝缓急。全方共奏滋养肝肾、填精益髓、疏肝解郁之功，使病向愈。

3. 短暂性脑缺血发作、高血压、慢性心功能不全（眩晕——气虚血瘀证）

王某，男，56岁。初诊时间：2010年1月17日。节气：小寒。

主诉：头晕、咳喘1年，加重3天。

现病史：患者1年前无明显诱因出现心悸、咳嗽、气喘、头晕，于某医院诊断为高血压3级、慢性心功能不全，一直服用西药治疗，病情较平稳，3天前因情绪激动再次出现咳嗽，气喘，伴头晕，一过性黑矇，服用之前药物症状缓解不明显，为求中医治疗来我院门诊。现症见头晕，头痛，胸闷，乏力，咳嗽，气喘，活动后气短，饮食欠佳，睡眠可，少尿。

既往史：无。

体征：患者神志清楚，语言流畅，呼吸欠匀，形体适中，查体合作。体温36.5℃，脉搏88次/分，呼吸16次/分，血压200/110mmHg。

舌脉：舌淡红，苔白边有瘀点，脉细弦。

辅助检查：脑血流图示双椎基底动脉平均血流速度降低，双颈内动脉系统血流速度探及不清硬化样改变。胸部X线片示心影普遍增大，左心室、左心房显示膨隆。心脏彩超示左心增大，肺动脉瓣、二尖瓣、三尖瓣轻度反流。

西医诊断：短暂性脑缺血发作、高血压、慢性心功能不全。

中医诊断：眩晕。

辨证：气虚血瘀证。

治则：补气活血利水。

处方：黄芪25g，当归15g，丹参30g，红花15g，葛根30g，川芎15g，茯苓25g，白术20g，猪苓25g，益母草30g，赤芍、白芍各30g，砂仁15g，瓜蒌20g，薤白20g，陈皮15g。

6剂，水煎，每日1剂，每剂汤药煎至300mL，每日早中晚各服100mL。忌辛辣、油腻、过寒、过咸之品。

1月24日二诊：患者服药后症状明显缓解，血压160/90mmHg，时有头晕，余无明显不适，舌红，苔白，脉细弦。予前方加天麻25g，钩藤20g，决明子30g。6剂，水煎，服法同前。

2月4日三诊：患者症状基本消失，为求巩固疗效，要求续服6剂汤药。

按语：根据患者表现，此证属于气虚不能运行血脉，瘀血阻络，气血不畅，脑失所养之头晕、头痛，故用补阳还五汤加减以补气活血通络。又因阳气亏耗，气不化水，水饮射肺之咳喘、少尿，故用五苓散加减以利水渗湿。方中黄芪补益元气，意在气旺则血行，瘀去络自通；当归、丹参、益母草活血祛瘀而不伤血；川芎、红花、葛根、赤芍更增活血祛瘀之功；茯苓、猪苓利水渗湿；白术补气健脾以运化水湿，合茯苓可彰显健脾制水之效，又可奏津液四布之功；瓜蒌、薤白化痰通阳，行气止痛；砂仁化湿行气，为醒脾调胃之要药；陈皮辛苦温，理气行滞，增强本方行水、活血之功。本方组方合理，因其切中病机，故而收效。

4. 高血压（眩晕——肝风内动痰浊证）

袁某，男，60岁。初诊时间：2010年5月24日。节气：小满。

主诉：反复头晕8年，加重3天。

现病史：患者8年前无明显诱因反复出现头晕，于社区医院诊断为高血压，此后口服卡托普利，血压控制尚可。3天前上述症状加重，测血压180/90mmHg，服卡托普利不能缓解，为求系统治疗，故来我院门诊就诊。症见头晕，头重，伴视物旋转，颜面潮红，胸闷恶心，急躁易怒，饮食，睡眠可，二便调。

既往史：无。

体征：患者神志清楚，语言流畅，呼吸均匀，形体适中，查体合作。体温36.2℃，脉搏82次/分，呼吸16次/分，血压180/90mmHg。

舌脉：舌淡，苔白腻，脉细弦。

辅助检查：脑血流图示双椎基底动脉平均血流速度降低，动脉硬化样改变。

西医诊断：高血压。

中医诊断：眩晕。

辨证：肝风内动痰浊证。

治则：息风化痰，调补肝肾。

处方：天麻15g，钩藤25g（后下），陈皮15g，半夏10g，茯苓25g，白术20g，杜仲20g，牛膝20g，丹参30g，川芎15g，泽泻25g，葛根30g，石菖蒲20g，决明子30g，白芷15g。

6剂，水煎，每日1剂，每剂汤药煎至300mL，每日早中晚各服100mL。忌辛辣、油腻、过寒、过咸之品。嘱其调节情绪，适当运动。同时处以硝苯地平控释片30mg，每日1次口服，以助控制血压。

6月10日二诊：患者自诉服药后头晕症状较前明显好转，但睡眠仍欠佳，舌淡红，苔腻，脉细弦。予前方加首乌藤30g，合欢皮30g。6剂，水煎，服法同前。

6月18日三诊：患者头晕症状消失，周身无明显不适，续服上方6剂，以巩固疗效，嘱其日后严格控制血压。

按语：眩晕为病，古来多有其缘于内伤的描述，探究其原因，有"无肝不作眩""无痰不作眩""无虚不作眩"等。临床上病证多虚实夹杂。治疗本病，应当分清缓急，急则治其标，缓则治其本，也可标本同治。此患者初诊时，正值眩晕急性发作期，根据治疗原则，应当以治标为主，兼顾治本。辨其眩晕病机，当为肝风内动、夹痰上扰，故在治疗上当以息风化痰为治法。方中天麻、钩藤、决明子平肝息风；陈皮、半夏、茯苓共奏健脾燥湿化痰之效；泽泻渗湿利水，配伍白术健脾利水，旨在祛除水湿，使痰饮无以生；杜仲、牛膝为补益肝肾、清风动之品；白芷、石菖蒲通窍理气；川芎、丹参行气活血，为心脑血管疾病治疗之要药；现代药理研究表明葛根对改善心脑循环有良效。本方重点在治标，故此方中重点抓住"风""痰"二邪。因其辨证准确，方中诸药配伍合理，故能一举除眩。

5. 缺血性脑血管病（眩晕——肝肾阴虚证）

张某，女，71岁。初诊时间：2019年4月10日。节气：春分。

主诉：头晕1个月，加重3天。

现病史：患者1个月来无明显诱因出现头目眩晕，目胀耳鸣，头脑昏沉等症状，曾在某医院诊断为脑动脉硬化，服用西药后效果不明显，近3天上述症状加重，遂来我院就诊，现症见头晕耳鸣，心烦易怒，时有恶心欲吐，夜寐差，健忘，口干苦，腰膝酸软，口燥咽干，食欲不佳，二便正常。

既往史：脑梗死。

查体：患者神志清楚，语言流畅，呼吸均匀，形体适中，查体合作。体温36.3℃，脉搏80次/分，呼吸16次/分，血压170/90mmHg。

舌脉：舌质红，苔少，脉弦。

辅助检查：脑血流图示双椎基底动脉平均血流速度降低，

双颈内动脉系统血流速度探及不清动脉硬化样改变。

西医诊断：缺血性脑血管病。

中医诊断：眩晕。

辨证：肝肾阴虚证。

治则：滋补肝肾，息风止眩。

处方：天麻15g，钩藤15g（后下），半夏15g，石决明30g（先煎），夏枯草15g，生龙齿30g，牛膝15g，炒枣仁15g，首乌藤15g，灵磁石30g（先煎），泽泻20g，白术15g，陈皮15g，茯苓15g。

7剂，水煎，每日1剂，每剂汤药煎至300mL，每日早中晚各服100mL。忌辛辣、油腻、过寒、过咸之品。嘱其调节情绪，适当运动。

4月21日二诊：患者服药后头目眩晕、目胀耳鸣、头脑昏沉等症明显减轻，舌红，苔薄白，脉弦。此乃肝阳上亢，肝风夹痰，舌苔好转，故前方去泽泻、白术。继服10剂，用法同上。

按语：患者无明显诱因头晕1个月，目胀耳鸣，其症表明患者平素体衰，肝肾阴虚，阴虚阳亢。肝火上炎，肝火内灼，耗伤阴血，致使患者出现健忘症状，发展为阴虚阳亢。肝肾阴亏，肝阳上亢，肝风内动，气血逆乱，肝风夹痰上扰清窍，则病眩晕。根据患者临床症状及"诸风掉眩，皆属于肝"理论，选用天麻钩藤饮加减。方中石决明、夏枯草、生龙齿、牛膝平肝潜阳，化痰息风止眩。该患者还有夜寐差的症状，配以酸枣仁宁心安神，首乌藤养血安神。因其切中病机，故而收效。

6. 梅尼埃病（眩晕——风痰上扰证）

张某，女，35岁。初诊时间：2010年4月20日。节气：谷雨。

主诉：头晕10个月，加重1日。

现病史：患者自述10个月前突发头晕症状，视房中之物有旋转样感，伴恶心反复发作，闭眼时症状略有好转，以致卧床不起，时有耳鸣发作，第二日清晨，上述症状皆有好转，数日后恢复正常，以为偶然发病，因此并未在意，不料时隔数日，症状又再次发作，遂就诊于当地卫生院，被诊断为梅尼埃病。今日患者上述症状加重，为寻求中医系统治疗来此就诊。现症见头晕反复发作，伴有耳鸣，恶心，视物旋转，未呕吐，睡眠欠佳，二便可。

既往史：无。

体征：患者神志清楚，语言流畅，呼吸均匀，形体适中，查体合作。体温36.3℃，脉搏74次/分，呼吸16次/分，血压150/80mmHg。

舌脉：舌苔薄腻，脉象濡滑。

辅助检查：头部CT未见明显异常。

西医诊断：梅尼埃病。

中医诊断：眩晕。

辨证：风痰上扰证。

治则：平息肝风，化痰止眩。

处方：天麻15g，钩藤25g（后下），石决明15g，半夏10g，陈皮15g，竹茹20g，茯苓15g，白术15g，泽泻20g，生姜3片。

6剂，水煎，每日1剂，每剂汤药煎至300mL，每日早中晚各服100mL。忌辛辣、油腻、过寒、过咸之品。嘱其调节情绪，适当运动。

4月29日二诊：患者服药后呕恶已止，头晕明显好转，可以下床行走，仍有耳鸣，舌苔薄白，脉象濡缓，去半夏、竹茹，加白蒺藜、石菖蒲各15g。6剂，水煎，服法同前。

5月8日三诊：患者服药后诸症减轻，舌脉正常，可以正常上班。续服上方6剂，以巩固疗效。

按语：梅尼埃病具有发病急骤的特点，症状见眩晕，多伴有呕恶感或兼见耳鸣作胀。中医学根据其主症描述，将其归属到眩晕的范畴，《丹溪心法》中就有"无痰不作眩"的记载，故此类病证的病因多归属为风痰上扰为患，治疗当以平肝、化痰、和中之法解之，半夏白术天麻汤正是切中病情的方剂，是治疗此类疾病的首选之方。方中天麻、钩藤、石决明共奏平肝息风、止头眩之功效；半夏、陈皮燥湿化痰，降逆止呕；竹茹以增强全方止呕之力；白术不仅可加强祛湿化痰止眩之功，且与茯苓、泽泻相伍，加强健脾渗湿之效，以调理生痰之本，

"心下有支饮，其人苦冒眩，泽泻汤主之"。二诊时，呕恶已止，故去竹茹、生姜，头晕、耳鸣未止，故增白蒺藜以平肝，石菖蒲以聪耳。方中诸药充分体现了中医有是证，用是药之特点。

7. 脑供血不足（眩晕——痰浊中阻证）

王某，女，42岁。初诊时间：2010年4月19日。节气：春分。

主诉：眩晕5天，加重2天。

现病史：患者5天前因情志不遂出现眩晕，头重，自服降压药未见好转，2天前症状加重，并伴有头目胀痛，刺痛，胸闷恶心，精神不振，食少多寐，为求中医治疗，故来我院门诊就诊。

既往史：无。

体征：患者精神不振，语言轻微，呼吸均匀，形体适中，查体合作。体温36.3℃，脉搏70次/分，呼吸16次/分，血压165/90mmHg。

舌脉：舌暗红，苔黄腻，脉弦滑数。

辅助检查：脑彩超示脑基底动脉供血不足，脑动脉痉挛。

西医诊断：脑供血不足。

中医诊断：眩晕。

辨证：痰浊中阻证。

治则：化痰活血，平眩开窍。

处方：天麻15g，钩藤25g，蒲黄25g，陈皮15g，枳实15g，黄芪25g，当归15g，丹参30g，红花15g，牡丹皮15g，龙胆草10g，葛根30g，茯苓25g，白术25g，泽泻20g，炙甘草15g，半夏10g，生地黄25g，白芍25g。

6剂，水煎，每日1剂，每剂汤药煎至300mL，每日早中晚各服100mL。忌辛辣、油腻、过寒、过咸之品。

4月29日二诊：患者自述服用上药后症状较前好转，头晕偶有发作，饮食睡眠尚可，舌质暗红，苔薄白腻，脉弦滑数。予上方加郁金15g。6剂，水煎，服法同前。

5月10日三诊：患者症状消失，血压基本正常，为巩固疗效，患者要求续服上药6剂。嘱其注意避免风寒，劳逸适度，调畅情志。

按语：眩晕是临床常见的一类疾病，其病机虽然复杂，但不外乎风、火、痰、虚四个方面。各类眩晕，不仅可以单独出现，也可以相互并见。张景岳在《景岳全书》中指出："眩晕一证，虚者居其八九，而兼火兼痰者，不过十中一二。"《丹溪心法·头眩》曰："头眩，痰夹气虚并火。治痰为主，夹补气药及降火药。无痰则不作眩，痰因火动，又有湿痰者，有火痰者。"《河间六书》曰："诸风掉眩，皆属肝木，风气甚而头眩晕者由风木旺，必是金衰不能制木，而木复火，风火皆阳，阳多兼，阳主乎动，两动相搏，则为之旋转。"本案用温胆汤燥湿祛痰，健脾和胃。方中白术、茯苓、泽泻健脾祛湿，以杜生痰之源；天麻、钩藤息风止晕以治标；当归、丹参、红花活血；半夏化痰降逆；郁金行气解郁。诸药合用，标本兼治，眩晕自止。

8. 高血压（眩晕——髓海不足证）

赵某，男，78岁。初诊时间：2010年7月8日。节气：小暑。

主诉：头晕2个月，加重伴烦热盗汗3天。

现病史：患者2个月前无明显诱因出现头晕症状，不甚严重，休息后可好转。3天前因劳累，又出现头晕，伴见烦热，失眠，两目干涩，视物不清症状，为求中医治疗来我院就诊。

既往史：高血压病史10年，有冠心病、糖尿病病史。

体征：患者神志清楚，语言流畅，呼吸均匀，面色萎黄，形体适中，查体合作。体温36.3℃，脉搏74次/分，呼吸16次/分，血压170/100mmHg。

舌脉：舌红，苔少，脉细数。

辅助检查：头部CT示未见明显异常。

西医诊断：高血压。

中医诊断：眩晕。

辨证：髓海不足证。

治则：滋养肝肾，益精填髓。

处方：熟地黄10g，山萸肉20g，山药20g，龟甲10g，鹿角胶15g，杜仲20g，枸杞子25g，菟丝子20g，牛膝25g，酸枣仁20g，首乌藤30g，知母20g，黄柏20g，地骨皮20g。

6剂，水煎，每日1剂，每剂汤药煎至300mL，每日早中晚各服100mL。忌辛辣、油腻、过寒、过咸之品。嘱其调节情绪，避免劳累。

7月15日二诊：患者服药后头晕、烦热、失眠、目干、视物不清等症状均有所好转，舌淡，苔薄白，脉细数。续服上方10剂，用法同上。

按语：肾为先天之本，主藏精生髓，"脑为髓之海""精血同源"。此案患者年事已高，肾精本已亏虚，又加以劳累，使虚更虚，髓海不足，无以充养于脑，发为眩晕。又因为"肝肾同源""诸风掉眩，皆属于肝"，故治疗本病宜肝肾同补，以增疗效。方中熟地黄、山萸肉具有滋阴补肾之功；龟甲、鹿角胶具有温肾助阳，益精填髓之效；杜仲、枸杞子、山药、菟丝子皆可补益肝肾；牛膝亦能强肾益精，寓"益火之源，以消阴翳""壮水之主，以制阳光"之意；酸枣仁养心安神；首乌藤滋阴安神；知母、黄柏滋肾阴以退虚热；地骨皮凉血以退虚热。因切中病机，故而奏效。

第七章

不寐

1. 抑郁症（不寐、郁证——痰热内扰证）

凌某，女，35岁。初诊时间：2010年7月2日。节气：夏至。

主诉：失眠伴情绪不宁1年，加重1周。

现病史：患者近1年来常悲伤欲哭，且彻夜失眠难以入睡，心烦，自汗。1周前因家庭矛盾激化，患者失眠情况进一步加重，入睡更加困难，夜间时睡时醒。曾多次求医，诊断为抑郁症，服用抗抑郁药物治疗，均疗效不佳，为求中医治疗来我院就诊。

既往史：抑郁症。

体征：患者精神不振，语言流畅，呼吸均匀，形体适中。体温36℃，呼吸18次/分，血压110/80mmHg。

舌脉：舌淡红，苔黄腻，脉细。

西医诊断：抑郁症。

中医诊断：不寐、郁证。

辨证：痰热内扰证。

治则：清热化痰，养心安神。

处方：甘草10g，大枣10g，浮小麦30g，酸枣仁15g，黄芩15g，半夏10g，茯苓20g，陈皮15g，枳实15g，竹茹15g，柏子仁20g。

10剂，水煎，每日1剂，每剂汤药煎至300mL，每日早中晚各服100mL。忌辛辣、油腻、过寒、过咸之品。嘱其调节情绪，适当运动。

7月14日二诊：患者服药后情绪稍好转，心悸、心烦减轻，呕恶已减，痰量也明显减少，但烦热较显，仍自汗，潮热，舌苔薄黄，脉细。予上方去黄芩，加龟甲20g，煅龙骨30g，煅牡蛎30g。10剂，水煎服。

7月28日三诊：患者诸症缓解，潮热、自汗减轻，舌淡红，苔薄黄，脉细。其病已愈大半，续服10剂，以彻底治愈。

按语：《金匮要略·妇人杂病脉证并治》云："妇人脏躁，喜悲伤，欲哭，象如神灵所作，数欠伸，甘麦大枣汤主之。"脏燥多因忧愁思虑，情志郁结，以致心伤血虚。治当以养心安神为主，方用甘麦大枣汤，而本案患者伴有长时间抑郁症状，导致气机不畅，痰浊内阻，伴有呕逆、多痰、舌苔黄腻等痰热上扰之候，故合温胆汤治之。二诊时患者出现虚热症状，故去黄芩而加龟甲、龙骨、牡蛎以收敛固涩，滋阴潜阳，从而清退虚热。

抑郁障碍相关性失眠指由于患者长期的抑郁情绪引起失眠的症状，长期反复出现的抑郁、失眠等状态，最终引起了抑郁性失眠症。随着当今社会的快速发展和工作生活节奏的加快，抑郁障碍相关性失眠的发病率也在逐年增加。清代林珮琴在《类证治裁》中云："怀抱不舒，遭遇不遂，以及怨旷积想在心，不能排解，种种郁念，各推其原以治之。"说明"以情解郁"的重要性。若患者心情舒畅，气血通利，则疾病容易好转。故在进行药物治疗的同时，也要注意患者的心理治疗，可以采取暗示治疗法、顺治从欲法、劝慰法、修身养性法等，让患者能够树立起战胜疾病的信心，日常生活中适度运动，怡情放怀，享受人生。

2. 失眠、高血压、冠心病（不寐——气滞血瘀证）

孙某，男，66岁。初诊时间：2010年12月15日。节气：大雪。

主诉：阵发性胸闷、心悸3年余，加重伴失眠6天。

现病史：阵发性胸闷，气短，心悸，偶有心前区疼痛，寐差，纳呆，倦怠乏力，二便尚可。为求中医治疗来我院就诊。

既往史：高血压病史8年、冠心病病史5年。

体征：患者神志清楚，精神稍差，语言流畅，呼吸调匀。体温36℃，呼吸18次/分，血压160/110mmHg。

舌脉：舌质暗红，苔白，脉弦涩。

辅助检查：心电图示心肌缺血性改变。心脏超声示左心室舒张功能降低，三尖瓣及肺动脉瓣少量反流。肺CT示双肺小结节。

西医诊断：失眠、高血压、冠心病。

中医诊断：不寐。

辨证：气滞血瘀证。

治则：疏肝解郁，安神和中。

处方：丹参10g，川芎10g，红花6g，木香10g，瓜蒌10g，薤白10g，桂枝10g，酸枣仁15g，柏子仁10g，远志10g，合欢皮10g。

6剂，水煎，每日1剂，每剂汤药煎至300mL，每日早中晚各服100mL。忌辛辣、油腻、过寒、过咸之品。嘱其调节情绪，适当运动。

12月24日二诊：患者自觉良好，服药后睡眠时间可达5小时以上，胸闷、气短、心悸等症状较前明显好转，舌质红，苔薄白，脉弦。续服10剂，以彻底治愈。

按语：该患者为老年男性，且有高血压、冠心病病史，伴有胸闷、心悸、失眠症状。胸为心肺之所居，为阳气所聚集之处，胸阳不振，心脉瘀滞，则胸闷气短，心慌；心脉瘀滞，气血不畅，则心前区疼痛；心主神明，心神失养，则失眠不寐。故选用丹参、川芎、红花活血化瘀，木香行气行血，瓜蒌、薤白行气解郁，桂枝助阳化气，柏子仁、合欢皮、酸枣仁、远志宁心安神。诸药合用，具活血行气、疏肝健脾、调养心神之功。

3. 脑血管痉挛（不寐——心脾两虚证）

杨某，女，37岁。初诊时间：2010年3月1日。节气：雨水。

主诉：失眠半个月，加重2天。

现病史：患者自诉平素工作压力较大，半个月前因工作过度劳累后出现失眠症状，半个月以来，一直依靠口服地西泮才能入睡，2天前因家庭因素导致情绪紧张，口服地西泮后仍难以入睡，为求中医治疗，故来我院就诊。现症见不易入睡，失眠健忘，胸闷心悸，神疲乏力，面色少华。

既往史：无。

体征：患者神清语明，呼吸均匀。体温37℃，呼吸17次/分，血压120/70mmHg。

舌脉：舌质暗，苔白，脉沉细。

辅助检查：心电图示ST-T段改变。脑彩超示脑血管痉挛。

西医诊断：脑血管痉挛。

中医诊断：不寐。

辨证：心脾两虚证。

治则：补益心脾，养血活血安神。

处方：黄芪25g，丹参25g，当归15g，红花15g，葛根20g，白术15g，川芎15g，太子参15g，酸枣仁30g，合欢皮20g，首乌藤20g，桂枝10g，甘草10g，茯苓15g，生地黄20g，远志15g，龙骨、牡蛎各30g。

6剂，水煎，每日1剂，每剂汤药煎至300mL，每日早中晚各服100mL。忌辛辣、油腻、过寒、过咸之品。嘱其注意放松心情，劳逸结合。

3月9日二诊：患者自述服药后诸症缓解，但仍时感胸闷、气短，舌红，苔少，脉细弦。观其脉证，乃有阴虚之象。予前方去当归，加百合20g，牡丹皮15g，麦冬20g。6剂，水煎，服法同前。

3月16日三诊：患者自述服前2次药后，失眠症状较初诊有明显好转，但时有心前区不适，胸闷，气短，舌暗，苔少，脉细弦。复查心电图示ST-T改变较前有变化。观其脉证，此次当以瘀血内扰为主。予前方加山萸肉20g，瓜蒌20g，薤白20g，当归15g，桂枝15g。6剂，水煎，服法同前。

3月23日四诊：患者自述睡眠时间已基本正常，诸症缓解，舌红，苔少，脉细。予前方6剂水煎服，以巩固疗效，药尽即可。

按语：本案患者之失眠属思虑过度，脾虚导致气血生化不足，心失所养。然观其脉证，患者有瘀血内扰之象，乃气血亏虚，脉中血液运行涩滞不畅而成瘀血。故治当以活血化瘀、补益气血、养心安神为主，方用归脾汤加减。方中黄芪、太子参补脾益气，白术、茯苓补脾燥湿，远志宁心安神，龙骨、牡蛎滋阴清热，当归补血养心，酸枣仁、合欢皮、首乌藤宁心安神，桂枝温经通脉，红花、丹参、葛根、川芎活血化瘀，生地黄养阴润燥，王清任云"夜不能睡，用安神养血药治之不效者，此方若神"。诸药合用，直中病因，故疗效显著。患者二诊、三诊虽以阴虚瘀血为主，但其根本一致，故坚持治疗，最终痊愈。

4. 失眠、脑供血不足（不寐——心肾不交证）

李某，女，63岁。初诊时间：2010年5月11日。节气：立夏。

主诉：失眠伴眩晕半年，加重2周。

现病史：患者头痛头晕，伴失眠多年，于当地医院诊断为脑供血不足，服用西药后未见明显疗效。近半个月症状逐渐加重，难以入睡并出现恶心呕吐、心烦不安、自汗、小便数等症，为求中医治疗来我院就诊。现症见精神萎靡，疲乏无力，双脚不温。

既往史：无。

体征：患者神志清楚，语言流畅，呼吸均匀。体温36℃，呼吸18次/分，血压120/80mmHg。

舌脉：舌尖红，苔微燥，脉沉细数。

西医诊断：失眠、脑供血不足。

中医诊断：不寐。

辨证：心肾不交证。

处方：黄连 10g，莲子心 10g，茯神 20g，麦冬 15g，首乌藤 20g，肉桂 10g，酸枣仁 15g，远志 15g，柏子仁 20g，合欢皮 20g，甘草 10g。

6剂，水煎，每日1剂，每剂汤药煎至 300mL，每日早中晚各服 100mL。忌辛辣、油腻、过寒、过咸之品。嘱其调节情绪，避免劳累。

5月22日二诊：患者服药后诸症缓解，舌质红，苔薄白，脉细数。予上方续服6剂，用法同前。

1周后，患者自述每夜已能安卧6小时余，加以午后小憩，睡眠时间已基本正常，精神萎靡、疲倦乏力等症状已明显缓解。

按语：西医学所称"脑供血不足"是指脑动脉循环障碍导致的以头晕、头痛、睡眠障碍为主要临床表现的一类疾病。中医学对于主要症状为失眠者归属于"不寐"范畴，不寐的病机属阴阳失交，阳盛阴衰。心主神明，心神安则寐可，心神不安则不寐。肾水上济于心，心气下交于肾，交通心肾、水火既济则神安志宁。本案患者失眠是因年老体衰，肾精不足，肾水上不能济于心，导致心火亢盛，故出现舌尖色红，双足不温等症状，诊断为心肾不交、上盛下虚之证。方中黄连、莲子心、麦冬清泻心火，肉桂温补肾阳，共奏清心降火、引火归原之效，引交泰丸交通心肾之义；又辅以酸枣仁、柏子仁、远志、合欢皮、茯神、首乌藤、甘草等宁心安神之品，标本兼治。

在《周易》里，水为坎卦，火为离卦，水火既济，坎离交姤。清净者谓之水，燥炎者谓之火。在人体中，肾属水，心属火。老年人睡眠减少，多以心肾不交为主。譬如新生儿睡眠可达十六七个小时，而成年人睡眠只有八九个小时的时间。随着年龄的增长，心肾的交流逐渐疏离，所以治疗老年心肾不交之不寐，当重在沟通心肾。

5. 围绝经期综合征（不寐——脾虚湿盛，痰热扰心证）

李某，女，45岁。初诊时间：2010年6月2日。节气：小满。

主诉：失眠3个月。

现病史：患者近3个月反复失眠，屡治不愈，愈演愈烈。平素纳差，腹胀，为寻求中医治疗来诊。现症见心悸乏力，失眠多梦，入睡困难，面色少华，四肢倦怠，胃脘胀痛，患者自觉咽部有痰难以咳出，偶尔口干，喜冷饮。

既往史：既往体健，近半年月经不调。

体征：患者神志清楚，语言流畅，呼吸均匀。体温36℃，脉搏74次/分，呼吸18次/分，血压120/80mmHg。

舌脉：舌淡红，边有齿痕，苔白厚，脉沉细。

西医诊断：围绝经期综合征。

中医诊断：不寐。

辨证：脾虚湿盛，痰热扰心证。

治则：健脾燥湿，泻火宁心。

处方：人参15g，白术20g，茯神15g，鸡内金15g，沙参10g，半夏10g，黄连6g，三棱10g，三七6g，神曲15g，炙甘草6g，生姜6g，大枣3枚。

6剂，水煎，每日1剂，每剂汤药煎至300mL，每日早中晚各服100mL。忌辛辣、过寒、油腻之品。嘱其调节情绪，适当运动。

6月12日二诊：患者自述服药后诸症缓解，偶有咳痰，舌红边有齿痕，舌苔黄，脉沉细。予上方加五味子10g，茯神20g，以健脾生津，安神益气。继服6剂，用法同上。

6月22日三诊：患者自述服药后可睡6小时以上，已无其他不适症状，舌脉均正常。继服6剂，巩固疗效。

按语：《素问·天元纪大论》言："人有五脏化五气，以生喜怒忧思恐。"脾"在志为思"，故而忧思伤脾。该患者因思虑过度，而致脾气虚弱，脾失运化，则痰湿内生，心神不宁。《素问·逆调论》云："胃不和则卧不安。"因此治疗上当以健脾燥湿、泻火宁心安神为主，方用六君子汤加减。方中黄连清热燥湿，神曲、鸡内金消食和胃，三棱破血行气，沙参益胃生津。二诊时病情缓解，用药随症加减，最终取得良好疗效。

李东垣言："心主荣，夫饮食入胃，阳气上行，津液与气入于心。"脾胃居于中焦，作为人体气机升降出入的枢纽，脾主升清，能够输布水谷精微，化生气血。若脾失健运，化源不足，则会导致心神失养。

6. 心脏神经官能症（不寐——阴虚火旺证）

宋某，女，60岁。初诊时间：2010年2月3日。节气：大寒。

主诉：失眠2年，加重1周。

现病史：患者近2年来无明显诱因出现失眠，夜间睡眠时间不足4小时，就诊于某医院诊断为心脏神经官能症，间断口服安定等西药，失眠症状有所好转。1周前患者因与人争吵生气，导致失眠加重，夜间睡眠时间不足3小时，伴胸闷，心悸，周身不适，口干咽燥，为求中医治疗遂来我院就诊。

既往史：高血压。

体征：患者神志清楚，表情痛苦，语言流畅，呼吸均匀。双肺叩诊清音，呼吸音正常。心前区无隆起，心音正常。体温36℃，呼吸18次/分，血压130/70mmHg。

舌脉：舌红，苔少，脉弦细数。

辅助检查：心电图示窦性心动过速，脉搏110次/分。心脏彩超示左室舒张功能减退、主动脉硬化。

西医诊断：心脏神经官能症。

中医诊断：不寐。

辨证：阴虚火旺证。

治则：滋阴清热，养血安神。

处方：生地黄25g，麦冬25g，丹参20g，白芍20g，炙甘草15g，合欢皮15g，黄芪20g，当归15g，远志15g，牡丹皮15g，酸枣仁20g，首乌藤20g，川芎10g，知母10g。

6剂，水煎，每日1剂，每剂汤药煎至300mL，每日早中晚各服100mL。忌辛辣、过寒、油腻之品。嘱其调节情绪。

2月8日二诊：患者自述服药后诸症缓解，晚上睡眠可达5~6小时，现仍有胸痛，心电图未见异常。予上方加瓜蒌20g，薤白20g，枳壳15g。继服6剂，服法同前。

2月24日三诊：患者服药后，失眠基本好转，为求巩固疗效，继服6剂，服法同前。

按语：从患者的临床症状来看，因年老体衰，脏腑功能紊乱，气血失和，阴阳失调，而发为本病。治当以清热滋阴，养心安神为主，故方用酸枣仁汤加减。酸枣仁有养血补肝，宁心安神之效；合欢皮、远志、首乌藤养心安神，可增强酸枣仁安神之力；知母滋阴润燥；麦冬、生地黄、白芍滋养心阴；黄芪补益元气；当归、牡丹皮、丹参养血活血；川芎疏肝理气，调畅肝血，与酸枣仁合用，补中有行，寓散于收。综合全方，共奏清热除烦、养心安神之功。

从治疗失眠的临床经验来看，临证应掌握三个要领：

①注意脏腑气血阴阳的平衡。《素问·至真要大论》言："谨察阴阳所在而调之，以平为期。"健康的奥秘就在于扶正纠偏，使气血阴阳为之平衡。

②在辨证论治的基础上安神镇静。中医认为睡眠与"神"有关，心主神志，心神被扰则神志不安，故养心除烦方可安神。

③注意精神治疗的作用。《素问·上古天真论》云："恬惔虚无，真气从之，精神内守，病安从来。"疾病的变化受精神情志的影响，是疾病的重要内在病因，因此精神治疗是临床不可忽视的环节。

第八章

心脏病并发症

1. 冠心病、慢性支气管炎（胸痹、咳嗽——肺胃气逆证）

王某，男，49岁。初诊时间：2009年8月3日。节气：大暑。

主诉：咳嗽反复发作1年。

现病史：患者平素工作繁忙，经常加班，作息不规律，嗜烟，常感觉胃脘部不适，呃逆嗳气，时有反酸，曾于空军医院查胃镜诊断为慢性胃炎、胆汁反流。曾服用奥美拉唑，胃胀等症状有所改善，但时有反复，近1年出现慢性干咳，服药效果不佳，经亲戚推荐，于我院门诊就诊，以求中医汤药全面调理。现症见咳嗽，咯痰量少，进食后或傍晚咳嗽加重，胸闷气短，口干，咽部有烧灼感，胃中嘈杂，脘腹痞闷不舒，呃逆嗳气，反酸，大便黏滞，排便不畅，纳差，夜寐不佳，小便尚调。

既往史：慢性胃炎、冠心病。

体征：患者神志清楚，精神紧张易烦扰，呼吸顺畅，言语流利，形体适中，查体配合，口唇发绀。肺部听诊双肺呼吸音粗糙，肺底可闻及散在湿啰音。心尖搏动及心浊音界正常，律齐。体温36℃，脉搏77次/分，呼吸19次/分，血压125/85mmHg。

舌脉：舌质红，苔黄，脉弦滑。

辅助检查：胸部X线检查示左肺上叶肺纹理增粗。胃镜示慢性胃炎、胆汁反流。血常规未见异常。心电图示窦性心律、心肌缺血改变。

西医诊断：慢性支气管炎、慢性胃炎、冠心病。

中医诊断：咳嗽、胸痹。

辨证：肺胃气逆证。

治则：辛开苦降，降逆和胃，畅达气机，宣肺止咳。

处方：黄芩15g，川黄连10g，沙参15g，半夏15g，前胡15g，党参15g，干姜10g，丹参20g，炙甘草20g，大枣12枚，代赭石15g（包，先煎），杏仁15g，煅瓦楞子10g（先煎）。

6剂，水煎，每日1剂，常规煎后去滓再煎，每剂汤药煎至300mL，每日早饭前、晚饭后半小时各服100mL，余下第2天早上服用。嘱患者平素少食凉硬不易消化食物，合理作息，避免精神过度紧张、激动。

8月9日二诊：患者自述服药后咳嗽症状缓解，脘腹痞闷不舒，呃逆嗳气、反酸等症状有所改善。此为用药得效，继服前方6剂。

8月18日三诊：患者咳嗽症状基本消失，脘腹痞闷不舒，呃逆嗳气等症状明显改善，排便正常，舌淡苔白，脉濡缓。效不更方，继服前方6剂。嘱其健康饮食，少吃油腻、过辣、过咸之品，避免熬夜及情绪波动。

按语：本案患者为饮食内伤，加之吸烟，作息不规律，内伤脾胃，影响中焦脾胃正常运化，脾胃升降失司，寒热错杂，故见胃脘痞闷不舒、呃逆嗳气、反酸等，胃中嘈杂，排便不畅，食后尤甚。本案患者咳嗽是因胃病引发，所以治疗应从胃入手，寒热平调，辛开苦降，寒温同用，畅达气机，而且要肺胃同治，以求降逆和胃，宣肺止咳。故选用仲景之名方半夏泻心汤加减治疗。方中黄芩、黄连味苦性寒，苦能降泄；半夏与干姜合用，能温中散寒，降逆止呕，除满消痞；前胡引药上行，宣肺止咳；杏仁降气止咳平喘；党参、甘草、大枣和中健脾，助中焦正气，和胃调脾，以复升降；代赭石重镇降逆；煅瓦楞子制酸止痛和胃；沙参养阴润肺生津。由于患者咳嗽日久必伤阴津，既往有冠心病病史，遂加丹参，丹参一味功同四物汤，以养血和血。煎药时取去滓再煎之法，意在使寒热药性相合，有利于健胃和中，平素再配合清淡饮食，调畅情志，规律作息，以助病情向愈。

2. 冠心病、急性肾盂肾炎（胸痹、淋证——血淋）

冯某，女，53岁。初诊时间：2011年3月7日。节气：惊蛰。

主诉：小便淋痛2周。

现病史：患者自述2周前出现少腹拘急疼痛，小便淋痛，于某医院查尿常规示WBC 6~8/HP，RBC 20~25/HP，隐血（++），血常规示WBC 12.3×10^9/L，NE% 78%，LY% 12%。医院诊断为尿路感染，予头孢类药物，未见明显好转，患者担心自己有心脏病会加重血管阻塞，故来我院门诊就诊。现症见少腹拘挛疼痛，小便频数，赤涩热痛，身热，胸闷，背痛，腰痛，饮食、睡眠可，大便调。

既往史：冠心病病史5年。

体征：患者精神萎靡，呼吸均匀，言语流利，形体偏瘦，查体配合。面色㿠白，皮肤温润，无水肿。双侧肾区有压痛、叩击痛，神情痛苦。体温36℃，脉搏66次/分，呼吸17次/分，血压130/80mmHg。

舌脉：舌红，苔黄腻，脉细弦。

辅助检查：尿常规示WBC 6~8/HP，RBC 20~25/HP，隐血（++）。血常规示WBC 11.9×10^9/L，NE% 78%，LY% 12%。心电图示窦性心律，ST-T改变。

西医诊断：冠心病、急性肾盂肾炎。

中医诊断：胸痹、淋证（血淋）。

治则：清热通淋，凉血止血。

处方：小蓟15g，栀子15g，陈皮15g，蒲黄15g，藕节15g，棕榈炭20g，芦根25g，当归15g，茯苓25g，滑石20g，竹叶15g，生地黄25g，瞿麦15g，灯心草15g，山药25g，白术25g，白茅根25g。

6剂，水煎，每日1剂，每剂汤药煎至300mL，每日早中晚各服100mL。嘱患者少吃生冷不易消化之物，调畅情志，适当锻炼身体，合理作息。

3月15日二诊：患者自述服药后少腹拘挛疼痛消失，小便次数明显减少，小便淋痛不明显，舌红，苔淡黄，脉细。复查尿常规示WBC 3/HP，RBC 10～15/HP，隐血（＋）。患者服前方有效，故此次再处以前方6剂，以根治其病证。

按语：本案乃湿热之邪下注膀胱，灼伤血络以致血淋，因此治疗当清热利湿通淋、凉血止血，故方用小蓟饮子加减。方中重用生地黄滋阴清热，凉血止血为君药；白茅根、藕节、蒲黄三药合用，以助君药清热凉血，兼能化瘀；小蓟清热凉血止血，其性甘凉，善入血分，又能利水通淋，尤宜用于治疗血淋；棕榈炭收敛止血。以上诸药相伍，止血而不留瘀，化瘀而不伤正。芦根、竹叶、灯心草、滑石、瞿麦助君药清热利尿；山药、白术、茯苓健脾，兼以利水；栀子善清三焦之火；陈皮燥湿健脾，理气以助化湿；当归养血活血。诸药合用，共奏清热利尿、凉血止血之功，全方配伍精当，故治疗下焦血淋效果奇佳。

3. 冠心病、2型糖尿病（胸痹、消渴——气阴两虚证）

张某，男，64岁。初诊时间：2009年5月6日。节气：立夏。

主诉：多饮、多食、多尿5年，乏力1年，加重3天。

现病史：患者自诉5年前出现饮水增多，尿多，喜食肥甘厚味，曾于某医院就诊，经血糖检测被确诊为2型糖尿病，口服二甲双胍降糖药后，症状有所好转，多饮多食等症状改善。1年前因家中突有变故，忧伤思虑过度，出现神疲乏力，懒言，餐后2小时血糖介于8.5～13.6mmol/L之间，改用拜唐苹50mg，每日3次口服，症状改善。患者3天前无明显诱因出现神疲乏力加重，兼见气短自汗，经朋友介绍，欲求中药汤药系统调治，遂于我院就诊。现症见口渴欲饮水，食欲旺盛，兼见神疲乏力，自汗，少气懒言，手心发热，心烦少寐，口干咽燥，大便调。

既往史：糖尿病病史5年、冠心病病史6年。

体征：患者精神萎靡，面色少华，呼吸顺畅，语言流利，形体消瘦，查体配合。皮肤干燥不润，无染黄、水肿。体温36℃，脉搏86次/分，呼吸17次/分，血压130/80mmHg。

舌脉：舌红少津，脉细略数。

辅助检查：餐后2小时血糖12.7mmol/L，尿糖（+++）。心电图示窦性心律，ST-T改变。

西医诊断：2型糖尿病、冠心病。

中医诊断：胸痹、消渴。

辨证：气阴两虚证。

治则：健脾益气，养阴生津。

处方：黄芪15g，生地黄15g，五味子10g，茯苓15g，炒白术10g，党参15g，酒大黄5g，黄精20g，粉葛根10g，川黄连15g，甘草15g。

6剂，水煎，每日1剂，每剂汤药煎至300mL，每日早饭前、晚饭后半小时各服100mL，余下第2天早上服用。嘱患者低糖饮食，平素少食辛辣过咸之品，适当运动，合理作息，避免精神过度紧张及情绪激动.

5月12日二诊：患者称服用中药汤剂后，多饮、多食等症状明显改善，服药有效，效不更方。予上方再服6剂，用法同上。

5月19日三诊：患者自测空腹血糖恢复至6.3mmol/L，多饮、多食等症基本消失。嘱患者坚持低糖饮食，多吃五谷粗粮，平素适当锻炼身体，调畅情志，合理作息。

随访半年，未有反复。

按语：本案患者因平素喜食肥甘厚味，内伤脾胃，脾胃失于运化，内生湿热，伤及津气，脾胃功能失调，脾失健运，影响气血化生，且病情日久，最终造成气阴两虚。又因患者家中变故，忧思伤心过度，伤及脾气，脾主四肢肌肉，脾气亏虚则肌肉四肢失养，而出现倦怠乏力；中气不足则少气懒言；气虚不能摄津，而出现自汗；阴虚无以制阳，导致阳偏亢，见手足心热；虚火内扰则心烦失眠；气阴两虚，津液受损，无以上润则出现口咽干燥；舌红少津，脉细数无力，乃体内阴血不足，内有虚热之征。本案主要病机为气阴两虚，故以健脾益气、养阴生津为基本治则，加滋阴补肾之剂。方用七味白术散益气健脾，和中益胃，以助后天生化之源。黄精、生地黄滋液养肾以助先天之本；葛根能生津，升举阳气，配合五味子收敛固涩，益气生津；少佐大黄、黄连泻下清热，调胃厚肠，补而不滞。诸药合用，中气充盛，阴津自生，升降协调有序，则疾病向愈。

4. 冠心病、糖尿病周围神经病变（胸痹、消渴——脾虚痰浊证）

党某，女，52岁。初诊时间：2009年8月3日。节气：大暑。

主诉：口渴乏力6年，肢体麻木2年，加重5天。

现病史：患者6年前开始出现口渴欲饮，神疲乏力，曾于某医院就诊，查空腹血糖为13.7mmol/L，尿糖（+++），被诊断为2型糖尿病，予二甲双胍500mg，每日3次，口服，以降糖。

起初血糖控制尚可，但服用降糖药期间，存在停药断药情况，血糖控制并不稳定，仍有波动。2年前开始出现肢体麻木，程度尚未严重，故未就医诊治。5天前患者口渴、神疲乏力、肢体麻木等症状明显，经单位领导介绍，于我院门诊就诊，以求中药汤药全面调理。现症见肢体麻木，神疲倦怠，乏力，自汗，口干，口渴，胸闷痛，失眠多梦，纳差，二便调。

既往史：糖尿病病史6年，冠心病、高血压病史5年。

体征：患者精神欠佳，语言流畅，呼吸均匀，形体肥胖，查体合作，下肢痿弱无力，肢端感觉异常，肌力、肌张力减弱。体温36℃，脉搏76次/分，呼吸19次/分，血压165/95mmHg。

舌脉：舌体胖大有瘀斑，苔白厚腻，脉细弱。

辅助检查：查空腹血糖12.9mmol/L，尿糖（++++）。TG 6.7mmol/L。心电图示窦性心律、心肌缺血。

西医诊断：糖尿病周围神经病变、高脂血症、冠心病。

中医诊断：胸痹、消渴。

辨证：脾虚痰浊证。

治则：健脾理气化痰，活血祛瘀。

处方：白术15g，生黄芪20g，党参20g，枳壳10g，陈皮15g，茯苓20g，半夏10g，泽兰15g，香附15g，山楂20g，竹茹10g，乌药15g，炒枣仁15g，黄精15g。

7剂，水煎，每日1剂，每剂汤药煎至300mL，每日早饭前、晚饭后半小时各服100mL，余下第2天早上服用。嘱患者低糖饮食，平素少食生冷、油腻、过咸之品，规律作息，避免精神过度紧张及情绪激动。

8月13日二诊：患者服用汤药之后，口渴乏力等症状明显改善，食欲增加，夜梦减少，但仍觉肢麻乏力。痰浊阻滞，血脉不通，血瘀尤在。

处方：以上方基础上黄芪量加至30g，加益母草15g。

益母草可加强活血之力。黄芪可补中益气，升举阳气，固护正气，防止用药祛邪时攻伐正气。气行则血行，血瘀则脉道不利，益气健脾，活血行气，痰饮、瘀血则去。6剂，水煎，服法同上。

8月20日三诊：患者自述服用中药汤剂后，肢体麻木情况有所改善，但前几天因家事恼怒生气后自觉头胀痛，眼干，胁肋部胀闷不舒，神疲懒言，乏力，心烦，舌体胖大色暗，脉弦细无力。证属肝郁气滞，肝脾不和，横逆犯胃，当选逍遥散加减治疗。

处方：柴胡10g，黄芪20g，当归15g，茯苓25g，芍药20g，白术15g，香附15g，黄精25g，乌药10g，山楂15g，合欢皮15g，薄荷10g，泽兰10g，五味子15g。6剂，日1剂，水煎，用法同上。

8月26日四诊：患者自述服用汤药以后，神疲乏力仍在，其余诸症消失。查空腹血糖为7.3mmol/L。

处方：嘱患者口服健脾丸，1次1丸，1日2次，口服，服用1个月。

按语：中医认为消渴病属阴虚有热者为多，根据患者以上表现，属本虚标实之证。久病缓治，多以固本为主；新病急治，以祛标实为要。治疗消渴病强调标本缓急之分。患者平素喜食过油过腻之物，易伤及脾，导致脾运化功能受阻，脾胃不能正常运化水谷精微，水湿内生，聚生痰浊。脾气亏虚，脾不统血，兼痰浊阻于络道，血脉不利，血液涩而难行，滞而成瘀，痰浊血瘀互结阻络而见肢体关节麻木疼痛之象。脾主肌肉和四肢，脾气不足，痰瘀阻络，肢体失养而见倦怠乏力；痰瘀中阻，气机不利则胸闷；脾气虚，气血生化不足，脾虚不能运化水湿，痰浊内扰，心神不安则少寐；心血亏虚，无以滋养心神也易失眠多梦；脾阳不振则食少；舌体胖大，苔白腻为脾虚痰湿内蕴之象。

本证以标实为主，依照急则治其标，缓则治其本的原则，以祛痰活血法为先，取温胆汤治之。方中半夏性温，可燥湿化痰，降逆和胃；竹茹可助半夏降逆止呕，又可清热化痰；陈皮可增强燥湿化痰之功；茯苓益气健脾，利水渗湿，使湿去痰消；党参、白术健脾化痰；黄芪、黄精滋补脾肾以固本；枳壳行气宽中除胀；香附、乌药增强行气解郁之功；气行则血行，此亦增强泽兰、山楂活血化瘀、消食振胃之功；枣仁养心安神。诸药合用，痰瘀得化，土达木舒，升降有序，诸症乃去。

5. 冠心病、2型糖尿病（胸痹、消渴——燥伤阴津证）

孟某，男，51岁。初诊时间：2011年9月14日。节气：白露。

主诉：多饮、多食、多尿5年，加重3个月。

现病史：患者5年前开始出现多食、多饮、多尿等症，曾于某医院就诊，确诊为2型糖尿病，予口服降糖药治疗，血糖控制尚可，空腹血糖可维持在7.0mmol/L以内，但其多食、多饮、排尿增多症状仍然未见好转，兼见神疲乏力，气短懒言。近3个月上述症状加重，做冠脉CT显示60%狭窄。经单位同事推荐，遂来我院门诊就诊，以求中医药整体调治。现症见形体消瘦，食欲旺盛，口燥咽干，皮肤干燥，胸闷，气短，口干渴，饮水多，尿多，周身乏力，大便干燥，睡眠可。

既往史：糖尿病病史5年、冠心病病史2年。

体征：患者神志清楚，语言流畅，呼吸急促，身体瘦削，有明显脱水症状，查体合作。体温36℃，脉搏71次/分，呼吸16次/分，血压135/80mmHg。

舌脉：舌质绛红，苔黄燥，脉弦实。

辅助检查：空腹血糖 11.8mmol／L，尿糖（++）。心电图示窦性心律。

西医诊断：冠心病、2型糖尿病。

中医诊断：胸痹、消渴。

辨证：燥伤阴津证。

治则：清燥凉血，益气生津。

处方：牡丹皮20g，山药30g，茯苓20g，胡黄连10g，葛根15g，天花粉10g，冬瓜仁20g，桃仁10g，红花10g，槐花15g，乌梅15g，蛤蚧25g。

6剂，水煎，每日1剂，每剂汤药煎至300mL，日3次，每日早中晚各服100mL。山药可另用纱布包好，服药后，可将山药捞出食用。嘱其低糖饮食，平素少食生冷、油腻、过咸之品，规律作息，避免精神紧张或情绪激动。

9月20二诊：患者自述服药后口渴多饮症状减轻，大便正常。舌淡红，苔黄，脉弦。服药有效，上方继服6剂。

按语：本案患者属消渴之燥伤阴津证，治疗当以益气生津、清燥凉血为主。方中选用苦寒之槐花清热凉血；牡丹皮、胡黄连凉血而清虚热；山药、茯苓益气健脾和胃，建中焦之气；葛根、天花粉清热生津；桃仁、红花活血化瘀，润肠通便；乌梅生津止渴；蛤蚧补肺益肾，益气生津以育其本源，同时其性甘温，避免清热之药苦寒之弊；冬瓜仁养液生津止渴，兼以清热。全方用药精当，配伍独到，既能泻火坚阴，又可清肺润燥，达到健脾以生津、补肾以固摄之效，攻补兼施，疗效显著。

6. 冠心病、风湿性关节炎（胸痹、痹证——寒湿痹痛证）

张某，女，63岁。初诊时间：2022年3月13日。节气：惊蛰。

主诉：关节酸痛15年，加重2日。

现病史：患者自15年前开始每遇阴雨天气就自觉身体不适，肩臂部、腰部、膝部关节酸痛，在当地医院检查显示抗"O"及血沉数值较高，确诊为风湿性关节炎。该患者服用西药后胃部有不适感，因此寻求中医诊疗。现症见关节疼痛，胸闷，后背疼痛，心悸，纳可，寐可，二便调。

既往史：高血压病史10余年、冠心病病史7年。

体征：患者意识清楚，言语流利，呼吸均匀，体态适中，查体配合，皮肤温暖湿润，皮肤无染黄及肿胀，表情痛苦，心肺正常，四肢活动正常，肌力及肌张力均正常。体温36℃，脉搏97次/分，呼吸18次/分，血压140/90mmHg。

舌脉：舌淡，苔白厚腻，脉弦紧。

辅助检查：血清中RF呈阳性，心电图显示ST-T改变。

西医诊断：冠心病、类风湿性关节炎。

中医诊断：胸痹、痹证。

辨证：寒湿痹痛证。

治则：散寒除湿，通络止痛。

处方：制附子5g，桂枝15g，苍术、白术各15g，桑枝15g，秦艽15g，川芎10g，制乳香、没药各10g，羌活、独活各15g，炙甘草15g，细辛3g，当归15g。

6剂，水煎，每日1剂，每剂汤药煎至300mL，每日早中晚各服100mL。忌油腻、辛辣、凉硬、过咸之品。嘱患者适当运动，放松心情。

3月22日二诊：患者服药后，关节疼痛有所缓解，舌淡，苔白厚，脉弦紧。原方续服6剂，服法同前。

患者症状基本好转，随诊一次，诉关节症状已除。

按语：本病在中医学中属于"痹证"范畴。《内经》将痹证分为行痹、痛痹以及着痹3种类型。此后医家又提出虚痹、热痹等多种类型，不同类型的痹证在治疗上也各不相同。该患者全身多处关节疼痛，且多见于阴雨天，属于寒湿型痹证，在治疗时当以祛湿散寒为主，方中用附子、苍术、白术、细辛、桂枝散寒祛湿止痛。虽然本病以寒湿为首要，然风为百病之长，寒湿之邪多夹风邪入侵关节，因此又加入桑枝、秦艽、羌活、独活起到祛风通络之功，乳香、没药、川芎、当归起到活血化瘀止痛之效。方中将羌活、独活同用，可以祛除全身上下之风湿。

7. 冠心病、双下肢动脉硬化（胸痹、痹证——风寒湿痹证）

杨某，男，78岁。初诊时间：2022年6月14日。节气：芒种。

主诉：双下肢疼痛、右踝肿胀6天，加重2天。

现病史：患者6天前双下肢无明显诱因出现疼痛感，右踝肿胀发凉，发硬，肤色无改变，患者自己服用西药消炎、镇痛药，效果不理想，为求中医系统治疗，前来我院门诊治疗。现症见双下肢疼痛，每次走路200m就疼痛难忍，右踝肿胀发凉，发硬，肤色无改变，饮食睡眠可，二便调。

既往史：冠心病10年。

体征：患者表情痛苦，语言低微，呼吸均匀，体态适中，查体配合，皮肤温暖润泽，无肿胀，脊柱未发现异常，双下肢疼痛，右踝肿胀。

舌脉：舌暗红，苔白，脉弦细。

辅助检查：下肢动脉超声示双下肢动脉硬化伴有斑块形成。

西医诊断：冠心病、双下肢动脉硬化。

中医诊断：胸痹、痹证。

辨证：风寒湿痹证。

治则：温经散寒，通络止痛。

处方：黄芪20g，当归10g，桂枝15g，防己15g，薏苡仁20g，川芎15g，益母草30g，丹参30g，焦山楂20g，牛膝20g，通草15g，地龙10g，合欢皮30g，白术20g，白芍20g，菟丝子20g，杜仲20g。

6剂，水煎，每日1剂，每剂汤药煎至300mL，每日早中晚各服100mL。忌油腻、辛辣、凉硬、过咸之品。嘱其舒情志，避风寒。

6月20日二诊：患者自述服药后症状好转，偶有发凉，轻微疼痛，饮食睡眠可，舌暗红边剥脱，苔白，脉细弦。予前方加路路通10g。10剂，水煎，服法同前。

6月30日三诊：患者自述服药后症状消失，予停汤药。

按语：清代林珮琴在《类证治裁》中论述"诸痹，良由营卫先虚，腠理不密，风、寒、湿乘虚内袭，正气为邪所阻，不能宣行，因而留滞，气血凝滞，久而成痹"。痹证在临床上较为多见，其发生的内因主要是正气亏虚，外因多为外感风寒湿热等邪气，其致病又以寒风湿三者最为多见。本案选用黄芪桂枝五物汤治疗，益气温经，活血通痹。方中重用黄芪，补益元气，意在气旺则血行，瘀血去则络通；杜仲、菟丝子、牛膝补益肝肾，扶正祛邪；当归活血但不伤血，与丹参、川芎合用可以促进气血运行，活血通络；益母草活血化瘀止痛；防己祛风而利水，为治疗痹证之要药，黄芪补气固表而利水湿，两药相配，既可祛除风湿，又可益气固表，既可以祛除邪气，又不损伤正气；白术、薏苡仁健脾利水，旨在祛除水湿，使痰饮无以生；通草、路路通活血通络。本方重点在治本，标本兼治。由于辨证准确，诸药组方合理，故效如桴鼓。

8. 围绝经期植物神经紊乱、心脏神经官能症（心悸、绝经前后诸症——心肾不交证）

王某，女，43岁。初诊时间：2009年4月11日。节气：清明。

主诉：潮热多汗、夜不能眠、头晕耳鸣、心悸1年。

现病史：患者近1年月经提前，量少，潮热盗汗，颜面烘热，耳鸣眩晕，心悸烦躁，多梦易醒，记忆力减退，伴有手足心烦热，曾到某医院检查心电图示早搏，诊断为围绝经期植物神经紊乱、心脏神经官能症，用药治疗未见明显好转。现上症加重，夜不能寐，食欲不佳，二便正常。

既往史：无。

查体：患者神志清楚，语言流畅，呼吸均匀。体温36.5℃，脉搏72次/分，呼吸17次/分，血压110/80mmHg。

舌脉：舌红少津，苔薄黄，脉沉细数。

西医诊断：围绝经期植物神经紊乱、心脏神经官能症。

中医诊断：心悸、绝经前后诸症。

辨证：心肾不交证。

治则：滋阴补肾，宁心安神。

处方：枸杞子 15g，牡丹皮 15g，生地黄 15g，山萸肉 15g，泽泻 15g，远志 15g，酸枣仁 10g，五味子 10g，女贞子 10g，茯苓 10g，地骨皮 10g。

6剂，水煎，每日 1剂，每剂汤药煎至 300mL，每日早中晚各服 100mL。忌辛辣、过寒、油腻之品。

4月 19日二诊：患者自述服药后诸症缓解，但仍多梦易醒。予上方加合欢皮 15g，莲子心 10g，钩藤 15g。6剂，水煎，用法同上。

按语：心与肾之间关系密切，在生理状态下，心火下济于肾，肾水上承于心，水火既济，心肾相交。现代女性社会地位逐渐提高，随之而来的心理压力也逐渐增大，女性思虑过多，心血损耗，心火亢盛。患者年逾六七，多肾精不足，肾水难以上济于心，心火上炎而不下降于肾，导致失眠心烦，手足烦热，盗汗耳鸣等心肾不交之症的出现。故治当以滋肾水、养心阴为主，方中枸杞子、山萸肉、生地黄、五味子滋阴补肾；远志、酸枣仁养心安神；牡丹皮、泽泻、地骨皮清热滋阴；茯苓利水渗湿；女贞子补阴而不滋腻，有清心安神之功，佐以五味子、酸枣仁降心火，宁心安神。对于失眠具体情况的不同，酸枣仁的用法用量也不尽相同，偏脾虚血少的患者熟用为宜，肾阳亏虚、心火不降的患者以生用为佳。

9. 失眠、围绝经期综合征（不寐、绝经前后诸症——任督失调证）

秦某，女，51岁。初诊时间：2009年7月5日。节气：夏至。

主诉：停经1年，潮热盗汗、失眠1个月。

现病史：患者月经不规则3年余，近1年停经后出现潮热盗汗，失眠，心烦心悸等症状。每次发热时上半身汗出发热，面色潮红，持续数分钟。近来症状加重，重时夜间发作影响睡眠，夜间易醒，醒后难以入睡，伴有注意力难以集中，记忆力明显下降，阴道发干，性欲冷淡。曾于某医院就诊，服药后效果不佳，故来我院寻求中医治疗。

既往史：无。

体征：患者神志清楚，语言流畅，呼吸均匀。体温36℃，脉搏73次/分，呼吸18次/分，血压120/80mmHg。

舌脉：舌红少津，苔薄黄，脉弦细。

西医诊断：失眠、围绝经期综合征。

中医诊断：不寐、绝经前后诸症。

辨证：任督失调证。

治则：调和营卫，调摄冲任。

处方：桂枝10g，白芍15g，合欢皮10g，香附10g，郁金10g，生龙骨15g，煅牡蛎20g，菟丝子15g，酸枣仁15g，女贞子15g。

6剂，水煎，每日1剂，每剂汤药煎至300mL，每日早中晚各服100mL。忌辛辣、油腻、过寒、过咸之品。嘱其调节情绪，适当运动。

7月14日二诊：患者自述服药后诸症缓解。继服10剂以巩固疗效。

按语：本病病机是由于天癸衰竭，导致任督二脉虚损，不能维系阴阳平衡，终至胞宫阴阳失调。潮热汗出是由于营卫不和，治疗选用桂枝龙骨牡蛎汤。方中桂枝入督脉，有行阳敛阴之效；白芍入任脉，有敛阴通阳之功。一阴一阳，通调任督，调和营卫。香附、郁金行气解郁，调畅气血。生龙骨、煅牡蛎固表敛汗收阴。女贞子、菟丝子滋补肝肾，调和阴液，壮督脉阳气。酸枣仁养心安神。合欢皮解郁安神。全方宣通营卫，气血阴阳调和，则潮热心悸自除，汗出即消。

《素问·阴阳别论》言："阳加于阴谓之汗。"汗以营阴为本，因阳热熏蒸阴液而汗出。故营卫不和，则汗液外泄。冲脉为十二脉之海，为血海；任脉为阴脉之海，是精血津液之总司。血液充盈冲脉，精气流畅任脉，胞宫生理功能才得以正常运行。故临床当抓住营卫之关键，切中冲任之核心，才能事倍功半。

10. 失眠、围绝经期综合征（不寐、绝经前后诸症——脾肾虚损，痰湿内生证）

郝某，女，52岁。初诊时间：2009年7月8日。节气：小暑。

主诉：头晕乏力3月余，加重2周。

现病史：患者近1年经期紊乱，月经量少。现停经3个月，潮热汗出，伴入睡困难，夜间多梦易醒，近2周出现头重如裹，四肢无力，胸部胀闷，腰膝酸软，烦躁不安，小便浑浊，大便偏稀。

既往史：无。

体征：患者神志清楚，语言流畅，呼吸均匀。体温36℃，脉搏73次/分，呼吸18次/分，血压120/80mmHg。

舌脉：舌体胖大，边有齿痕，苔白厚腻，脉沉滑。

西医诊断：失眠、围绝经期综合征。

中医诊断：不寐、绝经前后诸症。

辨证：脾肾虚损，痰湿内生证。

治则：补肾健脾，化痰理气。

处方：陈皮10g，半夏10g，茯苓10g，茯神10g，枳壳10g，厚朴10g，白术10g，焦三仙10g，熟地黄10g，薏苡仁10g，知母10g，延胡索10g，甘草10g。

10剂，水煎，每日1剂，每剂汤药煎至300mL，每日早中

晚各服100mL。忌辛辣、过寒、油腻之品。

按语：《素问·上古天真论》云："七七，任脉虚，太冲脉衰少，天癸竭，地道不通，故形坏而无子也。"患者年过七七，肾精不足，任脉亏虚，导致月经紊乱，冲任失调，肾气虚衰，肾水难以浇灌肝木，肝血亏耗，气血损伤，则出现心神不宁的症状，日久可伤及脾肾。故方用二陈汤加减，方中枳壳、厚朴疏肝理气；焦三仙消积化滞；薏苡仁健脾利湿；熟地黄滋阴补血，滋补肝肾；延胡索行气活血；知母滋肾润燥。诸药合用，共奏化痰祛湿、滋阴补肾之效。

11. 心脏神经官能症、围绝经期综合征（心悸、绝经前后诸症——肝郁肾虚证）

李某，女，57岁。初诊时间：2013年7月14日。节气：小暑。

主诉：阵发性潮热盗汗5年，加重伴间断心悸4天。

现病史：患者自述自绝经后出现阵发性潮热盗汗，常烦躁易怒，腰酸背痛。4天前与家人争吵过后出现心悸症状，随后大汗淋漓，头晕耳鸣。现症见间断性潮热盗汗，心悸，躁扰不宁，情绪激动，食欲不佳，失眠多梦，二便调。

既往史：无。

体征：患者神志清楚，语言流畅，呼吸均匀。体温36.5℃，脉搏73次/分，呼吸18次/分，血压120/80mmHg。

辅助检查：心电图大致正常。

舌脉：舌质暗，有裂纹，苔微黄厚腻，脉弦涩。

西医诊断：心脏神经官能症、围绝经期综合征。

中医诊断：心悸、绝经前后诸症。

辨证：肝郁肾虚证。

治则：滋补肝肾，活血清热。

处方：女贞子20g，续断20g，杜仲20g，牛膝10g，黄芪20g，香附10g，丹参10g，茯苓10g，茯神10g，赤芍20g，白芍20g，瓜蒌10g，合欢皮15g，郁金10g。

10剂，水煎，每日1剂，每剂汤药煎至300mL，每日早中晚各服100mL。忌辛辣、过寒、油腻之品。

8月2日二诊：患者自述服药后诸症缓解，潮热汗出明显减轻，情志好转，夜寐渐安。继服10剂，以巩固疗效。

按语：患者为围绝经期女性，中医认为女性在这个时期，先天之肾精渐衰，而乙癸同源，肾精不足，则致肝血亏虚。此时外来精神刺激，可导致肝气疏泄失常。方中女贞子、续断、杜仲合用益血生津；牛膝滋补肝肾，引药下行；黄芪补中益气；香附、郁金行气疏肝解郁；丹参清心除烦，活血止痛；茯苓、茯神健脾宁心，益气固表；赤芍、白芍养血活血，柔肝止痛；瓜蒌宽胸散结；合欢皮疏肝解郁。诸药合用，共奏滋补肝肾、清热活血之效。

12. 失眠、颜面半身汗出（不寐、自汗 —— 营卫失和证）

刘某，女，85岁。初诊时间：2019年9月18日。节气：白露。

主诉：患者颜面部上部出汗3年。

现病史：患者颜面部上部出汗3年，患者于3年前因流感病愈后，发现面部从额顶发际至鼻中央半侧出汗，早晨开始出汗，夜间入睡汗停，伴有夜间多梦，时寐时醒，多方医院辗转无效，为求治疗来我院就诊。症见上半部颜面汗出，汗多，形似如珠，另侧面皮肤苍白干燥无华，两侧汗出交替，纳差，眠差。察其舌淡苔白，脉弦细。

既往史：无。

体征：患者查体均正常。

舌脉：舌质淡，苔白，脉弦细。

西医诊断：失眠、颜面半身汗出。

中医诊断：不寐、自汗。

辨证：营卫失和证。

治则：调和营卫，健脾益肺。

处方：桂枝9g，白芍18g，甘草18g，全蝎12g，当归18g，黄芪18g，细辛5g，防风9g，西红花9g。

6剂，水煎，每日1剂，每剂汤药煎至300mL，每日早中

晚各服100mL。嘱其调情志，适当运动，汗出后避风寒。

9月24日二诊：患者自述服药后汗出症状减轻，仍感觉半边脸发热，饮食好转，余无不适。舌质淡，苔薄白，脉弦细。予上方加大枣3枚同煎。继服6剂，服法同前。

按语：患者年老体虚，腠理不实，营卫不和，气血运行不畅，出现自汗症状。应调和营卫，健脾益肺，方用桂枝汤加减。方中桂枝、白芍相合，桂枝可治卫强，白芍可治营弱，因患者年岁较大，自汗较多，营气虚弱，故加大白芍用量，使桂枝与白芍配比为1：2，来加强敛阴和营之效；大枣、甘草味甘，益气和中，同时与桂枝、白芍配伍，辛甘化阳，酸甘化阴，滋阴和阳；细辛、防风疏风散表；全蝎疏通经络，搜风除邪；西红花、当归活血调经通络，濡养经脉，使皮肤滋润；黄芪与防风配伍使用，意在益气固表敛汗。

13.冠心病、重度慢性胃炎（胸痹、胃痛——肝气犯胃证）

赵某，男，46岁。初诊时间：2019年10月8日。节气：寒露。

主诉：胃胀痛1年，加重10天。

现病史：患者于1年前因情绪激动后出现胃部胀痛，近10天加重，遂来我院就诊。现症见胃部胀痛不适，空腹时症状明显，喜饮热水，伴反酸，嗳气，易饥，时有汗出，乏力，口苦，小便调，大便稀，日行3~5次。

既往史：冠心病病史3年。

体征：患者查体无异常。

舌脉：舌质淡，苔薄白，脉沉弦。

辅助检查：胃镜示浅表萎缩性胃炎。病理示慢性重度胃炎，表浅糜烂，上皮轻度异型增生。血常规示轻度贫血。便常规示便隐血（+）。幽门螺杆菌（+）。

西医诊断：冠心病、浅表萎缩性胃炎、重度慢性胃炎表浅糜烂、上皮轻度异型增生。

中医诊断：胸痹、胃痛。

辨证：肝气犯胃证。

治则：疏肝理气，和胃止痛。

处方：柴胡12g，香附15g，枳壳12g，小茴香6g，白豆蔻12g，砂仁18g，厚朴15g，吴茱萸5g，桃仁12g，海螵蛸18g，沉香6g，莲子肉18g，怀山药18g，川黄连9g。

6剂，水煎，每日1剂，每剂汤药煎至300mL，每日早中晚各服100mL。嘱其调情志，忌寒凉伤胃。

10月14日二诊：患者自述服药后症状减轻，稍有乏力，大便已经成形，每日晨起1次。舌质淡，苔薄白，脉弦细。经疏肝健脾治疗后，肝气条达，通则不痛，诸症已减，脾气恢复时间较长，故稍有疲乏感。患者由沉弦脉转为弦细脉，暗示肝郁已消，邪毒已排，已有化热趋向，故不可温补太过，用药当以除邪安正。吴茱萸，性辛苦温，故见症状好转当除之，加以槐花18g，清热凉血，散郁解毒。

按语：患者平素情志不调，饮食失调，肝郁伤脾气，饮食失调伤脾胃，肝主疏泄，肝郁气滞，肝气犯胃，气血不畅成郁，温中理气可化郁。然患者平时脾气暴躁，肝失疏泄，易郁而化热。饮食不节损伤脾胃，脾胃受寒，故治当暖脾温胃、祛寒气、行郁滞、通气机、除胀满，待脾胃之气渐好，能够正常运化水谷精微，当以除邪为要，不能一味温补，闭门留寇。患者胃部检查已出现病理变化，故邪已在里，为虚寒之邪阻遏经络所致，如今虚寒的症状已经缓解，所以应当以清除郁滞所生的热邪为主要任务，尽早切断病势的发展及蔓延的趋势。方中柴胡、香附疏肝解郁，枳壳、厚朴理气宽中，砂仁、白豆蔻化湿行气，配伍沉香更增本方行气之效，使气机畅通。海螵蛸制酸止痛，山药、莲子健脾，桃仁活血祛瘀，川黄连厚肠止利，配以吴茱萸、小茴香既可温中、散寒、行气，又可佐助川黄连之寒凉。

14. 冠心病、脂肪肝、胆囊炎、胆汁淤积（胸痹、胁痛——肝郁化热证）

孙某，男，45岁，已婚。初诊时间：2019年11月2日。节气：霜降。

主诉：胁肋部右侧疼痛3个月。

现病史：患者3个月前胁肋右侧如刀割样阵发性疼痛，并伴发热症状，体温38.7℃，静点抗生素治疗2日后热退，并出现胁肋右侧阵发性疼痛加重，甚至放射到右肩背，经人介绍来我院门诊就诊。现症见胁肋右侧连及肩背右侧放射性疼痛，阵发性加重，伴见乏力，口干，口苦，恶心，小便色黄，大便日1次，质稀。

既往史：冠心病病史3年。

体征：患者神志清楚，腹平软，无压痛，右胁肋部放射性疼痛，反跳痛，墨菲征（＋）。体温38.5℃。

舌脉：舌质淡，苔薄微黄，脉沉弦。

辅助检查：肝胆脾彩超示脂肪肝、胆囊炎。

西医诊断：冠心病、脂肪肝、急性胆囊炎。

中医诊断：胸痹、胁痛。

辨证：胆汁淤积，肝郁化热证。

治则：疏肝利胆，清热止痛。

处方：姜黄12g，柴胡12g，桃仁12g，郁金12g，香附12g，三七6g，金钱草12g，川黄连9g，川楝子12g，乳香6g，决明子18g，当归18g，青皮12g。

6剂，每日1剂，每剂汤药煎至300mL，每日早中晚各服100mL。忌辛辣、油腻、过寒、过咸之品。嘱其调节情绪，适当运动。

11月8日二诊：患者经服药治疗后，症状基本消失，舌质淡，苔白，脉弦细。予上方加怀山药15g，以补脾健气。续服6剂，巩固疗效。

按语：该患者为急性胆囊炎发作后，迁延未愈，郁积日久，无处通利而化热，从而影响肝胆疏泄。肝主疏泄，胆汁排泄有助于消化功能正常，肝郁胆汁分泌不畅，"不通则痛"，引发了相关的临床症状，但是通过四诊合参发现患者为肝胆郁热于内的症状，如果不能清除热郁，那么症状不能缓解，因此选用川黄连清热泻火除烦，且疗效很好。对于病程日久，郁滞难缠的患者，则需要用具有破血通瘀功效的桃仁，其味苦，活血化瘀能力强。方中姜黄、郁金、金钱草具有活血行气，通利肝胆，止痛的功效。因此必须祛邪为先，后续扶正用来巩固疗效。

15. 心脏神经官能症、咽异感症（心悸、梅核气——气滞痰瘀证）

吴某，女，48岁。初诊时间：2019年4月9日。节气：清明。

主诉：咽中有异物阻塞感1个月。

现病史：患者1个月前因情志不遂出现咽中有异物阻塞感，咳不出，咽不尽，自服阿奇霉素及中药合剂，均未见好转，为求中医治疗，故来我院门诊就诊。现症见咽中有异物阻塞感，咳不出，咽不尽，伴咽干，五心烦热，寐差，易怒，腰软腿痛，情绪激动，饮食欠佳，睡眠可，二便调。

既往史：无。

体征：患者查体未见异常。

舌脉：舌淡，苔黄腻，脉弦滑。

西医诊断：心脏神经官能症、咽异感症。

中医诊断：心悸、梅核气。

辨证：气滞痰瘀证。

治则：化痰理气，疏肝解郁。

处方：陈皮12g，半夏9g，茯苓18g，炒白术18g，生地黄18g，麦冬18g，玄参18g，白芍18g，合欢皮9g，首乌藤9g，百合18g，丹参30g，砂仁12g，鸡内金9g，当归9g，桂枝9g，酸枣仁18g，厚朴12g，枳壳12g，葛根30g。

6剂，水煎，每日1剂，每剂汤药煎至300mL，每日早中晚各服100mL。忌辛辣、油腻、过寒、过咸之品。

4月15日二诊：患者自述服用上药后症状明显好转，偶有咽中有异物阻塞感，饮食睡眠可，苔黄腻，脉弦滑。予上方加郁金12g，紫苏12g。6剂，水煎，服法同前。

按语：本案多因心情抑郁、情绪不宁等情志因素，致气机郁滞，痰气郁结于咽喉。《医宗金鉴》云："咽中如有炙脔，谓咽中有痰涎，如同炙肉，咯之不出，咽之不下者，即今之梅核气病也。此病得于七情郁气，凝涎而生。故用半夏、厚朴、生姜，辛以散结，苦以降逆；茯苓佐半夏，以利饮行涎；紫苏芳香，以宣通郁气。俾气舒涎去，病自愈矣。此证男子亦有，不独妇人也。"方中厚朴、枳壳理气开郁。陈皮、白术健脾祛湿化痰。葛根舒筋活络。桂枝温阳益气。气滞可以导致血瘀，故用丹参、当归活血行气化瘀。郁者易气滞，气滞过久必化热，热郁可耗伤津液，故用生地黄、麦冬、玄参、白芍养阴生津，合欢皮、首乌藤、百合、酸枣仁养血安神。

16. 左叶甲状腺囊肿、右叶甲状腺不均质结节（心悸、瘿病——气机郁滞，痰浊内停证）

姜某，女，41岁。初诊时间：2019年7月8日。节气：小暑。

主诉：患者心悸伴颈部肿大2个月。

现病史：心悸，颈部肿大，伴气短，胸闷，易怒，善太息，胃脘胀，泛酸，睡眠差，小便色黄，大便干。

既往史：无。

体征：患者触之两侧颈部均有肿大，以左侧为重，质软，甲状腺Ⅱ度肿大，并未触到结节，无突眼，表情痛苦，时善太息。

舌脉：舌质淡，苔微黄，脉弦滑数。

辅助检查：甲状腺B超示左叶甲状腺囊肿、右叶甲状腺不均质结节。

西医诊断：左叶甲状腺囊肿、右叶甲状腺不均质结节。

中医诊断：心悸、瘿病。

辨证：气机郁滞，痰浊内停证。

治则：理气解郁，化痰消瘿。

处方：柴胡12g，苦参12g，昆布18g，莪术9g，牡蛎30g，川黄连9g，香附15g，橘核18g，海藻18g，瓦楞子18g，白豆蔻12g，酸枣仁18g。

6剂，水煎，每日1剂，每剂汤药煎至300mL，每日早中晚各服100mL。嘱其禁食辛辣刺激食物，严格遵守作息时间，调情志，避免精神过度紧张及情绪激动。

7月14日二诊：患者自述心悸症状有所缓解，颈部仍有堵闷感，但较以前症状有很大减轻。胃胀、胃灼热症状有明显缓解，大便干。舌瘦，舌质淡绛，苔薄黄，脉略弦。触之左侧颈肿大略微减轻，质软，仍为Ⅱ度肿大。予上方加射干12g，合欢皮18g。

按语：患者心悸伴颈部肿大2个月，平时情绪易激惹，为肝气不疏，久郁成结，痰湿不能运化，痰浊壅阻心脉，停饮于颈部所致。治法以疏肝理气、化痰消瘿为主。方用昆布、海藻、牡蛎三味药物软坚散结，共为君药；香附、柴胡、橘核疏肝理气，消散血瘀为使药；苦参、川黄连清热燥湿；瓦楞子抑酸化痰；莪术行气活血，消瘀止痛；白豆蔻行气化湿，佐助治疗胃脘不适的兼证，共为臣使。另外海藻、昆布为治疗瘿病的要药，临床用之每获良效。再加酸枣仁养心安神，改善睡眠。

17. 甲状腺多发结节（心悸、瘿病——气郁痰阻证）

吴某，女，43岁。初诊时间：2021年3月18日。节气：惊蛰。

主诉：5天前单位体检B超检查显示甲状腺多发结节。

现病史：患者于单位体检发现甲状腺多发结节5天来诊，症见颈前喉结两旁结块肿大，胸闷，胁痛，易出汗，脾气急躁，食欲欠佳，夜眠尚可，大便溏。

既往史：无。

体征：患者神志清楚，语言流畅，呼吸均匀，形体偏胖，查体合作。双侧甲状腺Ⅰ度肿大，可触及绿豆粒大小结节，质硬，无压痛，可随吞咽动上下活动。

舌脉：舌质暗，苔薄白，脉弦。

辅助检查：B超显示甲状腺结节，水平位，边缘光整，低回声，彗星尾伪像。甲功正常。

西医诊断：甲状腺结节。

中医诊断：心悸、瘿病。

辨证：气郁痰阻证。

治则：疏肝行气，化痰消瘿。

处方：昆布12g，海带12g，海藻12g，陈皮3g，海蛤粉3g（包煎），夏枯草12g，青木香6g，柴胡9g，枳壳9g，海螵蛸12g，焦麦芽9g，焦山楂9g，麸炒神曲9g。

7剂，水煎，每日1剂，每剂汤药煎至300mL，每日早中晚各服100mL。忌辛辣、油腻、咸寒之品，适当运动。

3月29日二诊：患者服药后症状缓解，情志有所好转，食欲明显改善。舌质淡，苔薄白，脉弦。予上方减焦三仙，继服7剂，服法同上。

按语：患者肝郁气滞，脾伤气结，酿生痰湿，痰与气相互交阻，血脉运行不畅，则气、血、痰相互胶着形成瘿病。病位在肝脾，与心有关。因此，瘿病应以治肝为主，以疏肝清肝养肝为本，在四海舒郁方基础上佐以柴胡、枳壳、夏枯草来"疏其气血，令其条达"，并且化痰软坚。患者纳差、食欲欠佳，需用焦三仙健脾开胃。嘱患者日常应保持情志舒畅，可经常食用海带等富含碘的食物，在病程中也应密切关注瘿肿的大小、形态、软硬质地、活动度等，防其恶变。

18. 冠心病、肺结节（胸痹、肺积——气郁痰阻证）

李某，男，46岁。初诊时间：2021年9月27日。节气：秋分。

主诉：2个月前单位体检发现有肺结节。

现病史：患者2个月前在单位体检发现肺结节，为求调理，来我院就诊，现症见平素工作压力大，时常熬夜，纳寐可，小便可，大便溏，每日2～3次。

既往史：冠心病病史5年。

体征：患者查体无异常。

舌脉：舌淡红，苔薄白，脉弦滑。

辅助检查：CT检查显示双肺多发肺结节，肺结节较大者约5mm，呈多角形，边缘光滑，清晰，中心性钙化。

西医诊断：冠心病、肺结节。

中医诊断：胸痹、肺积。

辨证：气郁痰阻证。

治则：疏肝行气，化痰散结。

处方：竹茹12g，枳壳12g，瓜蒌12g，桔梗9g，橘核18g，远志9g，郁金12g，浙贝母9g，三七9g，川芎9g，香附12g，神曲9g，杏仁9g。

7剂，水煎，每日1剂，每剂汤药煎至300mL，每日早中晚各服100mL。忌辛辣、油腻、咸寒之品，适当运动。

10月8日二诊：患者自述服药后大便溏稀症状有所缓解，情绪较原先稳定，并无其他不适，舌淡红，苔薄白，脉弦滑。予上方加夏枯草18g，继服15剂，服法同上。

10月25日三诊：患者舌淡红，苔薄白，脉弦滑。予上方继服15剂，服法同前。

11月10日四诊：患者近期工作压力较大，眠差，舌淡红，苔薄白，脉弦滑。予上方加酸枣仁12g，继服15剂，服法同上。

11月27日五诊：患者自述睡眠有所改善，复查CT显示肺结节明显减小，较大者减少至3mm。舌淡红，苔薄白，脉弦滑。予上方去酸枣仁，继服15剂，服法同上。

按语：肺结节是由多种原因造成的，中医认为本病病机为邪气阻滞肺络，瘀积不散，遂成结节。本案患者平素压力大，肝气不舒，则气机阻滞，加上熬夜、思虑过度，思虑伤脾，脾虚生痰，痰气交阻，瘀阻于肺，遂生结节。本方以柑橘汤、贝母瓜蒌散、温胆汤三方化裁而来，具有润燥清肺、化痰通络、开郁散结的功效。因肝郁较重，加越鞠丸可疏肝郁，肝郁疏则气机畅通，诸症即可顺应转安。肺在志为忧，长期情志不畅常常伤肺，嘱患者放松心情，避免熬夜，饮食清淡。

参考文献

［1］谢桂楠，肖扬，严安等.从"脉中积"角度认识冠状动脉粥样硬化［J］.天津中医药，2022，39（07）：906-910.

［2］孙莹心，韩萍，王新陆.基于血浊理论探讨动脉粥样硬化前期病变的中医辨证施治［J］.天津中医药，2021，38（12）：1544-1547.

［3］刘金，姚淮芳，张叶祥等.姚淮芳教授补肾活血法治疗动脉粥样硬化经验［J］.中西医结合心脑血管病杂志，2018，16（18）：2751-2752.

［4］梁清芝，陈正涛，冷玉琳等.基于"虚气留滞"理论探讨血管内皮细胞自噬对糖尿病大血管病变的影响［J］.中国实验方剂学杂志，2023，29（03）：178-185.

［5］谭莉丽，周永红，兰希福.肝肾阴虚证与血管内皮功能障碍的相关性研究［J］.中医药学报，2010，38（02）：78-80.

［6］龚帆影，邹菲，朱燕等.精灵颗粒对动脉粥样硬化患者血管弹性功能影响的临床研究［J］.南京中医药大学学报，2022，38（09）：803-809.

［7］王凤荣，李敬林，张哲等.参麦注射液加康复锻炼对冠心病患者心功能的影响［J］.浙江中西医结合杂志，2003，13（05）：279-280.

［8］郭双庚，李娜，张林.痰瘀热毒与动脉粥样硬化炎性机制的关系探讨［J］.中医杂志，2010，51（06）：485-487.

［9］王椿野，赵振武，李新龙等.基于现代文献的动脉粥样硬化中医病机研究［J］.环球中医药，2013，6（02）：92-95.

［10］李艳，张宝琴，吕丽敏.体检人群血脂水平与动脉粥样硬化的关系探究［J］.数理医药学杂志，2021，34（11）：1723-1724.

［11］胡梦弦，袁冬梅.基于血管内超声探讨不稳定型心绞痛"痰瘀毒"证冠状动脉斑块特点［J］.世界科学技术——中医药现代化，2022，24（04）：1503-1508.

［12］王冰，黄帝内经素问注［M］.北京：人民卫生出版社，1963：135.

［13］周发祥.《内经》"脉"义探蕴［J］.河南中医药学刊，1994（04）：1-3.

［14］达庆维，费兆馥，徐建国.老中医谈脉诊的重要性及其研究［J］.上海中医药杂志，1983（03）：2-3.

［15］郑意珍.寸口脉判断高血压的研究［J］.新中医，1993（07）：56-57.

［16］许轶君，高东雯，肖沪生等.极速成像技术与脉象仪联合应用检测冠心病患者动脉弹性的研究［J］.世界科学技术——中医药现代化，2019，21（07）：1452-1457.

［17］刘亦选，冼绍祥，刘小虹.1239例原发性高血压证治规律分析［J］.新中医，1993，25（10）：22-25.

［18］孙正和，宓世淳.高血压特殊脉象的临床探讨［J］.光明中医，1998（02）：10-11.

［19］袁肇凯.郭振球.郭振球教授对高血压病凭脉辨证的临床研究［J］.辽宁中医杂志，1993（10）：15-18.

［20］张叶青，董耀荣，王忆勤等.高血压病弦脉和非高血压病弦脉脉图参数的比较［J］.世界科学技术——中医药现代化，2012，14（01）：1302-1305.

［21］胡桢青，武玉琳，齐新.心系病患者常见证型的脉象特征分析［J］.湖南中医杂志，2019，35（09）：1-4.

［22］辛莉，路永平，陈腾等.冠心病患者脉象和脉图相关性研究

进展［J］.浙江中医杂志，2019，54（02）：154-155.

［23］王忆勤，郭睿，许朝霞等.中医四诊客观化研究在冠心病诊断中的应用［J］.中医杂志，2016，57（03）：199-203.

［24］庞博，王淑丽，冯玲等.冠脉临界病变患者涩脉与实验室常规检测指标之间的关系［C］//中国中西医结合学会.第一次全国中西医结合检验医学学术会议暨中国中西医结合学会检验医学专业委员会成立大会论文汇编，2014：510-511.

［25］王淑丽，冯玲，刘贵建等.冠脉临界病变病人涩脉与常规检测指标的回归分析［J］.中西医结合心脑血管病杂志，2016，14（12）：1313-1316.

［26］董晓英，牛欣，杨学智等.小型猪涩脉模型的建立与评价［J］.中国比较医学杂志，2008（02）：5-8.

［27］杜志刚.高血压并发症及其预防和治疗研究［J］.中国实用医药，2011，6（26）：93-94.

［28］杨关林，张哲，张会永等.血脉病探要［J］.辽宁中医杂志，2007（11）：1528-1529.

［29］Meller A，Golab-Janowska M，Paczkowska E，et al. Reduced hemoglobin levels combined with an increased plasma concentration of soconstrictive endothelin-1 are strongly associated with poor outcome during acute ischemic stroke［J］.Curr Neurovasc Res，2018，15（3）：193-203.

［30］Stavropoulos K，Imprialos K P，Bouloukou S，et al.Hematocrit and stroke：a forgotten and neglected link?［J］.Semin Thromb Hemost，2017，43（6）：591-598.

［31］中国高血压防治指南（2018年修订版）［J］.中国心血管杂志，2019，24（01）：24-56.

［32］项成刚，张艳，礼海.中医对原发性高血压病因病机的认识［J］.世界中西医结合杂志，2010，5（04）：356-357.

［33］郑莉，郭大礼，秦有明.血脉病的中医诊断与治疗［J］.湖北

中医杂志，2010，32（01）：61-62.

［34］王清海.论高血压的中医概念与病名［J］.中华中医药学刊，2008（11）：2321-2323.

［35］张艳.浅谈高血压病的中医病病因病机研究［C］//中华中医药学会心病分会.中华中医药学会心病分会第十一届学术年会论文精选，2009：318-320.

［36］李广浩，沈琳，周端.研读《内经》含英咀华——高血压病中医病名、病位与病机理论初探［J］.浙江中医药大学学报，2014，38（02）：134-136.

［37］张艳，王思尹，肖雪.浅谈老年高血压病的中医辨证治疗体会［C］//中华中医药学会.第十次中医药防治老年病学术交流会论文集，2012：83-84.

［38］张艳，礼海，张文等.桂枝在心血管疾病中的应用体会［J］.中华中医药学刊，2010，28（06）：1146-1147.

［39］李艺，张艳.冠心病致病机制浅析［J］.中国民间疗法，2022，30（08）：1-3.

［40］揭晓，薛丹，张海航等.从"因郁致病"和"因病致郁"探讨冠心病的发病与治疗［J］.中医杂志，2021，62（23）：2102-2105.

［41］李鹤，朱勤，谷星星.汪再舫主任医师从"虚、瘀、痰、气"辨治冠心病的经验［J］.广西中医药，2021，44（05）：33-35.

［42］邱贵鑫，杨芳，秦微等.基于源流梳理的病机要素"瘀毒郁互结"在冠心病发生发展中演变探析［J］.辽宁中医药大学学报，2021，23（11）：116-119.

［43］刘思宇，张艳.张艳治疗胸痹临床经验［J］.中国民间疗法，2021，29（07）：17-19.

［44］马月香，左广民.RyR_2基因表达与冠心病心气虚证发病相关性的理论探讨［J］.中医药信息，2012，29（02）：4-5.

［45］刘畅，张艳.活血化瘀法论治胸痹［J］.中国民间疗法，

2020，28（22）：5-7.

［46］徐锐，万启南，张占先.从"虚、痰、瘀、毒"论治老年冠心病心律失常探析［J］.云南中医中药杂志，2016，37（09）：15-18.

［47］张艳，宫丽鸿，王辰.益心宁神片联合西药治疗双心疾病抑郁焦虑随机平行对照研究［J］.实用中医内科杂志，2018，32（01）：46-48+55.

［48］王磊，张艳.张艳审因化瘀治疗胸痹的经验［J］.国医论坛，2019，34（02）：52-53.

［49］罗聪，赵凤林，杨德钱.杨德钱从"瘀郁"论治冠心病介入术后经验［J］.中医药临床杂志，2021，33（09）：1677-1679.

［50］王茹，宋海英，王承龙等.冠心病气滞血瘀证客观指标的研究进展［J］.辽宁中医杂志，2019，46（04）：882-884.

［51］张伟，张艳，康伊等.心力衰竭的"虚瘀水毒"理论内涵［J］.时珍国医国药，2020，31（06）：1432-1434.

［52］齐婧，尤金枝，王永刚等.冠心病"虚、瘀、痰、毒"致病浅析［J］.新中医，2014，46（06）：258-259.

［53］范磊，张艳.张艳教授治疗冠心病心绞痛经验体会［J］.辽宁中医药大学学报，2012，14（02）：136-137.

［54］张艳，任建歌，廖佳丹等.基于"心主血脉"谈心脑同治［J］.中西医结合心脑血管病杂志，2012，10（11）：1378-1379.

［55］张艳，杨关林，于睿等.动脉粥样硬化中医虚瘀痰毒病因病机实质研究探讨［J］.时珍国医国药，2007（06）：1513-1514.

［56］雷杰，郑琼莉.从"阳气不通"论治冠心病［J］.长春中医药大学学报，2018，34（02）：274-276.

［57］任思，郭文娟，韩庆贤等.《医林改错》之益气活血法浅析［J］.山西大同大学学报（自然科学版），2021，37（01）：77-79.

［58］余海英，张绍兰，童晓云.罗铨益气活血法治疗冠心病的临证经验［J］.辽宁中医杂志，2020，47（01）：29-32.

［59］张会永，崔家鹏，杨关林.从《内经》脾病"脉道不利"探讨"从脾论治"冠心病［J］.中国中医基础医学杂志，2013，19（11）：1256-1258.

［60］张庆勇.人参皂苷Rg1对急性心肌缺血大鼠的保护作用及其机制［D］.吉林大学，2008.

［61］王巧云.黄芪注射液对血瘀证兔血液流变学的影响［J］.中药药理与临床，2004（02）：19-20.

［62］陈玉芹，王民.常用活血化瘀类中药的应用分析［J］.中国医药指南，2014，12（27）：252-253.

［63］张亚，周云，洪志华等.山药对大鼠肾缺血再灌注损伤的保护作用［J］.江苏医药，2008（08）：809-811+752.

［64］陶静仪，陈兴坚，阮于平等.黄精、生脉液扩冠等作用的实验研究［J］.陕西新医药，1981（03）：56-57+62.

［65］宋利芳，张秀娟，祖文月.丹参川芎嗪注射液治疗胸痹临床分析［J］.内蒙古中医药，2015，34（10）：14-15.

［66］何红晖.血府逐瘀汤对冠心病稳定型心绞痛的临床疗效观察［J］.中国医药指南，2018，16（36）：207-208.

［67］张春光.瓜蒌薤白半夏汤配合丹参饮对痰瘀互阻型胸痹的治疗效果观察［J］.中国卫生标准管理，2015，6（22）：151-152.

［68］Mehran R，Baber U，Steg PG，et al. Cessation of dual antiplatelet treatment and cardiac events after percutaneous coronary intervention（PARIS）：2 year results from a prospective observational study ［J］.Lancet，2013，382（9906）：1714-1722.

［69］王显.经皮冠状动脉介入治疗（PCI）术后胸痛中医诊疗专家共识［J］.中医杂志，2014，55（13）：1167-1170.

［70］杨昌河，刘泽银，苏子昂等.邓铁涛教授"五脏相关论"治疗经皮冠脉介入术后胸痛经验［J］.中国医药导报，2021，18（27）：138-141.

[71]张艳，孔繁达，宫丽鸿等.心脑宁胶囊对心肌梗死大鼠CatS、SIRT1的调控及稳定动脉粥样硬化斑块机制研究［J］.中华中医药学刊.2020，38（04）：33–36+259.

[72]王彩玲，张艳.从五脏相关解析心病发生［J］.辽宁中医药大学报，2011，13（12）：110–112.

[73]李瑞奕，张艳.张艳从心肾论治冠心病经验总结［J］.中医药临床杂志，2018，30（11）：2015–2017.

[74]张垚，杨继，张秋月等.冠脉血运重建术后活血法应用现况［J］.中国中医急症，2021，30（10）：1870–1872+1876.

[75]刘静，林谦.中药干预经皮冠状动脉介入术后的循证研究进展［J］.世界中医药，2017，12（02）：440–445+451.

[76]Michel Z，Johanne S，Paul G，et al.Periprocedural myocardial infarction and injury in elective coronary stenting［J］.European Heart Journal，2018，39（13）：1–10.

[77]李成，华鑫，朱爱松等.从瘀毒郁互结探讨冠心病伴焦虑、抑郁的病机特点［J］.中医杂志，2021，62（03）：195–198.

[78]赵英强.毒邪致真心痛的临证心得［J］.天津中医药大学学报，2015，34（06）：325–327.

[79]白瑞娜，陈莉，王娅等.冠状动脉粥样硬化性心脏病瘀毒理论及其临床实践［J］.环球中医药，2019，12（06）：867–870.

[80]朱德建，陆曙.陆曙从"郁"论治冠心病［J］.江西中医药，2018，49（07）：20–22.

[81]姜婷，李瑞霞，迟伟峰等.从"火郁发之"浅析女性冠心病的中医治疗［J］.中医学报，2016，31（09）：1331–1333.

[82]李圣耀，冒慧敏，薛梅等.刍议瘀毒内涵及其在冠心病事件发生中的意义［J］.中国中西医结合杂志，2017，37（09）：1126–1128.

[83]钟霞，焦华琛，李运伦等.瘀毒概念探微［J］.中华中医药杂志，2019，34（06）：2377–2380.

［84］陈慧玲，沈建平.经皮冠状动脉介入术后胸痛中医证候研究进展［J］.中国中医急症，2021，30（06）：1125-1128.

［85］霍根红，李娟.中医药防治PCI术后支架内血栓研究述评［J］.中医学报，2016，31（03）：426-429.

［86］原梦飞，沈晓旭，翁洁琼等.运用《温热论》凉血散血法辨治胸痹思路分析［J］.江苏中医药，2021，53（09）：9-11.

［87］陈修保，陈泽涛.基于AS形成机制探讨清热解毒治疗冠心病［J］.时珍国医国药，2019，30（01）：153-155.

［88］刘慧慧，刘建和，程丑夫.程丑夫从少阳论治胸痹经验［J］.中医杂志，2021，62（14）：1214-1217.

［89］王雅琴，张艳，张伟.张艳治疗双心病学术思想探析［J］.国医论坛，2021，36（04）：45-47.

［90］魏栋梁，李凌基，高兵.叶天士通阳散结法辨治胸痹心痛探析［J］.中医药临床杂志，2019，31（01）：52-55.

［91］黄倩倩，许滔，郑玉华等.从"气脉常通"论血管稳态失衡及理气活血论治内涵［J］.贵州中医药大学学报，2021，43（01）：4-7.

［92］漆仲文，张军平，李萌等."血-脉-心-神"四位一体理论下动脉粥样硬化性疾病血管稳态维系初探［J］.中华中医药杂志，2018，33（03）：863-865.

［93］于游，焦晓民，张欢等.探"血中伏火"之理以"肝心和合"法治疗双心疾病［J］.中华中医药杂志，2021，36（10）：5902-5905.

［94］张其成.中医药文化核心价值"仁、和、精、诚"四字的内涵［J］.中医杂志，2018，59（22）：1895-1900.

［95］李晓.从营卫和调论述当今心血管疾病难点的防治［J］.中华中医药杂志，2018，33（03）：824-828.

［96］张越，谢胜.易卦属性与中医经脏体部关系浅析［J］.湖北中医药大学学报，2012，14（06）：50-51.

［97］孙静文，田艳鹏，郭妍等.脉之本义及其学术演变［J］.中国

针灸，2015，35（06）：619-622.

［98］彭云娇，朴胜华，郭姣.《黄帝内经》肝生血气理论探析［J］.中华中医药杂志，2021，36（11）：6806-6808.

［99］袁秋全，代喜平.试论《内经》"肝生血气"理论对血证从肝辨治的启示［J］.时珍国医国药，2019，30（01）：168-169.

［100］黄博韬，朱邦贤.肝木曲直论［J］.上海中医药杂志，2018，52（01）：36-39.

［101］Martín-Mateos R，Albillos A.The Role of the Gut-Liver Axis in Metabolic Dysfunction-Associated Fatty Liver Disease［J］. Fron Immunology，2021，12：660179.

［102］韦娟，何贵新，林琳等.基于"气虚痰瘀"探讨心肌微循环障碍防治新进展［J］.辽宁中医药大学学报，2022，24（10）：73-77.

［103］李翠娟，巩振东，胡勇等.雷忠义运用痰瘀相关理论治疗冠心病经验［J］.中医杂志，2022，63（04）：312-314+331.

［104］王阶，邢雁伟，姚魁武等.冠心病"痰瘀滞虚"理论内涵与外延［J］.中医杂志，2019，60（04）：280-284.

［105］柴钰，金翠柳，凌望等.血管内皮细胞焦亡在动脉粥样硬化发生、发展中的作用及机制研究进展［J］.医学研究杂志，2021，50（09）：147-150+172.

［106］Yin Y，Li X，Sha X，et al. Early hyperlipidemia promotes endothelial activation via a caspase-1-sirtuin 1 pathway.［J］. Arterioscler Thromb Vasc Biol，2015，35（4）：804-816.

［107］侯鹏高.动脉粥样硬化与脂代谢紊乱研究进展［J］.齐齐哈尔医学院学报，2015，36（07）：1039-1040.

［108］毛静远，毕颖斐.心血管疾病的中医证候及辨治研究体会［J］.中西医结合心脑血管病杂志，2022，20（19）：3474-3475.

［109］《中国心血管健康与疾病报告2020》概述［J］.中国心血管病研究，2021，19（07）：582-590.

［110］谭政.桂枝类方治疗痛证的配伍特点研究［D］.云南中医药大学，2020.

［111］卢世秀，晁恩祥.寒温并用调气机——《伤寒论》寒温并用法及其临床应用［J］.北京中医药大学学报，2009，32（05）：293-295.

［112］李慧，侯丹丹，尤可.尤可论中药四气五味在冠心病治疗中的指导作用［J］.湖南中医杂志，2018，34（07）：24-27.

［113］陈一鸣.基于数据挖掘庞敏教授运用汤剂治疗胸痹心痛的用药规律研究［D］.辽宁中医药大学，2021.

［114］魏伯丞，肖勇，丁舸.试论二陈汤之核心药组［J］.中国中医药现代远程教育，2013，11（18）：128-129.

［115］张采琼，黄美艳，蔡秀江.生脉散临床应用研究进展［J］.实用中医药杂志，2020，36（03）：409-411.

［116］姜晓娜，陈聪，王欣等.百合地黄汤研究述要［J］.长春中医药大学学报，2019，35（05）：987-990.

［117］陈晓虎，朱贤慧，陈建东等.双心疾病中西医结合诊治专家共识［J］.中国全科医学，2017，20（14）：1659-1662.

［118］李玉瑶，张浩鹏.王永霞教授治疗双心病的临证经验［J］.中国中医药现代远程教育，2018，16（06）：83-85.

［119］王超，王昀，赵海滨.从中医"双心学说"探析冠心病合并焦虑的论治思路［J］.环球中医药，2016，9（12）：1476-1478.

［120］张曈.从中医"双心病"探析慢性心力衰竭合并心理障碍的证候规律［D］.广州中医药大学，2018.

［121］Lederbogen F, Strohle A.［Stress, mental disorders and coronary heart disease］［J］.Nervenarzt，2012，83（11）：1448-1457.

［122］张敬升，谢鸣."心损调营卫"的学理及其临床意义［J］.山西中医学院学报，2012，13（03）：6-8.

［123］Inoue N. Stress and atherosclerotic cardiovascular disease［J］.J Atheroscler Thromb，2014，21（5）：391-401.

［124］史海蛟，周宇石，张明雪．基于"损其心者，调其营卫"理论探讨心悸的辨证论治［J］.中华中医药杂志，2022，37（09）：5181-5184.

［125］贺喜盈，韩丽华．韩丽华教授从肝脾论治双心病经验［J］.中医临床研究，2018，10（12）：28-30.

［126］田子玄，王凤荣．血运重建后双心病当代中医认识思路初探［J］.辽宁中医药大学学报，2022，24（10）：130-134.

［127］王子栋，徐有恒．植物性神经系统生理学——基础与临床［M］.北京：科学出版社，1994：176.

［128］清·陈士铎．石室秘录［M］.太原：山西科学技术出版社，2012：31-32.

［129］沈真真，李运伦．"损其心者调其营卫"治则的探讨［J］.中国中医药现代远程教育，2014，12（08）：11-13.

［130］姜冬云，刘兴隆，傅元谋．从"损其心者调其荣卫"新议炙甘草汤临床证治［J］.辽宁中医杂志，2008，（04）：511-512.

［131］赵孝维．炙甘草汤用于治疗冠心病心律失常的临床疗效及应用价值分析［J］.内蒙古中医药，2016，35（15）：38.

［132］张红生．中医加减复脉汤治疗频发室性早搏52例［J］.时珍国医国药，2013，24（01）：255-256.

［133］李颖．仲景方在心阳不振型缓慢性心律失常的临床运用［J］.实用中医内科杂志，2020，34（05）：31-34.

［134］黄伟波．桂枝甘草汤加减治疗心动过速的疗效观察［J］.求医问药（下半月），2011，9（11）：322-323.

［135］王町图，钟相根．"损其心者，调其营卫"——《金匮要略》桂枝加龙骨牡蛎汤方证解析［J］.中华中医药杂志，2020，35（08）：3929-3931.

［136］刘宾．对桂枝甘草汤作用的认识［J］.医学争鸣，2018，9（05）：45-47.

［137］赵亮亮，朱明军，孙阳等．小建中汤治疗心悸的临床体会［J］.中国民间疗法，2019，27（16）：15-16.

［138］石继正，刘梅.小建中汤治疗心悸体会［J］.光明中医，2017，32（15）：2174-2176.

［139］胡先进.老年人健康的"四大基石"［J］.中国民康医学，2004，（02）：127-128.

［140］孙瑞华.双心模式干预对心绞痛患者的疗效及其对情绪的影响［J］.国际精神病学杂志，2020，47（03）：620-622+629.

［141］张添怡，桑菀婷.放松心情远离"双心病"［N］.吉林日报，2021-07-20（007）.

［142］黄立萍，孙月吉，孙文恒等.抗焦虑药物治疗对ST段抬高型心肌梗死患者金属裸支架植入术的预后影响［J］.医学与哲学（B），2014，35（06）：70-73.

［143］赵永华.论《备急千金要方》心悸治疗的方药特色［J］.中国医药学报，2004（05）：264-265.

［144］巢元方.诸病源候论［M］.辽宁：辽宁科学技术出版社，1997：112-127.

［145］陈言.三因极一病证方论［M］.北京：人民卫生出版社，2007：194-195.

［146］虞抟.医学正传［M］.郭瑞华，点校.北京：中医古籍出版社，2002：318.

［147］季鹏飞.生脉饮加减治疗缓慢性心律失常临床疗效的meta分析［D］.湖北中医药大学，2021.

［148］王清任.医林改错［M］.北京：人民卫生出版社，2005：25.

［149］陈海兵.桂枝甘草汤药效研究［J］.中医临床研究，2012，4（06）：34.

［150］袁蓉，施伟丽，信琪琪等.川芎—赤芍药对研究进展［J］.环球中医药，2019，12（05）：808-811.

［151］尹文浩.保元汤及督脉熨烫法治疗老年冠心病稳定型心绞痛（气虚证）的临床研究［D］.辽宁中医药大学，2021.

［152］符春晖，严华，陆永光等.肾素－血管紧张素－醛固酮系统与原发性高血压病的关系［J］.现代生物医学进展，2012，12（05）：948-950+957.

［153］Wu J, Dai YC, Lan XX, et al. Postnatal AVP treatments prevent social deficit in adolescence of valproic acid-induced rat autism model［J］. Peptides，2021，137：170493.

［154］Jin X, Kim WB, Kim MN, et al. Oestrogen inhibits salt-dependent hypertension by suppressing GABAergic excitation in magnocellular AVP neurons［J］. Cardiovasc Res，2021，117（10）：2263-2274.

［155］张伟.基于Wnt/β-catenin通路探讨补肾活血复方干预心梗后慢性心衰心肌纤维化的机制研究［D］.辽宁中医药大学，2021.

［156］孔繁达，张艳，朱爱松等.补肾活血中药对慢性心力衰竭大鼠Klotho蛋白及心肌细胞形态的影响［J］.中华中医药学刊，2019，37（03）：619-623.

［157］孔繁达，张艳，朱爱松等.补肾活血方对慢性心力衰竭大鼠心功能及肾组织水通道蛋白2的影响［J］.中医杂志，2019，60（06）：522-526.

［158］孙增玉，张秋梅，张伟等.补肾活血复方干预klotho蛋白对大鼠慢性心力衰竭心室重构的影响［J］.中华中医药学刊，2019，37（09）：2074-2076+2308.

［159］孔繁达，张艳，朱爱松等.基于"肾藏精起亟"理论观察补肾活血中药对慢性心力衰竭大鼠骨桥蛋白影响［J］.中华中医药杂志，2018，33（12）：5373-5376.

［160］Heidenreich P A, Bozkurt B, Aguilar D, et al. 2022 AHA/ACC/HFSA Guideline for the Management of Heart Failure: A Report of the American College of Cardiology/American Heart Association Joint Committee on Clinical Practice Guidelines［J］. J Am Coll Cardiol，2022，79（17）：263-421.

［161］Inoue T, Hisamichi M, Ichikawa D, et al. The Effect of Add-on Acetazolamide to Conventional Diuretics for Diuretic-resistant Edema Complicated with Hypercapnia: A Report of Two Cases［J］. Internal Medicine, 2022, 61（3）: 373-378.

［162］Chrysant S G, Chrysant G S. The pathophysiology and management of diuretic resistance in patients with heart failure［J］. Hosp Pract（1995）, 2022, 50（2）: 93-101.

［163］Minh N G, Hoang H N, Maeda D, et al. Tolvaptan Add-on Therapy to Overcome Loop Diuretic Resistance in Acute Heart Failure With Renal Dysfunction（DR-AHF）: Design and Rationale［J］. Frontiers in Cardiovascular Medicine, 2022, 8.

［164］王刚, 汪蒙, 张森等.托伐普坦临床应用及其研究进展［J］.甘肃科技纵横, 2021, 50（05）: 85-87.

［165］刘刚, 毛敏, 张帆等.托伐普坦治疗利尿剂抵抗心力衰竭患者的临床研究［J］.中国药房, 2017, 28（29）: 4093-4095.

［166］张守涛.强心疏肝汤干预慢性心力衰竭伴抑郁疗效观察［D］.山东中医药大学, 2020.

［167］张碧华, 杨莉萍, 唐鹏.慢性心力衰竭与中医相关病证的渊源与发展［J］.中国中西医结合杂志, 2018, 38（05）: 633-635.

［168］邹旭, 吴焕林, 邓铁涛.邓铁涛教授治疗充血性心力衰竭经验选粹［J］.中医药学刊, 2004（04）: 583-590.

［169］张伟, 张艳, 康伊等.基于"心合小肠"论治心力衰竭［J］.中医学报, 2021, 36（01）: 22-25.

［170］迟楠, 张艳.基于"心－脑－肾轴"理论的慢性心力衰竭防治［J］.中华中医药杂志, 2020, 35（06）: 2953-2955.

［171］曹淑莉.心脑肾机理与证治循环链——邢锡波学术思想研究［J］.天津中医, 1993,（01）: 10-11.

［172］陈可冀, 吴宗贵, 朱明军等.慢性心力衰竭中西医结合诊疗

专家共识［J］.中国中西医结合杂志，2016，36（02）：133-141.

［173］王文炎，梁凤霞，陈瑞.基于"君火以明，相火以位"理论探析相火离位之因［J］.中华中医药杂志，2019，34（10）：4494-4496.

［174］王艳霞，张艳.谈心力衰竭津液代谢障碍的中医思辨［J］.湖北中医药大学学报，2020，22（01）：48-51.

［175］韩永丽，陈松，张严等.浅析"肾为胃之关"［J］.针灸临床杂志，2019，35（04）：64-66.

［176］何友成，郑榕，黄健等.从《内经》"肾为胃之关"论治功能性便秘［J］.云南中医学院学报，2020，43（04）：44-47.

［177］Tang WHW，Li DY，Hazen SL.Dietary metabolism，the gut microbiome，and heart failure［J］.Nat Rev Cardiol，2019 Mar；16（3）：137-154.

［178］Yuzefpolskaya M，Bohn B，Nasiri M，et al.Gut microbiota，endotoxemia，inflammation，and oxidative stress in patients with heart failure，left ventricular assist device，and transplant［J］.J Heart Lung Transplant，2020；39（9）：880-890.

［179］Zhu Y，Shui X，Liang Z，et al.Gut microbiota metabolites as integral mediators in cardiovascular diseases（Review）［J］.Int J Mol Med，2020；46（3）：936-948.

［180］曹辉，林鸿，蔡国强等.温阳利气贴辅治慢性心力衰竭腹胀临床观察［J］.实用中医药杂志，2021，37（12）：2021-2023.

［181］Zou DL，Li YY，Sun GP.Attenuation of Circulating Trimethylamine N-Oxide Prevents the Progression of Cardiac and Renal Dysfunction in a Rat Model of Chronic Cardiorenal Syndrome［J］.Front Pharmacol，2021，12：751380.

［182］心力衰竭合理用药指南（第2版）［J］.中国医学前沿杂志（电子版），2019，11（07）：1-78.

［183］慢性心力衰竭基层诊疗指南（实践版·2019）［J］.中华全

科医师杂志，2019（10）：948-956.

［184］焦书沛，姜晨."肠-肾轴"理论研究现状及分析［J］.中国中西医结合肾病杂志，2017，18（07）：656-658.

［185］中华医学会心血管病学分会心力衰竭学组，中国医师协会心力衰竭专业委员会，中华心血管病杂志编辑委员会.中国心力衰竭诊断和治疗指南2018［J］.中华心力衰竭和心肌病杂志（中英文），2018，2（4）.

［186］张媛，张艳.浅谈"肾藏精起亟"辨治慢性心力衰竭［J］.中西医结合研究，2018，10（03）：159-160.

［187］黄帝内经素问［M］.北京：人民卫生出版社，2012.

［188］郝丽梅，毛静远，王贤良.中医学对心力衰竭认识的历史脉络考略［J］.中医杂志，2013，54（08）：637-639.

［189］张秀宇，张艳.张艳治疗慢性心力衰竭经验探析［J］.中国民间疗法，2020，28（03）：9-10.

［190］王振兴，刘思宇，李瑞雨等.应用《周易》象思维浅析心肾不交证［J］.中医药导报，2018，24（22）：9-10+14.

［191］谷建军.论宋徽宗《圣济经》坎离致用，啬精守神的心肾观［J］.中华中医药杂志，2018，33（11）：4843-4847.

［192］姚涛，胡志希，钟森杰等.从"心肾相关"角度探讨心力衰竭理论内涵［J］.中国中医基础医学杂志，2020，26（06）：736-738+827.

［193］彭亚军，胡淑娟，喻嵘等.基于"水气凌心"理论探析"肾心同治"在慢性肾心综合征中的临床运用［J］.中医药导报，2021，27（08）：195-197+200.

［194］王璐，孙玉芹.肠道微生物群及其衍生物与心力衰竭关系的研究进展［J］.心血管病防治知识，2022.12（15）：92-94.

［195］许瑞，张艳，何佳等.补肾活血复方对心肌梗死后心力衰竭大鼠心室重构及心肌和结肠组织AQP4表达的影响［J］.中国中医药信息

杂志，2023，30（07）：81-87.

［196］许瑞，张艳，何佳等.补肾活血复方对慢性心衰大鼠肠道水液代谢与结肠 NF-κB 及紧密连接蛋白 occludin 的相关性影响［J］.时珍国医国药，2023，34（02）：265-269.

［197］常丽萍，魏聪，贾振华.复方中药防治慢性心力衰竭的发展浅析［J］.中国老年学杂志，2016，36（16）：4102-4105.

［198］张军平，耿晓娟，朱娅萍等.试论病证结合、方证对应在临证处方遣药中的指导作用［J］.天津中医药大学学报，2008，（03）：213-216.

［199］刘诗瑶.基于"心肾理论"探究补肾活血中药治疗慢性心衰的临床疗效观察［D］.辽宁中医药大学，2021.

［200］明·张景岳.景岳全书［M］.山西：山西科学技术出版社，2006.

［201］张聪.张艳教授中医治疗慢性心衰经验浅析［D］.辽宁中医药大学，2013.

［202］张艳，于睿.慢性心衰的中医临证辨治体会［C］//中华中医药学会心病分会.中华中医药学会心病分会第十次全国中医心病学术年会暨吉林省中医药学会心病第二次学术会议论文精选，2008：286-289.

［203］张艳，张美弟.中医药治疗慢性心衰的临床研究及治疗体会［C］//中华中医药学会心病分会，北京中医药学会心血管病专业委员会.2011年中华中医药学会心病分会学术年会暨北京中医药学会心血管病专业委员会年会论文集.辽宁中医药大学附属医院，2011：4.

［204］高嵩松，杜久钢，刘媛媛等.张艳教授对慢性心衰的中医认识与辨治［J］.辽宁中医药大学学报，2008（10）：77-78.

［205］徐瑶，张艳，孔繁达等.补肾活血复方对心肌梗死后心力衰竭大鼠 CaMKⅡ的影响研究［J］.陕西中医，2020，41（10）：1356-1359.

［206］杨硕，张艳，孔繁达等.参草通脉颗粒对 AngⅡ诱导的心衰心肌细胞 ACE 2、MMP 2 及 TIMP 2 影响的实验研究［J］.中华中医药学刊，2021，39（02）：20-23.

［207］刘诗瑶，张艳，孔繁达.基于"心脑肾轴"理论探究补肾活血方对慢性心衰大鼠心肌线粒体能量代谢及PGC-1α、NRF-1、mtTFA mRNA表达影响［J］.辽宁中医药大学学报，2021，23（05）：22-26.

［208］孙晓宁，张艳，朱爱松等.益气活血中药干预OPN对心梗后心衰大鼠心室重构的影响研究［J］.海南医学院学报，2020，26（17）：1297-1301+1306.

［209］刘景峰，张艳，王懿等.益气活血中药对心衰大鼠心肌PGC-1α能量代谢影响的实验研究［J］.中华中医药学刊，2020，38（07）：30-33.

［210］宁鑫，张艳.益气活血复方对慢性心衰大鼠Na$^+$K$^+$ATP酶、Ca2$^+$ATP酶及线粒体蛋白的影响［J］.湖南中医药大学学报，2018，38（09）：999-1002.

［211］于美丽，高翔，徐浩.心脑宁胶囊防治心脑血管疾病研究进展［J］.中西医结合心脑血管病杂志，2017，15（22）：2835-2837.

［212］周小雄，刘敏超，叶桃春等.冼绍祥运用心脑同治理论治疗心血管疾病学术思想及经验介绍［J］.新中医，2017，49（01）：206-208.

［213］任滨海，刘晓容.中医心理学视角下对"心"概念的界定［J］.世界最新医学信息文摘，2017，17（86）：165-166.

［214］赵涛，赵步长，贾力夫等."脑心同治"理论研究进展［J］.中医临床研究，2015，7（27）：8-10+13.

［215］巨晓绒，马永琦.基于治未病思想探讨痰瘀与心脑疾病的防治［J］.上海中医药杂志，2015，49（11）：31-33.

［216］王睿泽.心脑宁胶囊对急性冠状动脉综合征后状态合并颈动脉斑块患者高同型半胱氨酸血症的干预研究［D］.山东中医药大学，2021.

［217］牛磊.侧支循环及血脂影响急性缺血性卒中患者预后的临床研究［D］.上海交通大学，2020.

［218］潘国洲.中老年高血压病人与多种危险因素相关性分析［J］.现代预防医学，2010，37（07）：1211-1212+1216.

［219］曲晨，张明雪，杨舒.温阳化浊治疗冠状动脉粥样硬化性心脏病概况［J］.实用中医内科杂志，2016，30（04）：112-113.

［220］袁华静，薛一涛.从痰瘀互结论治慢性冠状动脉综合征［J］.天津中医药大学学报，2021，40（01）：31-35.

［221］张洋洋，虞立，赵超等.基于脑心同治理论的中药复方防治心脑血管病应用研究［J］.新中医，2021.53（05）：14-19.

［222］孙寒梅，李肖亮，陈东英等."脑心同治"理论之中西医学考辨［J］.中西医结合心脑血管病杂志，2018，16（22）：3383-3386.

［223］刘卫红，周明学，李思耐等.脑心同治理论对临床的指导意义［J］.世界中医药，2017，12（02）：241-242+246.

［224］裴宇鹏，杨关林，陈智慧等.构建动脉粥样硬化"痰瘀论治、健脾为要"治则治法新理论体系［J］.中华中医药学刊，2020，38（08）：32-34.

［225］周斌，周沛卓，马亮亮等.陈宇清胃病推拿法概述［J］.中华中医药杂志，2019，34（11）：5229-5231.

［226］庞立健，吕晓东，刘创等.国家级名老中医马智教授治疗内科杂病"化痰瘀、调气血"心法拾撷［J］.中华中医药学刊，2020，38（03）：33-35.

［227］赵正泰，马月香.象思维视域下"心与火"关系分析［J］.中华中医药杂志，2020，35（02）：786-788.

［228］郑若怡，张雨哲.肥胖相关性胰岛素抵抗发病机制的研究［J］.实用糖尿病杂志，2019，15（04）：71-73.